泌尿外科典型病例荟萃

主编 王东 何秉勋 聂明 宋争放 杨航

科学技术文献出版社
SCIENTIFIC AND TECHNICAL DOCUMENTATION PRESS

·北京·

图书在版编目（CIP）数据

泌尿外科典型病例荟萃/王东等主编．—北京：科学技术文献出版社，2018.9

ISBN 978 - 7 - 5189 - 4788 - 1

Ⅰ．①泌… Ⅱ．①王… Ⅲ．①泌尿外科学—病案 Ⅳ．①R69

中国版本图书馆 CIP 数据核字（2018）第 207315 号

泌尿外科典型病例荟萃

策划编辑：张 微　　　责任编辑：张 微　　　责任校对：文 浩　　　责任出版：张志平

出 版 者　科学技术文献出版社
地　　 址　北京市复兴路 15 号　邮编　100038
编 务 部　（010）58882938，58882087（传真）
发 行 部　（010）58882868，58882870（传真）
邮 购 部　（010）58882873
官方网址　www.stdp.com.cn
发 行 者　科学技术文献出版社发行　全国各地新华书店经销
印 刷 者　石家庄文义印刷有限公司
版　　 次　2018 年 9 月第 1 版　2018 年 9 月第 1 次印刷
开　　 本　787×1092　1/16
字　　 数　474 千
印　　 张　20.5
书　　 号　ISBN 978 - 7 - 5189 - 4788 - 1
定　　 价　165.00 元

《泌尿外科典型病例荟萃》编委会

主 编

王　东	四川省人民医院机器人微创中心
何秉勋	凉山彝族自治州第二人民医院泌尿外科
聂　明	成都市第一人民医院泌尿外科
宋争放	四川省肿瘤医院
杨　航	成都军区总医院泌尿外科

副主编
（按姓氏拼音排序）

陈家明	广元市第四人民医院泌尿外科
高　飞	四川石油总医院泌尿外科
康厚彬	凉山彝族自治州第二人民医院泌尿外科
李家泉	自贡市第一人民医院泌尿外科
罗晓念	成都双楠医院泌尿外科
谭　政	四川省肿瘤医院泌尿外科
朱蜀侠	成都三六三医院泌尿外科

编 委
（按姓氏拼音排序）

艾航宇	凉山彝族自治州第二人民医院泌尿外科
陈家明	广元市第四人民医院泌尿外科
邓　凯	凉山彝族自治州第二人民医院泌尿外科
段有才	凉山彝族自治州第二人民医院泌尿外科
高　飞	四川石油总医院泌尿外科

高　让　四川大学华西医院

谷兴龙　凉山彝族自治州第二人民医院泌尿外科

郭建军　武警四川省总队医院泌尿外科

何秉勋　凉山彝族自治州第二人民医院泌尿外科

何大鹏　广元市中心医院泌尿外科

黄贵书　自贡市第一人民医院泌尿外科

吉木作吾　凉山彝族自治州第二人民医院泌尿外科

金庭园　广元市第四人民医院泌尿外科

康厚彬　凉山彝族自治州第二人民医院泌尿外科

李　安　四川省人民医院机器人微创中心

李家泉　自贡市第一人民医院泌尿外科

廖　志　凉山彝族自治州第二人民医院泌尿外科

刘义军　内江市中医医院

罗晓念　恒康医疗赣西肿瘤专科医院

吕　倩　四川省人民医院机器人微创中心

聂　明　成都市第一人民医院泌尿外科

聂　钰　四川省人民医院机器人微创中心

任尚青　四川省人民医院机器人微创中心

宋争放　四川省肿瘤医院

谭　政　四川省肿瘤医院泌尿外科

田景芝　四川省人民医院机器人微创中心

王　东　四川省人民医院机器人微创中心

王起武　成都军区总医院泌尿外科

王　伟　凉山彝族自治州第二人民医院泌尿外科

王　宇　成都三六三医院泌尿外科

吴云剑　成都市第一人民医院泌尿外科

徐小明　广元市第四人民医院泌尿外科

薛　斌　凉山彝族自治州第二人民医院泌尿外科

杨　航　成都军区总医院泌尿外科

杨　伟　成都军区总医院泌尿外科

杨文钊　四川省人民医院机器人微创中心

曾　锋　眉山肿瘤医院

曾治军　核工业416医院·成都医学院二附院泌尿外科

赵发燕　凉山彝族自治州第二人民医院泌尿外科

周　放　四川省人民医院机器人微创中心

周志勇　凉山彝族自治州第二人民医院泌尿外科

朱蜀侠　成都三六三医院泌尿外科

朱智虎　凉山彝族自治州第二人民医院泌尿外科

主编助理

（按姓氏拼音排序）

聂　钰　四川省人民医院机器人微创中心

任尚青　四川省人民医院机器人微创中心

周　放　四川省人民医院机器人微创中心

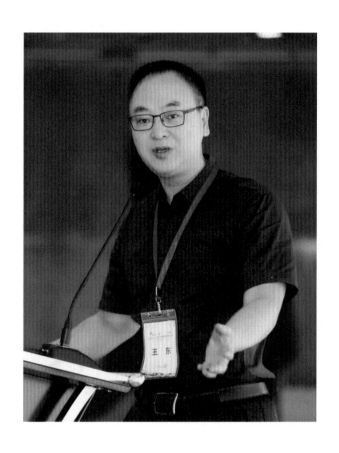

第一主编简介

　　王东，主任医师，教授，电子科技大学、成都医学院硕士生导师，现任四川省人民医院机器人微创中心主任。系中德机器人手术合作中心中方主任，四川省卫生计生委首席专家，四川省卫生计生委学术技术带头人，四川省医学会医用机器人和医学智能化专业委员会主任委员，中国医师协会医学机器人医师分会全国委员，中国医师协会内镜医师分会全国委员，中国医师协会智慧医疗专业委员会全国委员，中华医学会泌尿外科学分会全国青年委员，中国医师协会内镜医师分会泌尿腔镜专业委员会全国委员，中国医师协会微无创医学泌尿外科专业委员会全国委员，中国抗癌协会泌尿男生殖系肿瘤专业委员会全国委员，中国抗癌协会泌尿男生殖系肿瘤专业委员会微创学组委员，中国研究型医院学会泌尿外科专业委员会全国委员，海峡两岸医药卫生交流协会泌尿外科专业委员会全国委员，中国医药教育协会加速康复外科专业委员会全国委员，四川省医学会泌尿外科专业委员会委员，四川省医学会微创泌尿外科学组副组长，中国泌尿男科医学技术与装备创新联盟全国委员，中国膀胱癌诊治高峰联盟全国委员，中国泌尿修复重建联盟全国委员，首批中华医学会县级医院泌尿外科腹腔镜培训基地负责人，达芬奇手术机器人中国泌尿外科临床手术教学示范中心负责人，四川省小丑医生公益慈善促进会常务理事，成都市人工智能产业协会常务理事，中国医学装备人工智能联盟第一届理事会理事，四川省人工智能联盟第一届理事会常务理事，SIU、AUA 会员。

对泌尿系统疾病具丰富诊治经验，擅长微创技术（机器人及腹腔镜）治疗：泌尿系统肿瘤、梗阻、结石、畸形、肾上腺疾病、女性泌尿（盆底疾病）等。发表 SCI 及相关论著 30 余篇；主持多项科研课题；第一主编专著 2 部，参编参译专著 2 部、指南 1 部。

《微创泌尿外科》杂志、《泌尿外科杂志（电子版）》、《医学参考报泌尿外科和男科学频道》、《中国现代医学杂志》、Austin J U，Clinics of Oncology 杂志编委。

四川省首位全球注册达芬奇医生，2014 年 10 月 28 日至今，完成机器人手术 1000 余例，与德国图宾根大学附属医院签约正式成立"中德机器人手术合作中心"。

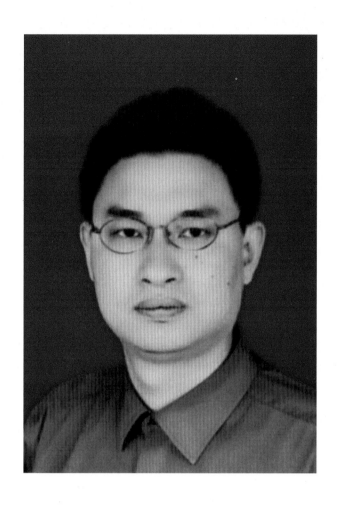

第二主编简介

何秉勋，主任医师，学士学位，中共党员。现任四川省卫生计生委学术技术带头人，凉山州学术技术拔尖人才，四川省医学会医用机器人和医学智能化业专委员会副主任委员，内镜与微创专业技术全国考评委员会，中国医师协会内镜医师分会、世界内镜医师协会中国协会泌尿内镜与微创专业委员会理事，四川省男科学专业委员会委员，四川省泌尿外科专业委员会结石学组委员，四川省泌尿外科专业委员会尿控学组委员，凉山州医学智能专业委员会主任委员，凉山州泌尿外科专业委员会副主任委员，凉山卫校高级讲师，凉山州州级科技项目评审和成果鉴定专家库专家。

主要从事泌尿外科临床诊疗、科研教学、行政管理工作。曾先后于泸州医学院附属医院、空军成都医院、成都中医药大学附属医院、广州医科大学附属第一医院微创外科中心、西安交通大学附属第一医院泌尿外科、武汉同济医院、四川省人民医院机器人中心进修、培训学习。擅长泌尿系结石、前列腺增生、泌尿系肿瘤及男科疾病的诊断治疗，尤其精通腔镜泌尿微创技术。荣获凉山州科学技术进步三等奖八项。在国家级杂志发表论文二十余篇。

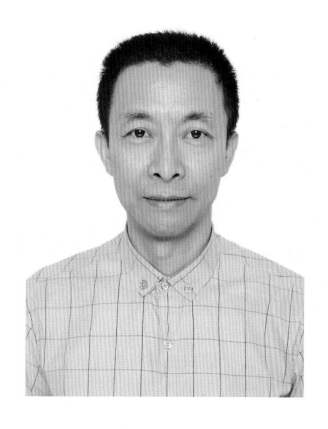

第三主编简介

聂明，主任医师，西南医科大学/成都医学院教授，硕士研究生导师，现任成都市第一人民医院泌尿外科主任。系成都医学会泌尿外科专业委员会副主任委员，四川省医学会医用机器人和医学智能化专业委员会委员，四川省医学会泌尿外科专业委员会微创学组委员，四川省中西医结合泌尿外科专业委员会副主任委员，中国中西医结合泌尿专业委员会全国委员，成都市卫生计生委泌尿外科质量控制中心副主任，中华医学会成都医疗事故鉴定专家库成员。

从事泌尿临床工作及泌尿临床研究 34 年，在泌尿外科领域的诊疗方面有着丰富的临床经验，对前列腺增生症、前列腺炎、泌尿系肿瘤、尿路结石、尿路感染、生殖性疾病等的诊断和治疗有深入的研究。在国家级、省及学术刊物发表学术论文 30 余篇，获省部级科技进步三等奖一项，主持并参与市级及省部级课题 2 项，成都市科技局科技惠民技术研发项目 1 项，参与主编专著《临床泌尿外科疾病诊断与治疗》。

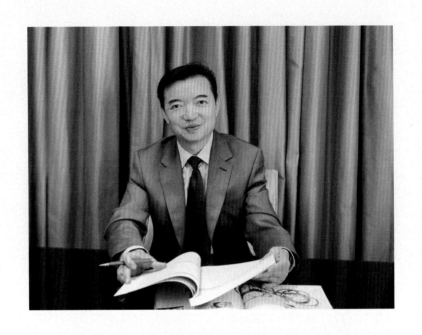

第四主编简介

　　宋争放，主任医师、教授，硕士生导师，曾在西南医科大学、西南大学、伦敦大学医学院等学习深造。历任泸州市医院院长，四川省医科院副院长，四川省疾控中心主任、书记，四川省肿瘤医院书记、副院长。国务院特殊津贴享受者。四川省癌症防治中心及中心临床流行病学与循证医学研究部技术指导，中华医学会临床流行病与循证医学分会委员，四川省卫生计生委学术技术带头人，四川省医学会理事，四川省临床流行病专业委员会候任主委，四川省循证医学专业委员会副主委，四川省抗癌协会常务理事，成都市医学会副会长，美国泌尿外科协会会员。

　　主编专著3本，发表学术论文（含SCI）40余篇，获省市科研成果4项，国家新型专利10余项。擅长腔镜外科、前列腺癌防治、临床流行病学、循证医学及认知医疗。

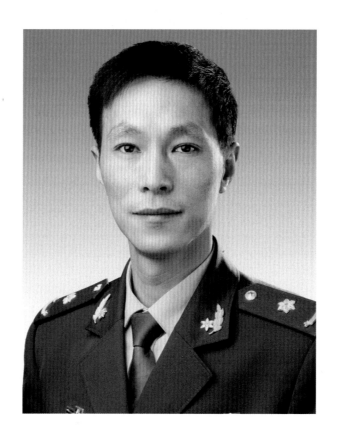

第五主编简介

杨航，副主任医师，医学博士，毕业于第三军医大学，现任成都军区总医院泌尿外科副主任。系美国泌尿外科学会（AUA）国际会员，中华医学会泌尿外科学分会全国青年委员会委员，全军泌尿外科专业委员会微创学组委员，全军器官移植专业委员会委员，四川省医学会泌尿外科专业委员会委员，四川省医学会器官移植专业委员会常务委员，四川省中西医结合泌尿外科专业委员会委员，四川省抗癌协会泌尿肿瘤专业委员会委员，成都市医学会医疗事故鉴定委员会专家，《现代泌尿外科杂志》青年编委，《西南军医》杂志特邀编委。参编专著3部，获军队医疗成果奖3项，发表SCI及核心期刊论文40余篇。

长期从事泌尿外科及肾脏移植工作，理论基础扎实，业务能力强，熟练掌握泌尿外科、亲属及DCD捐献肾移植的基础及临床诊治。致力于微创泌尿外科专业发展，熟练地掌握了腹腔镜、输尿管软硬镜、经皮肾镜等各种泌尿腔镜操作技术，完成泌尿外科肿瘤根治、淋巴结清扫、复杂性结石等腔镜治疗，较早开展了腔镜脐尿管切除、腔镜腹股沟淋巴结清扫、钬激光 en bloc 切除泌尿腔道内肿瘤、钬激光尿道或输尿管狭窄切开等技术。

序

随着科学技术的不断进步，泌尿外科新的诊断和治疗技术不断地被开发和应用，腹腔镜手术成为近年来新兴的微创手术方式，而手术机器人技术在微创的基础上将手术的精度和可行性又提升到了一个全新的空间。达·芬奇手术机器人就是其中一种。达·芬奇机器人并不是一种可以完全自动化模拟外科医生独立完成手术的"机器人"，它的标志称谓是"内镜手术器械控制系统"。简单来说，达·芬奇机器人就是高级的腹腔镜系统，其主要由控制台、床旁机械臂及成像系统三部分构成。

王东教授担任四川省人民医院机器人微创中心主任，并兼任四川省医学会医用机器人和医学智能化专业委员会主任委员等重要职务，对泌尿系统肿瘤、感染、结石、畸形、梗阻等有丰富的诊治经验，长期开展泌尿外科腹腔镜和达·芬奇机器人手术。主攻亚专业方向为泌尿系统肿瘤、微创泌尿外科（机器人及腹腔镜）、尿控及女性泌尿（盆底疾病）。《泌尿外科典型病例荟萃》一书由王东担任第一主编，参编的各位专家群策群力，在繁忙的临床和教学工作中完成了本书的编写工作。

我坚信该书的出版一定会被广大医者欣喜接受，希望本书能够帮助所有的临床医师，无论他来自哪个专科或处于哪个训练阶段，都能获取或提高泌尿外科诊断与治疗的技能，增强自身的临床实践能力，并最终提高诊治患者的水平。

　　　　　　　　　　　　　　　　　　　教授　博士生导师

四川省医学科学院·四川省人民医院
　　　　　　　　　　　　　　　　　　　　　　　　　　院长
中国科学院四川转化医学研究院　电子科技大学附属医院

2018 年 7 月

前　言

近年来泌尿外科学科发展迅速，新技术、新疗法层出不穷。泌尿外科疾病多种多样，病情复杂，阳性体征不明确，对于专科医生来说，临床工作中即使对患者的诊断、治疗有成千上万的成功经验，也难免有漏诊误诊的情况。在临床教学工作中我们发现，不论是研究生还是规培进修医师，理论联系实践能力和多学科知识融合能力是最需要培养的，对某一个疾病的科学诊治既需要大量病理生理等医学基础知识，也需要内外科临床知识，还要有对医学新进展的了解，因此编写本书。

本书中收录的病例都是临床医生在工作中实际遇到的，比较典型，值得一读。每个病例分为病历摘要、体格检查、辅助检查、初步诊断、鉴别诊断及诊疗计划、治疗过程、最终诊断、治疗/随访效果、心得体会及病例讨论、主编评述。通过对一个疾病诊治过程的记录，让读者熟悉泌尿外科常见疾病和典型疑难疾病的诊治思路，同时了解泌尿外科的新进展，从而帮助各级青年医师快速系统地掌握泌尿外科常见疾病和典型疾病的诊治方法。

本书读者对象为泌尿外科专业人员，以及广大基层医疗机构，包括县级医院、乡镇医院以及社区医疗服务中心的临床医生；同时还包括广大研究生、进修生、医学院校学生等，可作为其工作和学习的工具书及辅助参考资料。

由于时间仓促，会存在有不妥、不当之处，敬请读者和同道批评指正。最后，衷心感谢所有对此书支持和奉献的人们！

编　者

2018 年 7 月

目　录

第一章　肾上腺疾病

病例 1　肾上腺嗜铬细胞瘤

一、病历摘要

患者，男，65 岁。

主诉：检查发现左侧肾上腺包块 1^+ 年。

现病史：入院 1^+ 年前，患者因"高血压病"在当地医院住院治疗，检查发现左侧腰部包块，偶有腰部疼痛不适，伴头痛、头晕、眼花，无畏寒、发热，无恶心、呕吐，无腹胀、腹痛等不适。未引起患者重视，未行相关诊治。2 周前，患者再次因"高血压病"在我院内一科住院治疗，行 CT 检查提示"左侧肾上腺区域占位性病变"，经我科会诊后考虑：左肾上腺包块(嗜铬细胞瘤?)，建议患者行手术治疗。患者院外口服酚苄明行术前准备后今日来院，要求行手术治疗。

既往史：高血压病 10^+ 年，既往支气管炎病史，否认心脏病、糖尿病史，否认乙肝、结核等传染病史，否认外伤及手术史，无输血史，无食物、药物过敏史。

个人史：生于原籍，在原籍长大。吸烟 30^+ 余年，约 10 支/日，无饮酒习惯；否认精神创伤及冶游史。

婚育史：20 岁结婚，妻子体健，配偶健在。非近亲结婚。生育一子，领养一子。身体健康。

家族史：父母体健，家族中无相关疾病记载，否认家族中传染病及遗传病史。

二、体格检查

T：36.7℃，P：86 次/分，H：20 次/分，BP：144/96mmHg，W：52kg，发育正常，营养中等，正力体型，步入病房，正常面容，自动体位，查体合作。皮肤红润，温、湿度适中，弹性好，无水肿、发绀、黄染、淤斑、皮疹、蜘蛛痣、肝掌及匙状指(趾)。耳后、颌下、颈部、锁骨上、腋下、肘部、腹股沟等处淋巴结均未触及。头颅大小形态正常，五官无畸形，眉毛无脱落，无倒睫及眼睑下垂，眼球运动自如。结膜无充血，巩膜无黄染，角膜透明，瞳孔等大形圆，直径约 0.25cm，对光反射灵敏。听力良好，外耳无畸形，耳道无溢液，乳突无压痛。鼻腔通畅，无畸形，无鼻翼翕动及鼻窦区压痛。口唇红润，无龋牙及龈血，舌淡红，无黏膜溃疡及出血，咽无充血，扁桃体无肿大。颈软，气管居中，甲状腺不大，颈静脉无怒张。胸廓对称，无畸形，肋间隙无增宽及变窄；两侧呼吸动度对称，节律规则；双肺呼吸音清，无干、湿性啰音。心前区无隆起，心率86次/分，心律齐，心音强，各瓣膜区无病理性杂音。腹平坦，未见蜘蛛痣及腹壁静脉曲张，无胃肠型及蠕动波，腹软，全腹未扪及包块，无压痛、反跳痛及肌紧张，左侧腰背部饱满，移动性浊音阴性，肠鸣音正常；外阴、肛门无畸形，脊柱、四肢活动自如；生理反射正常，病理征未引出。

三、辅助检查

CT示(图1-1)：左肾上腺区见团状稍高密度影，大小约6.9cm×6.2cm×7.5cm，边界较清，内密度不均，CT值14～44Hu，邻近左肾稍显受压，双肾形态、大小及密度未见明显异常。

血常规：白细胞数$5.0×10^9$/L，淋巴细胞数目$0.78×10^9$/L，中性粒细胞数目$3.8×10^9$/L，中性粒细胞百分比76.8%，血小板数目$194.0×10^9$/L，血红蛋白浓度128.0g/L。

血儿茶酚胺：肾上腺素67.20pg/ml，去甲肾上腺素138.65pg/ml，多巴胺60.93pg/ml。

血生化：谷丙转氨酶43.2U/L，谷草转氨酶49.6U/L，钾3.86mmol/L，钠137.9mmol/L，钙2.38mmol/L，葡萄糖6.74mmol/L。

胸部DR：心肺未见异常。

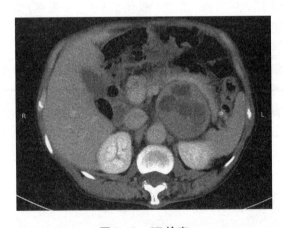

图1-1　CT检查

四、初步诊断

左侧肾上腺包块

五、鉴别诊断及诊疗计划

1. 鉴别诊断　与左肾肿瘤、胰腺假性囊肿相鉴别。

2. 诊疗计划　泌尿外科护理常规，普食，二级护理常规，完善三大常规、肝肾功、凝血、ECG、血儿茶酚胺等检查，择期手术治疗。

六、治疗过程

术前：患者给予酚苄明片10mg，口服，2次/天，逐渐递增至20mg，口服，3次/天，术前3天给予输液扩容；术前给予抗生素治疗。

术中：给予桡动脉置管监测动脉血压及中心静脉置管补液，麻醉满意后取右侧半侧卧位(图1-2)，常规消毒铺巾，于脐旁建气腹，分别于肋缘下左腹直肌外缘穿入5mm套针、腋前线12mm套针及锁骨中线肋缘下3cm处10mm套针。术中见左侧腹膜后7.0cm×7.0cm×7.0cm包块突起(图1-3)，脾脏、肾脏严重受压并将胰腺抬高。超声刀切开结肠旁沟及脾结肠韧带，将结肠脾曲自包皮表面剥离推向右侧，以超声刀及吸引杆钝锐结合分离包块周围组织，双极电凝包块周围血管止血，肾上腺中央静脉给予合成夹夹闭后切断，完全游离包块。检查包块周围创面，脾脏脏面见一长约1cm破口，少量渗血，给予4-0血管缝线缝合破口止血。检查创面无渗血，纱条清洁创面后将标本置入标本带内，左侧腹切长约5cm切口，将包块自切口取除，自腋前线切口置入血浆引流管，缝合各切口，术毕。术中患者失血约400ml，血压波动于205/124mmHg至70/45mmHg之间，给予酚妥拉明、肾上腺素、去甲肾上腺素等控制血压。

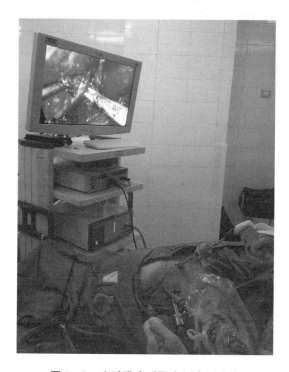

图1-2　麻醉满意后取右侧半侧卧位

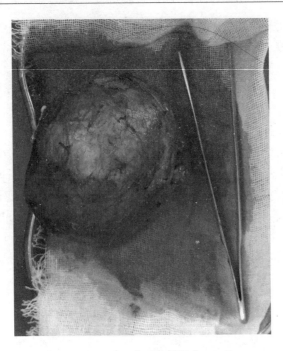

图 1－3　术后包块标本

七、最终诊断

左肾上腺嗜铬细胞瘤

八、治疗/随访效果

术后监测心电、血压，抗感染、止血、营养支持；氢化可的松静脉滴注预防肾上腺危象，去甲肾上腺素升压。术后病检提示：嗜铬细胞瘤。病情逐日好转，康复出院。

九、心得体会及病例讨论

手术是治疗肾上腺嗜铬细胞瘤的手段，同时对身体也是较大的打击。患者考虑嗜铬细胞瘤，手术切除术后并发症对于身体影响较大，患者身体耐受力低，故应该尽可能地将手术打击降到最低，如缩短手术时间，减少疼痛刺激，输血输液维持好血压、维护好内环境，抗感染治疗。同时应该使用氨基酸、脂肪乳等营养剂提高身体抵抗力，促进恢复。

十、主编评述

嗜铬细胞瘤是肾上腺疾病的重要部分，腹腔镜手术已经逐渐成为治疗该病的首选方案。肾上腺作为重要的内分泌器官，嗜铬细胞瘤一旦确诊，其手术前的准备非常重要：即需要充分的扩容准备，避免手术中出现血压的较大波动，也避免术后出现危象等。在手术过程中，手术医生、麻醉师的密切配合与观察，具有重要意义。手术后，需要对生命体征尤其是血压密切观察，必要时需要继续使用糖皮质激素并递减直至生命体征完全平稳。

参 考 文 献

[1] Pacak K. Phaeochromocytoma：a catecholamine andoxidative stress disorder. Endocr Regul，2011，45(2)：65-90

[2] 冯超，李汉忠，严维刚，等. Ki-67抗原表达在良恶性嗜铬细胞瘤鉴别诊断中的意义. 中华外科杂志，2007，45(24)：1697-1700

病例2　肾上腺腺瘤

一、病历摘要

患者，女，64 岁。

主诉：左侧腰背部疼痛不适 2 年，反复发热 3 个月。

现病史：入院 2 年前，患者无明显诱因出现左侧腰背部疼痛不适，呈阵发性胀痛；无畏寒、发热，无头昏、眩晕等不适。未引起患者重视，未行任何诊治。3 个月前，患者左侧腰背部疼痛加重，并出现发热，无咳嗽、咳痰，无恶心、呕吐；在当地卫生院对症治疗（具体不详），症状缓解，此后发热反复出现最高至 39.2℃。1 个月前患者病情加重，出现头痛，呈胀痛，伴呕吐，呕吐物为胃内容物，量不详，故再次在当地卫生院治疗（具体不详），病情无明显缓解。遂到广元市某中医院住院治疗（具体不详），治疗效果不明显，故转入我院。诊断为"左肾上腺肿瘤"，行抗感染治疗后出院，院外口服酚苄明行术前准备，服药后偶有头昏不适。今日来院，要求行手术治疗。

既往史：平素体健，否认高血压，糖尿病，冠心病病史。否认肝炎，结核等传染病史。否认外伤史，否认手术史，无输血史，否认药物、食物过敏史。预防接种随当地进行。

个人史：生于原籍，在原籍长大，无外地居住史。家庭条件良好，否认疫区居住史，无疫水、疫源接触史，无吸烟史，无饮酒史，无冶游史。无放射物、毒物接触史。

婚育史：已婚，偶健，育有 1 子。

家族史：家族中无相关疾病记载，否认家族性遗传病史。

二、体格检查

T：36.7℃，P：77 次/分，H：20 次/分，BP：124/87mmHg，W：52kg。发育正常，营养中等。神志清楚，精神差，步入病房，查体合作。全身皮肤黏膜无黄染、出血点、蜘蛛痣及皮疹，全身浅表淋巴结无肿大及压痛。头部无畸形。眼睑无水肿、下垂及闭合不全，巩膜无黄染，结膜无充血水肿，角膜透明，双侧瞳孔等大等圆，直径约为 3mm，对光反射灵敏，眼球运动灵活，耳郭正常，外耳道通畅，无异常分泌物，外形正常无畸形，无鼻翼翕动，双侧鼻腔通畅，无异常分泌物及出血，口唇无发绀，舌体运动灵活，伸舌居中，口腔黏膜无异常，扁桃体无肿大，咽部无充血水肿，咽反射正常。颈软，无抵抗，未见颈静脉怒张，颈动脉搏动正常，未闻及明显血管杂音，气管居中，甲状腺无肿大，未触及明显震颤，未见包块。胸廓对称无畸形，胸骨无压痛，肋间隙正常，双侧乳房对称，无异常，呼吸运动两侧对称，语颤两侧对称，正常，未触及胸膜摩擦感，两肺呼吸音清，未闻及干湿性啰音。心前区无隆起，心尖搏动不能明视，未触及震颤。听诊：心率77次/分，律齐，心音正常，心脏各瓣膜听诊区未闻及杂音。腹部平坦，软，左侧腹压痛明显，无反跳痛及肌紧张，肝脾肋下未触及，移动性浊音阴性，肠鸣音正常。左侧肾区饱满、压痛，右侧肾区无压痛及反跳痛，耻骨上膀胱区无充盈及压痛。肛门外阴无异常，脊柱四肢无畸形，活动自如。脊柱生理弯曲存在。双下肢无水肿。

三、辅助检查

CT（图1-4）：左侧胰腺后方、肾脏前方区域见实性团块影，边界清楚，病变大小约9.6cm×8.1cm×10cm，其内密度不均，CT值19~43Hu，周围组织受压。

血常规：白细胞数目$6.6×10^9$/L，淋巴细胞百分比17.5%，中性粒细胞数目$4.95×10^9$/L，红细胞数目$3.0×10^{12}$/L，血小板数目$134.0×10^9$/L，血红蛋白浓度90.0g/L。

血醛固酮儿茶酚胺：醛固酮124.24pg/ml，肾上腺素67.20pg/ml，去甲肾上腺素138.65pg/ml，多巴胺60.93pg/ml。

胸部DR示：①左肺上野见结节状密度增高影；②双肺纹理稍显增多；③心影稍显增大；④左肋膈角变钝，考虑胸膜增厚、粘连？

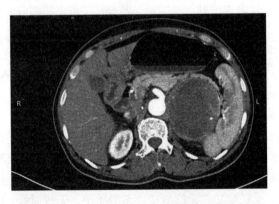

图1-4 CT检查

四、初步诊断

左肾上腺包块，轻度贫血

五、鉴别诊断及诊疗计划

1. 鉴别诊断 与左肾肿瘤、胰腺假性囊肿相鉴别。

2. 诊疗计划 泌尿外科护理常规，普食，二级护理常规，完善三大常规、肝肾功、凝血、ECG、血儿茶酚胺等检查，择期手术治疗。

六、治疗过程

术前：患者给予酚苄明片10mg，口服，2次/天，逐渐递增至20mg，口服，2次/天，术前3天给予输液扩容；术前2天再次出现高热，给予抗生素治疗。

术中：全麻下行腹腔镜左肾上腺包块切除术，术中可见左侧肾上腺区约10cm×10cm×10cm巨大包块，包块周围组织炎症水肿并与脾脏、胰腺、肾脏等周围组织严重粘连，将脾脏、肾脏分别向上下挤压、肾上极挤压后形成一凹陷，胰腺被包块抬起并致密粘连于包块表面。超声刀切开左侧结肠旁沟及脾结肠韧带，将结肠脾曲推向右侧，以超声刀及弯钳剥离包块表面组织，见包块周围组织呈痂壳状，分离后大量渗血、渗液，包块与脾脏及胰尾间致密粘连无法分离。告知患者家属后转开放手术。取左侧肋缘下切口，切口皮肤、皮下、肌肉及腹膜，分离包块下部及外侧组织，包块与脾脏间无分离界限，自脾门处结扎脾动静脉后切断脾蒂，自脾脏上方切断脾膈韧带，包块连同脾脏共同游离其上侧和背侧，将胰尾自包块表面锐性剥离，肾上腺中央静脉给予结扎后缝扎。完整切除包块后检查左肾上极包膜部分撕脱一长约0.5cm不规则裂口，活跃渗血，胰尾一小血管渗血，分别给予4-0血管缝线缝扎修补。冲洗创面，电凝、结扎出血点，置入血浆引流管后逐层关闭切口，术毕。术后剖开包块见大量出血坏死组织(图1-5)。术中患者失血约1200ml，术中输血红细胞悬液4U。

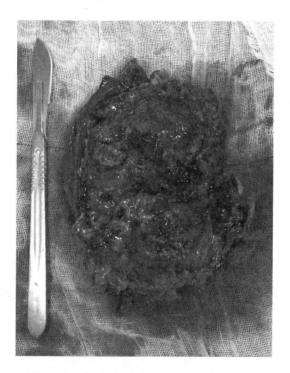

图1-5 术后剖开包块见大量出血坏死组织

七、最终诊断

左侧肾上腺皮质腺瘤

八、治疗/随访效果

术后监测心电、血压、血糖，抗感染、止血、营养支持；氢化可的松静脉滴注预防肾上腺危象，奥曲肽抑制胰腺分泌。术后病检提示：肾上腺皮质腺瘤伴出血囊性变。病情逐日好转，康复出院。

九、心得体会及病例讨论

近日，由内分泌临床指南小组委员会的主席、6名内分泌专家、1名方法学专家、1名医疗作家成立的专责小组发布了最新的原发性醛固酮增多症的临床实践指南，包括原发性醛固酮增多症的筛查、诊断和治疗。该文刊登在Journal of Clinical Endocrinology & Metabolism杂志上。研究者通过系统评价与基础研究，制订了该指南的治疗关键与预防建议；使用了分级、评估、开发和评价标准来描述证据的质量和强度。本病例占位明确，激素异常，具有手术指征，手术治疗对于患者的预后及生存质量均有提高。

十、主编评述

皮质醇增多症的患者体重指数较高，相对比较肥胖，皮质菲薄、血管脆性增加，从而增加了术中出血和视野模糊的概率。皮质醇增多症患者在肾上腺手术前后，肾上腺皮质激素水平波动很大，由皮质醇分泌过多突然转为分泌不足，如不及时补充糖皮质激素很可能会造成肾上腺危象。围手术期行超生理剂量的激素替代疗法可以避免这种风险的发生，已得到广泛认可。腹腔镜手术治疗皮质醇增多症手术效果和安全性肯定，已逐步成为皮质醇增多症治疗的金标准和首选术式。同时应处理好围手术期激素替代治疗方案的工作，尽量减少肾上腺皮质危象的发生。

参 考 文 献

[1] （美）魏恩，等原著，郭应禄，周利群，主译. 坎贝尔泌尿外科学(第9版). 北京：北京大学医学出版社，2009：1942

[2] CastilloOA, VitagIiano G, Villeta Mt, et al. Lxparoscopie resection of adrenalteratoma. JSLS, 2009, 10: 522－524

病例3　左肾上腺嗜铬细胞瘤

一、病历摘要

患者，男，42岁。

现病史："发现高血压5年"，未正规降压治疗，反复发作头昏头痛、心慌气紧，入院前1周，收缩压最高达到230mmHg，舒张压150mmHg，心内科口服四种降压药（"拉西地平4mg，1次/天""卡托普利25mg，3次/天""缬沙坦80mg，1次/天""氢氯噻嗪25mg，2次/天"）血压仍然不满意，波动150/100mmHg左右。

既往史：平素健康状况良好，否认有肝炎、结核或其他传染病史，否认有过敏史。无吸烟史，偶有饮酒，白酒150～250g。

二、体格检查

T：36.3℃，P：112次/分，R：25次/分，BP：200/130mmHg。神志清楚，面色潮红，皮肤巩膜无黄染，全身浅表淋巴结未扪及肿大，颈静脉无怒张，心界正常，心律齐，各瓣膜区未闻及杂音。胸廓外形正常，胸廓挤压症阴性，双肺叩诊呈清音，双肺呼吸音清，未闻及干湿啰音及胸膜摩擦音。腹部外形正常，全腹软，无压痛反跳痛，腹部未扪及包块，肝脏肋下未触及，脾脏肋下未触及，肠鸣音正常。双下肢无水肿。

专科情况：腰部对称，无紫纹，无水牛背，局部皮肤无红肿，双脊肋角无压痛，双肾未触及，肾区无叩痛，输尿管走行区无压痛，膀胱区无隆起，无叩压痛。

三、辅助检查

血钾3.4mmol/L，其他各项常规检查均正常，ECG：心电图正常，胸片：双肺纹理增粗，未见片状及包块影。

CT（图1-6）检查示：左侧肾上腺体部见类圆形结节影，最大直径1.0cm，增强CT：左侧肾上腺富血供占位，性质待定。

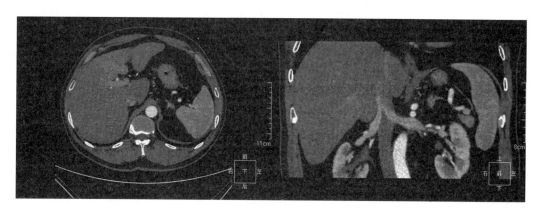

图1-6 CT检查

肾上腺激素全套（表1-1）。

表1-1 肾上腺激素全套

样本类型 血清	样本号 5	检验者	审核者	收样日期 2017年10-14 10：42：00	审核日期 2017年10-16 10：52：21	
检验项目	缩写	结果	状态	单位	参考值	组合项目
促肾上腺皮质激素8AM	ACTH 8AM	12.03		pg/ml	空腹血清： 5.08~32.86	**促肾上腺皮质激素
促肾上腺皮质激素4PM	ACTH 4PM	20.28		pg/ml	空腹血清： 5.08~32.86	**促肾上腺皮质激素

样本类型 血清	样本号 5	检验	审核者	收样日期 2017年10 - 14 10:42:00	审核日期 2017年10 - 16 10:52:21	
促肾上腺皮质激素次日8AM	ACTH次日8AM	19.43		pg/ml	空腹血清: 5.08~32.86	**促肾上腺皮质激素
促肾上腺皮质激素次日0AM	ACTH次日0AM	13.36		pg/ml	空腹血清: 5.08~32.86	**促肾上腺皮质激素
皮质醇8AM	COR8AM	226		ng/ml	7:00 - 9:00(66 - 286)	皮质醇8AM
皮质醇4PM	COR4PM	268		ng/ml	7:00 - 9:00(66 - 286);15:00 - 17:00(22 - 154)	皮质醇4PM
皮质醇次日0AM	COR次日0AM	130		ng/ml	7:00 - 9:00(66 - 286);15:00 - 17:00(22 - 154)	皮质醇次日0AM
皮质醇次日8AM	COR次日8AM	197		ng/ml	7:00 - 9:00(66 - 286);15:00 - 17:00(22 - 154)	皮质醇次日8AM
醛固酮立位普通	ALD立位	0.22		ng/ml	普通饮食卧位:0.059~0.174;普通饮食立位:0.065~0.296;低钠饮食卧位:0.122~0.369;低钠饮食立位:0.139~0.635	醛固酮立位普通
醛固酮卧位普通	ALD卧位	0.15		ng/ml	普通饮食卧位:0.059~0.174;普通饮食立位:0.065~0.296;低钠饮食卧位:0.122~0.369;低钠饮食立位:0.139~0.635	醛固酮卧位普通

四、初步诊断

1. 高血压病

2. 左肾上腺嗜铬细胞瘤?

五、鉴别诊断及诊疗计划

1. 鉴别诊断

(1)肾肿瘤:CT 有助于明确诊断。

(2)肾上腺皮质腺瘤:完善激素可鉴别。

2. 诊疗计划 泌尿外科护理常规,一级护理常规,检测血糖,完善相关激素检查,监测血压,肝肾功、凝血、ECG、下腹部盆腔 CT 等检查,手术治疗。

六、治疗过程

入院后予以完善血尿常规、凝血、肝肾功能及电解质、心电图、胸片、激素、普通腹部彩超均未见异常。

排除手术禁忌后择日在全麻下行手术治疗。

拟行手术:后腹腔镜左肾上腺嗜铬细胞瘤切除术。

术前准备:术前常规准备,酚苄明 20mg,2 次/天,口服 + 美托洛尔 200mg,2 次/天,口服,血压 140/100mmHg 左右,心率:85 ~ 95 次/分。

术中情况:术中完整切除左肾上腺包块,术中触碰肾上腺包块时血压出现一过性升高,达到 185/100mmHg,术中出血 10ml。

术后病理:左侧肾上腺海绵状血管瘤。

七、最终诊断

1. 高血压病

2. 左侧肾上腺海绵状血管瘤

八、治疗/随访效果

随访:术后 1 周内血压降为:130 ~ 120/90 ~ 85mmHg,一直停用降压药。术后逐步下降,术后 3 个月复查血压 135/90mmHg 左右。

九、心得体会及病例讨论

对于肾上腺可疑嗜铬细胞瘤的患者,术前准备要充分:

1. 调整血压 术中探查或剥离肿瘤时,血压会升高,可由静脉滴入雷吉停或硝普钠。阻断肾上腺静脉或切除肿瘤后,血压会急剧下降,除加快输血速度外,可静脉滴注去甲肾上腺素,并根据情况持续到术后 1 ~ 2 天。根据血压变化,随时调整升压药物的滴速。若术前准备充分,一般于术后当日即可停用升压药。

2. 术后 12 ~ 24 小时持续吸氧。

3. 补充足够血容量 根据中心静脉压调整输液量和速度。

4. 肠蠕动恢复后拔除胃管和导尿管。

5. 应用抗生素预防感染。

术中主要注意事项:沿肿瘤周边游离,避免过分挤压。较小的腺瘤并有包膜者可用锐性和钝性方法将其完整摘除。肿瘤较大或多发可行一侧肾上腺摘除术,宜先控制肾上腺静脉,以防大量升压物质进入血循环,然后分离肿瘤,结扎血管,将其切除。

十、主编评述

目前腹腔镜手术已成为切除肾上腺肿瘤的常用方式。其优点显而易见,一是微创,即皮肤上仅需几个直径 1cm 的小孔即可完成肿瘤的切除，术后恢复快，而传统开放手术的切口动辄数十厘米，患者术后恢复慢；二是清晰，由于腹腔镜的放大作用，使位置很深的肾上腺近在眼前，实现了开放手术所无法匹敌的清晰视野，再加之配套先进切割、分离器械的使用，使手术解剖相当精细，出血极少。

参 考 文 献

[1] Gagner M, Lacroix A, Bolté E. Laparoscopic adrenalectomy in Cushing's syndrome and pheochromocytoma. N Engl J Med, 1992, 327(14): 1033

[2] 吴学杰，李乘龙，韩青，等. 后腹腔镜手术治疗肾上腺肿瘤 103 例回顾性分析. 中华临床医师杂志：电子版，2014，8(10)：41-44

病例 4　皮质醇增多症

一、病历摘要

患者，男，40 岁。

主诉：反复双下肢水肿，体重增加 1⁺年。

现病史：入院前 1⁺年，患者开始出现乏力、双下肢水肿，无畏寒、发热，无咳嗽、咳痰，无胸痛、心悸，无皮肤巩膜黄染、蜘蛛痣，无解泡沫尿等，在当地医院就诊，诊断为"高血压 3 级 极高危、糖尿病、高脂血症"，给予对症治疗效果差，院外给予口服中药治疗，水肿缓解，但仍感乏力。今为进一步诊治，收入我科。自患病来。患者精神、食欲一般，大小便正常，体重无明显变化。

既往史：平素健康状况良好，无疾病史，无传染病史，预防接种史不详，无手术外伤史，无输血史，无药物过敏史。

个人及家族史：出生四川当地并成长于当地，否认疫区、疫水接触史，否认毒物及放射线接触史，有饮酒吸烟史。适龄结婚，子女体健。否认近亲婚配，否认遗传病家族史。

二、体格检查

发育正常，满月脸，面部皮肤发红，躯干肥胖，水牛背，肩宽背厚，四肢瘦小，全身浅表淋巴结未扪及肿大，头颅五官无畸形，睑结膜无苍白，巩膜无黄染，口唇无发绀，咽无充血，扁桃体无肿大，颈软，气管居中，甲状腺无肿大，颈静脉无充盈，胸廓形态无异常，双侧呼吸动度一致，胸骨无压痛，叩诊呈清音，双肺呼吸音清，未闻及干湿啰音，心界叩诊不大，律齐，各瓣膜听诊区未闻及病理性杂音，腹软，全腹无压痛、反跳痛，未扪及包块，肝脾肋下未扪及，肝肾区无叩击痛，移动性浊音阴性，腹部丰满，全身皮肤黏膜无黄染，下腹部及上臂内侧可见散在粗大紫纹，脊柱四肢无畸形，双下肢轻度凹陷性水肿，生理反射存在，病理反射未引出。

三、辅助检查

血浆皮质醇上午 8 点为 765nmol/L，下午 4 点为 425nmol/L，24 小时游离皮质醇为 323nmol/L。

大剂量和小剂量地塞米松抑制试验均不被抑制。

彩超检查发现左肾上级有一卵圆形包块 35mm×45mm。

CT 提示左侧肾上腺占位直径约 3.5cm（图 1－7）。头部磁共振等检查未见明显异常。

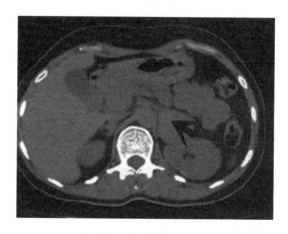

图 1－7　腹部 CT

四、初步诊断

皮质醇增多症，左侧肾上腺占位

五、鉴别诊断及诊疗计划

根据患者中年男性，病史 1 年，因反复双下肢水肿，体重增加 1＋年入院。满月脸，水牛背，紫纹等体征，24 小时游离皮质醇为 323nmol/L。大剂量和小剂量地塞米松抑制试验均不被抑制。彩超检查发现左肾上级有一卵圆形包块 35mm×45mm。CT 提示左侧肾上腺占位直径约 3.5cm。综上皮质醇增多症诊断成立。

1. 皮质醇增多症需与以下疾病鉴别

（1）原发性醛固酮增多症：简称原醛，是肾上腺分泌过量的醛固酮激素，引起的以高血压、低血钾、低血浆肾素活性和碱中毒为主要表现的临床症状，又称 Conn 综合征。其最常见病因为孤立性肾上腺功能性腺瘤，约占 70%，外科手术可以治愈，其次为特发性双侧肾上腺增生，约占 30%。

（2）肾上腺皮质癌：是肾上腺皮质细胞的恶性上皮肿瘤，发病率 2/100 万。高发年龄：儿童时期和 40～50 岁，肿瘤多为散发，家族性患者主要与 p53 突变和 MEN1（Ⅰ型多内分泌肿瘤）有关，主要涉及的基因座位于 11p、2p 和 9q。

（3）分泌型激素肾上腺腺瘤或癌：该疾病分泌肾上腺雄激素，可引起男性化综合征，女性患者可出现多毛、闭经、不孕及肌肉发达，嗓音变粗和秃顶等男性化表现。

（4）嗜铬细胞瘤：高血压是最常见的临床症状，表现为阵发性高血压或持续性高血压阵发性加剧，可有头痛，心悸，多汗"三联征"。具有10%双侧发病，10%为恶性，10%发生在儿童，10%发生在肾上腺外，10%是家族性的特点。异位肾上腺肿瘤，亦称为功能性副神经节瘤，发生于主动脉旁、颈部、纵隔、腹部、盆腔等部位的交感神经节。

2. 诊疗计划

（1）治疗原则：一方面要去除病因减少体内皮质醇；另一方面又要保证垂体及肾上腺的正常功能不受损害，ACTH依赖的皮质醇增多症应以经碟微腺瘤摘除术为首选，若手术失败或不能手术则行垂体放疗或双侧肾上腺次全切除术或药物治疗，而原发性肾上腺肿瘤则首选肾上腺肿瘤切除。

（2）治疗方案：该患者主要为肾上腺肿瘤，有明显占位，病因明确，故行腹腔镜下肾上腺肿瘤切除手术，术前、术中及术后注意对激素的补充调节。

六、治疗过程

术前经过纠正患者水电解质，术前有预防性使用抗生素1～2天，术前1天给予糖皮质激素肌内注射甲泼尼龙双侧臀部各50mg，手术日晨再肌内注射甲泼尼龙50mg，术中切除肿瘤时静脉滴注氢化可的松200mg。具体手术方式采用后腹腔镜手术切除肿瘤，沿经典的肾上腺三个相对无血管区游离显露肾上腺肿瘤，注意保护正常肾上腺组织，注意肾上腺中央静脉的处理，手术顺利，是给予抗感染、止血对症治疗，观察患者生命体征。

术后待切口恢复正常后嘱患者到内分泌科进一步治疗，包括运用糖皮质激素的时间及剂量，术后激素的替代治疗应逐渐减量，术后肝肾功能等生化指标的监测，有无水电解质的异常。

七、最终诊断

皮质醇增多症，左侧肾上腺占位

八、治疗/效果随访

预后及转归：患者术后切口恢复可，无感染征象，经内分泌科激素替代治疗后进一步好转，多次复诊激素水平恢复正常。

九、心得体会及病例讨论

（一）心得体会

库欣综合征（cushing syndrome，CS）又称皮质醇增多症（hypercortisolism），过去曾译为柯兴综合征。是由于多种原因引起的肾上腺皮质长期分泌过多糖皮质激素所产生的临床症候群，也称为内源性库欣综合征。其病因包括垂体分泌ACTH过多、原发性肾上腺皮质肿瘤、垂体外肿瘤分泌过多ACTH等。手术切除患侧肾上腺肿瘤是目前主要的治疗手段之一，国内学者普遍推荐瘤体小于5cm可选择后腹腔镜入路腹腔镜手术。如果是双侧肾上腺切除或次全切除，虽可快速控制高皮质醇血症，但可能造成永久性肾上腺皮质功能减退，终身需用肾上腺皮质激素替代治疗。

（二）病例讨论

1. 根据患者中年男性，病史1年，因反复双下肢水肿，体重增加1⁺年入院，查体见满月脸，面部皮肤发红，躯干肥胖，水牛背，肩宽背厚，下腹部及上臂内侧可见散在粗大紫纹。

2. 入院后血浆皮质醇上午 8 点为 765nmol/L，下午 4 点为 425nmol/L，24 小时游离皮质醇为 323nmol/L。大剂量和小剂量地塞米松抑制试验均不被抑制。彩超检查发现左肾上级有一卵圆形包块 35mm×45mm。CT 提示左侧肾上腺占位直径约 3.5cm。故皮质醇增多症诊断明确。

十、主编评述

泌尿外科常见的皮质醇增多症常见原因来源于肾上腺，主要表现满月脸、多血质外貌、向心性肥胖、痤疮、紫纹、高血压、继发性糖尿病和骨质疏松等。通过彩超、CT 等影像学治疗可发现瘤体，通过血液生化指标的检查可进一步明确疾病，腹腔镜手术治疗已成为治疗该病的最佳手术方式，做好术前、术中及术后患者的管理在患者恢复方面具有积极的作用。

参 考 文 献

[1] 李虹，王建业. 泌尿外科疾病临床诊疗思维. 北京：人民卫生出版社，2015
[2] 张旭. 泌尿外科腹腔镜与机器人手术学. 北京：人民卫生出版社，2015
[3] 那彦群，郭震华. 实用泌尿外科学. 北京：人民卫生出版社，2012

病例 5　原发性醛固酮增多症

一、病历摘要

患者，男，45 岁。

主诉：四肢乏力 1 个月。

现病史：1 个月前患者出现无明显诱因的四肢乏力，疲劳感，下肢明显，皮肤伴有麻木感，步态不稳，行走困难，伴有腹胀、胸闷感，就诊当地医院行检查血钾 2.8mmol/L，给予口服补钾后症状有所缓解，后患者自行停用氯化钾，上述症状再次出现，为进一步治疗到我院就诊。

出生史：患者长期生活于本地，未到过疫区。吸烟 20$^+$ 年，每天约 1 包烟。少量饮酒，无酒瘾。已婚，婚后有 1 子 1 女，爱人及子女均体健。

既往史：平素健康状况一般。否认有高血压及糖尿病史。否认有乙肝及结核病史。否认严重心、肺疾病史。预防接种史不详。曾行痔疮手术。否认其他重大手术及严重外伤史。无输血史，无药物过敏史。

家族史：否认特殊疾病家族史。

二、体格检查

血压 146/86mmHg，全身皮肤及黏膜无明显黄染及出血，无明显淤斑，贫血貌不明显，浅表淋巴不肿大。五官无畸形，双瞳正常。颈软，气管居中。胸廓略呈桶状，双肺呼吸音粗，未闻及显著干、湿鸣音。心界无明显扩大，心音有力，律齐，HR：76 次/分，未闻及显著病理性心脏杂音。腹平软，左侧腹深部轻微压痛，全腹无明显反跳痛，肝脾肋缘下未及，移动性浊音阴性，肠鸣音正常。脊柱无明显压、叩痛，四肢无畸形及活动障碍，双下肢无水肿，NS 阴性。

三、辅助检查

1. 心电图检查　$V_{4～6}$ 导联 ST 段下移 0.2～0.45mV，QT 间期 0.5～0.54 秒。

2. 生化提示　血钾 3.2mmol/L。

3. 醛固酮肾素比值　155.32。

4. 彩超、CT(图 1 – 8)提示　右侧肾上腺占位，大小约 2.0cm × 2.4cm。

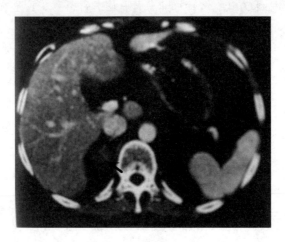

图 1 – 8　腹部 CT

四、初步诊断

右侧肾上腺肿瘤

五、鉴别诊断及诊疗计划

根据患者中年男性，病史 1 个月，因四肢乏力 1 个月入院。患者出现无明显诱因的四肢乏力，疲劳感，下肢明显，皮肤伴有麻木感，步态不稳，行走困难，伴有腹胀，胸闷感，就诊当地医院行检查血钾 2.8mmol/L，给予口服补钾后症状有所缓解，后患者自行停用氯化钾，上述症状再次出现。彩超、CT 提示右侧肾上腺占位，大小约 2.0cm × 2.4cm，综上醛固酮增多症诊断成立。

1. 原发性醛固酮增多症需与以下疾病鉴别

(1)库欣综合征：又称皮质醇增多症(hypercortisolism)，过去曾译为柯兴综合征。是由于多种原因引起的肾上腺皮质长期分泌过多糖皮质激素所产生的临床症候群，也称为内源性库欣综合征。高发年龄在 20～40 岁，男女发病率之比约为 1∶3。按其病因可分为促肾上腺皮质激素(ACTH)依赖型和非依赖型两种。主要表现为满月脸、多血质外貌、向心性肥胖、痤疮、紫纹、高血压、继发性糖尿病和骨质疏松等。此外，长期应用大剂量糖皮质激素或长期酗酒也可引起类似库欣综合征的临床表现，称为外源性、药源性或类库欣综合征。

（2）嗜铬细胞瘤：高血压是最常见的临床症状，表现为阵发性高血压或持续性高血压阵发性加剧，可有头痛，心悸，多汗"三联征"。具有10%双侧发病，10%为恶性，10%发生在儿童，10%发生在肾上腺外，10%是家族性的特点。异位肾上腺肿瘤，亦称为功能性副神经节瘤，发生于主动脉旁、颈部、纵隔、腹部、盆腔等部位的交感神经节。

（3）肾上腺皮质癌：是肾上腺皮质细胞的恶心上皮肿瘤，发病率2/100万。高发年龄：儿童时期和40～50岁，肿瘤多为散发，家族性患者主要与p53突变和MENI（Ⅰ型多内分泌肿瘤）有关，主要涉及的基因座位于11p、2p和9q。

（4）分泌型激素肾上腺腺瘤或癌：该疾病分泌肾上腺雄激素，可引起男性化综合征，女性患者可出现多毛、闭经、不孕及肌肉发达，嗓音变粗和秃顶等男性化表现。

（5）先天性肾上腺皮质增生（11β，17α 羟化酶缺乏等）：临床上由于酶缺陷，肾上腺皮质激素合成途径受阻，导致大量具有盐皮质激素效应的中间代谢产物增加，引起高血压、低血钾等。两种酶系缺陷均有双侧肾上腺增生。该类患者常有男性性早熟，女性假两性畸形或性不发育、ACTH升高等特征性表现，易与原醛症鉴别。

（6）Liddle综合征：又称假性醛固酮增多症，为常染色体显性遗传性疾病。有家族聚集发病现象，人群中发病呈散发性。肾单位远端上皮细胞钠通道（ENa^+C）处于异常激活状态、钠重吸收过多、容量扩张，血压升高。远端小管 $Na^+ - K^+$ 交换增加，K^+ 排出过多，H^+ 进入细胞内，造成低钾血症、代谢性碱中毒。低钾与低镁常同时存在。容量扩张抑制肾小球旁器合成和释放肾素。血浆肾素水平降低、低钾血症使醛固酮分泌减少。ENa^+C 对阿米洛利（Amiloride）敏感。阿米洛利可以特异性阻断 ENa^+C，使 Na^+ 的重吸收减少，过高血容量和血压下降。低钾血症得以纠正。

2. 诊疗计划

（1）治疗原则：原醛症的治疗取决于病因。肾上腺皮质分泌醛固酮的腺瘤应及早手术治疗，术后大部分患者可治愈。原发性肾上腺皮质增生肾上腺单侧或次全切除术亦有效，但术后部分患者症状复发，故近年来，有多采用药物治疗的趋向。如临床难以确定是腺瘤还是增生，可行手术探查，亦可药物治疗，并随访病情发展、演变，据最后诊断决定治疗方案。

（2）治疗方案：该患者主要为肾上腺肿瘤，有明显占位，病因明确，故行腹腔镜下肾上腺肿瘤切除手术，术前、术中及术后注意观察水电解质的平衡，须注意激素的补充。

六、治疗过程

术前经过纠正患者水电解质，术前预防性使用抗生素1～2天，术前给予依普利酮，培哚普利控制血压，纠正低钾，维持水电解质平衡，具体手术方式采用后腹腔镜手术切除肿瘤，沿经典的肾上腺三个相对无血管区游离显露肾上腺肿瘤，注意保护正常肾上腺组织，注意肾上腺中央静脉的处理，手术顺利，是给予抗感染止血对症治疗，观察患者生命体征。

七、最终诊断

原发性醛固酮增多症

八、治疗/随访效果

术后待切口恢复正常定期复查电解质，钾、钠氯离子均在正常范围内。患者术后切口恢复可，无感染征象，术后随访未再次出现低钾症状，恢复良好。

九、心得体会及病例讨论

(一)心得体会

原发性醛固酮增多症(简称原醛症)，是由于肾上腺皮质发生病变从而分泌过多的醛固酮，导致水钠潴留，血容量增多，肾素－血管紧张素系统的活性受抑制，临床表现为高血压、低血钾为主要特征的综合征。大多数是由肾上腺醛固酮腺瘤引起，也可能是特发性醛固酮增多症。本例患者中年男性，病史1个月，因四肢乏力1个月入院。曾当地医院行检查血钾2.8mmol/L，给予口服补钾后症状有所缓解，后患者自行停用氯化钾，上述症状再次出现。彩超、CT提示右侧肾上腺占位，大小约2.0cm×2.4cm，综上醛固酮增多症诊断成立。

手术切除患侧肾上腺肿瘤是目前主要的治疗手段之一，国内学者普遍推荐瘤体小于5cm可选择后腹腔镜入路腹腔镜手术。

(二)病例讨论

根据患者中年男性，病史1个月，因四肢乏力1个月入院。患者出现无明显诱因的四肢乏力，疲劳感，下肢明显，皮肤伴有麻木感，步态不稳，行走困难，伴有腹胀，胸闷感，就诊当地医院行检查血钾2.8mmol/L，给予口服补钾后症状有所缓解，后患者自行停用氯化钾，上述症状再次出现。彩超、CT提示右侧肾上腺占位，大小约2.0cm×2.4cm，综上醛固酮增多症诊断成立。

十、主编评述

原发性醛固酮增多症常见原因来源于肾上腺，主要表现高血压、低血钾等。通过彩超、CT等影像学检查可发现瘤体，通过血液生化指标的检查可进一步明确疾病。腹腔镜手术治疗已逐渐成为治疗该病的主要手术方式。对于肾上腺区域的手术，术前充分准备，术中密切观察，以及麻醉科的配合，术后的观察与管理，全程至关重要。成功的手术，可使该病达到治愈效果。

参 考 文 献

[1] 张旭. 泌尿外科腹腔镜与机器人手术学. 北京：人民卫生出版社, 2015

[2] 李虹, 王建业. 泌尿外科疾病临床诊疗思维. 北京：人民卫生出版社, 2015

[3] 那彦群, 郭震华. 实用泌尿外科学. 北京：人民卫生出版社, 2012

[4] 薛声能, 雷娟, 唐菊英, 等. 静脉盐水负荷试验在原发性醛固酮增多症诊断中的价值. 中国预防医学杂志, 2012, 13(07)：489－491

[5] 林善锬. 肾素血管紧张素系统在高血压发病、分类等地位中的现代认识. 中华高血压杂志, 2016, 24(11)：1021－1024

病例6　后腹腔镜肾上腺区域副脾切除病历分析

一、病历摘要

患者，女，44岁。

主诉：检查发现左侧肾上腺占位10^+天。

现病史：入院前10^+天，患者于我院门诊行腹部CT检查提示"左侧肾上腺区结节影"，患者未诉特殊不适表现，未行进一步治疗。今患者为求进一步检查治疗来我院，以"左侧肾上腺占位"收入我科。自起病以来，患者精神、食欲、睡眠可，大小便未见明显异常，近期体重无明显变化。

既往史：既往身体一般，患者自诉幼年时因烧伤致右上肢阙如，具体不详。无高血压、糖尿病等疾病史，无肝炎、结核等传染病史，无手术史，无外伤史，无输血及血制品史，无药物及无食物过敏史。

家族史：家族成员身体健康。家族中无类似病史。无遗传病及传染病家族史。

二、体格检查

P：70次/分，BP：116/77mmHg。全身皮肤未见色素沉着，甲状腺无肿大，双肺呼吸音清，心率70次/分，律齐，心音有力，未闻及杂音。腹软，肝脾不大，神经系统查体未见异常。

三、辅助检查

实验室检查：血常规：白细胞计数$7.15×10^9$/L，中性81.0%，淋巴11.0%，血红蛋白118g/L，血小板$139×10^9$/L，余正常。尿常规正常，生化全套正常。皮质醇（空腹）209nmol/L，皮质醇（第1天16点）294nmol/L，醛固酮（卧位1小时）5.25ng/dL，醛固酮（立位1小时）9.54ng/dL，肾素（卧位1小时）11.0μIU/ml，肾素（立位1小时）23.3μIU/ml，肾上腺素32.61pg/ml，去甲肾上腺素157.30pg/ml，多巴胺55.21pg/ml。

影像学检查：CT示：左侧肾上腺区结节影，性质待定，请结合相关检查助诊（图1-9）。

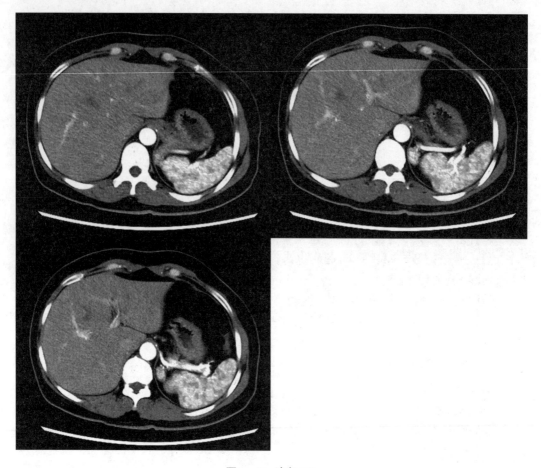

图 1-9　腹部 CT

四、初步诊断

左侧肾上腺占位：嗜铬细胞瘤？腺瘤？其他？

五、鉴别诊断及诊疗计划

1. 鉴别诊断　肾上腺皮质癌(adrenocortical carcinoma)甚少见，一般为功能性，发现时一般比腺瘤大，重量常超过 100g，呈浸润性生长，正常肾上腺组织破坏或被淹没，向外侵犯周围脂肪组织甚至该侧肾。

2. 诊疗计划　进一步完善三大常规、生化、血凝、输血前检查、血型等检查。行左侧肾上腺占位的手术治疗。

六、治疗经过

左侧肾上腺占位可行手术治疗，手术采用后腹腔镜入路，术中见：左侧肾形态基本正常，肾上腺大小约 4.5cm，金黄色，包块位于肾上腺上份，紧贴腹膜，直径约 1.5cm×1.5cm，呈心形扁平状，暗红色，包膜完整，质地色泽同脾脏，与脾脏无关，和周围无粘连。完整切除包块。术后第 7 天痊愈出院。

术后标本(图 1-10)：

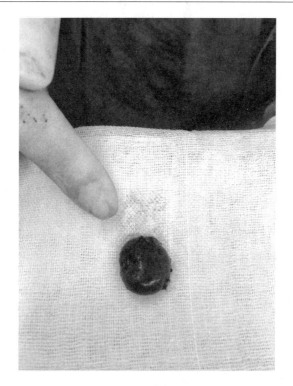

图 1 - 10　术后标本

术后病检（图 1 - 11）。

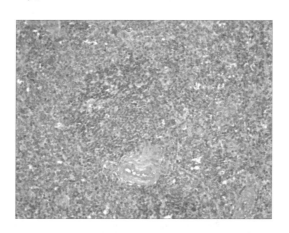

图 1 - 11　左侧肾上腺，疑为 Castleman 病或异位脾脏

七、最终诊断

肾上腺区域副脾：疑为 Castleman 病或异位脾脏

八、治疗/随访效果

患者经行左侧后腹腔镜下肾上腺区域肿瘤切除术后，恢复良好，无任何特殊不适或其他情况出现，定期每 3 个月随访术区 B 超检查，未见任何异常。

九、心得体会及病例讨论

副脾是指在正常的脾脏以外存在的与正常脾脏结构相似、功能相同的组织。其发生可能因胚胎期脾始基芽融合不全或异位脾芽形成，或部分脾组织脱离主脾发育而成。它可与正常脾脏完全分离或有结缔组织相连，多呈球形，并具有单独的动静脉；常为单个，也可多达4~5个以上。发生部位约半数见于脾门，1/4见于脾蒂血管和胰尾周围；也可发生于脾胃韧带、脾结肠韧带、大网膜、小肠或结肠系膜、骶前、左侧附件或左侧睾丸周围等。副脾发生率10%~35%。一般约1cm大小。

十、主编评述

副脾在临床上多无任何表现，或仅在体检时触及能活动的包块或结节，故术前诊断困难。其原因：①临床医生对发育异位的副脾特殊性认识不足，尤其对副脾也能引起脾亢等异常现象不认识；②副脾产生病理变化的患者，病情缓慢、病程长、考虑腹腔结核及肿瘤的多，尤其是结核，而忽视必要的手术探查，以佐证诊断；③与肾脏紧密相邻易误诊为肾系统病变，该病例就紧靠肾上腺，给诊断带来了困扰。由于副脾具有和脾脏一样的功能，因此处理副脾应分别对待。即在治疗血液病、脾功能亢进等而在行脾切除时，应该仔细找出副脾，一一予以切除；在因脾外伤行脾切除时，则应设法保留副脾，以保留脾脏的免疫等功能。

参 考 文 献

[1] 韦军民. 副脾的诊断处理及相关问题. 中国医刊，2006，11(41)：11-12
[2] 谢斌，顾红光，廖维健. 巨大副脾一例. 中华普通外科杂志，2000，8(15)：512
[3] 温思盟. 脾切除术后左肾上腺区副脾1例. 临床泌尿外科杂志，2011，05：373

病例7 左侧肾上腺嗜铬细胞瘤

一、病历摘要

患者，女，77岁，患者于2017年7月31日在广元市中心医院体检行上腹部CT提示："①左侧肾上腺去占位性病变，周围脂肪间隙模糊，考虑嗜铬细胞瘤？②左肺散在慢性炎症，左侧胸腔积液、胸膜增厚"，不伴畏寒、发热、恶心、呕吐、头痛、头晕，并进行治疗(具体治疗不详)，上述症状有所缓解。为求进一步治疗，于2017年8月7日来我院就诊，门诊以"左侧肾上腺肿瘤"收入我科治疗。

二、体格检查

T：36.7℃，P：76次/分，R：20次/分，BP：136/96mmHg。腹软，未见肠型及蠕动波，未见腹壁浅静脉怒张，全腹未扪及包块，腹部无压痛、反跳痛及肌紧张，肝脾肋下未扪及，移动性浊音阴性，墨菲氏征阴性，肠鸣音正常，双肾区无叩痛。

三、辅助检查

上腹部 CT：①左侧肾上腺区占位性病变，周围的脂肪间隙模糊，考虑嗜铬细胞瘤？②左肺散在慢性炎症，左侧胸腔积液、胸膜增厚。

四、初步诊断

1. 左侧肾上腺嗜铬细胞瘤
2. 左侧肺部感染
3. 左侧胸腔积液
4. 冠状动脉粥样硬化斑形成
5. 原发性高血压

五、鉴别诊断及诊疗计划

1. 鉴别诊断

（1）原发性高血压：某些原发性高血压患者呈现高交感神经兴奋性，表现为心悸、多汗、焦虑、心输出量增加。但患者的尿儿茶酚胺是正常的。尤其是在焦虑发作时留尿测定儿茶酚胺更有助于除外嗜铬细胞瘤。

（2）颅内疾病：在颅内疾病合并有高颅压时，可以出现类似嗜铬细胞瘤的剧烈头痛等症状。患者通常会有其他神经系统损害的体征来支持原发病。但也应警惕嗜铬细胞瘤并发脑出血等情况。

（3）神经精神障碍：在焦虑发作尤其是伴有过度通气时易与嗜铬细胞瘤发作相混淆。但是焦虑发作时通常血压是正常的。如果血压亦有上升，则有必要测定血、尿儿茶酚胺以助鉴别。

（4）癫痫：发作时也类似嗜铬细胞瘤，有时血儿茶酚胺也可升高，但尿儿茶酚胺是正常的。癫痫发作前有先兆，脑电图异常，抗癫痫治疗有效等以助除外嗜铬细胞瘤。

（5）绝经综合征：处于绝经过渡期的妇女会出现多种雌激素缺乏导致的症状，如潮热、出汗、急躁、情绪波动难以控制等，类似于嗜铬细胞瘤发作，通过了解月经史，进行性激素及儿茶酚胺的测定可有助于鉴别。

（6）其他：甲亢时呈现高代谢症状，伴有高血压。但是舒张压正常，且儿茶酚胺不会增高。冠心病心绞痛发作、急性心肌梗死等均需与嗜铬细胞瘤鉴别。一般根据发作时心电图改变、改善心肌供血治疗有效等可以与之区别。最关键的还是尿儿茶酚胺的测定。

2. 诊疗计划

（1）进一步完善三大常规、生化、血凝、输血前检查、血型等检查。

（2）血、尿儿茶酚胺及其代谢物测，肾上腺 CT 扫描，磁共振显像（MRI），B 超，[131]I－间碘苄胺（MIBG）闪烁扫描、生长抑素受体和 PET 显像。

（3）心电图、心脏彩超、24 小时动态心电监测、肺功能测定等。

（4）严格检测血压、心率，术前口服酚苄明，并逐渐加量，术前扩容等治疗。

六、治疗过程

入院后积极完善相关辅助检查，全面评估病情，系统治疗。上腹部 CT 提示：①左侧肾上腺区占位性病变，大小约 6.1cm×2.5cm×4.3cm，倾向于良性肿瘤可能性大，建议结合病理检查除外恶性肿瘤；②肝胆胰脾肾及双侧肾脏未见明确异常；③扫及左侧胸腔少量积液。左肺上叶下舌段少许增殖灶。胸部正位 DR：左中肺野钙化灶。病理结果提示：肾上腺嗜铬细胞瘤。患者出现胸闷、胸痛症状，请心内科会诊，结合前后心电图、心脏彩超、24 小时动态心电图、冠状 CTA，诊断：冠状动脉粥样硬化斑形成，于 2017 年 8 月 17 日在全麻下行"腹腔镜左侧肾上腺肿瘤切除术 + 左肾周粘连松解术 + 左肾固定术"，术中见：左侧肾上腺外支一实性包块，直径约 4.cm×5.0cm 大小，表面欠光滑，边界欠清，与腹主动脉严重粘连，术中补液 2800ml，出血约 300ml，手术顺利，术后脱机拔管转入 ICU 治疗。患者于 2017 年 8 月 17 日转会我科继续治疗，给予拉氧头孢抗感染、西咪替丁抑酸、多索茶碱解痉、保护气道，改善冠状供血，外科换药，考虑患者年龄偏大，给予氨基酸 + 脂肪乳营养支持。经过系统治疗，患者生命体征平稳，伤口愈合良好。

手术是治疗肾上腺嗜铬细胞瘤的主要手段，考虑患者年龄偏大，出现胸闷、胸痛症状，请心内科会诊评估其心脏情况，以及是否适合手术。患者上腹部 CT 提示：①左侧肾上腺区占位性病变，大小约 6.1cm×2.5cm×4.3cm，倾向于良性肿瘤可能性大，建议结合病理检查除外恶性肿瘤；②肝胆胰脾肾及双侧肾脏未见明确异常；③扫及左侧胸腔少量积液。左肺上叶下舌段少许增殖灶。血压控制理想，心肺功能尚可，有手术指征。所以于 2017 年 8 月 17 日在全麻下行"腹腔镜左侧肾上腺肿瘤切除术 + 左肾周粘连松解术 + 左肾固定术"，考虑到患者年龄较大，术后加强抗感染、加强营养治疗。

七、最终诊断

1. 左侧肾上腺嗜铬细胞瘤
2. 左侧肺部感染
3. 左侧胸腔积液
4. 冠状动脉粥样硬化斑形成
5. 原发性高血压

八、治疗/随访效果

嗜铬细胞瘤一旦确诊并定位，应及时切除肿瘤，否则有肿瘤突然分泌大量儿茶酚胺、引起高血压危象的潜在危险。近年来，随着生化试验及显像技术的发展，嗜铬细胞瘤的定性和定位诊断技术大为提高，因此手术成功率得以提高，目前手术方式很多，开放手术、腹腔镜下嗜铬细胞瘤切除术，机器人辅助腹腔镜下嗜铬细胞瘤切除术，本列患者采用腹腔镜下左侧肾上腺嗜铬细胞瘤切除术，手术顺利，术后并发症少，患者恢复快，术后 3 个月随访：每日 3 次监测血压正常，未出现一次血压升高，术后半年随访：上腹部 CT 检查提示：双侧肾上腺未见异常。复查儿茶酚胺正常范围。

九、心得体会及病例讨论

1. 本病例治疗特点

（1）患者年龄偏大，身体耐受力低，防治感染、营养支持是关键。

（2）患者上腹部 CT 提示：①左侧肾上腺区占位性病变，大小约 6.1cm×2.5cm×4.3cm，倾向于良性肿瘤可能性大，建议结合病理检查除外恶性肿瘤；②肝胆胰脾肾及双侧肾脏未见明确异常；③扫及左侧胸腔少量积液。左肺上叶下舌段少许增殖灶。为了将手术打击降到最低，如何选择手术方案很重要。事实证明，以上问题都得到了较好地处理。

2. 防止感染　患者年老，抵抗力弱，手术后要积极使用抗生素预防感染。同时每天外科换药应严格按照无菌操作，促进伤口愈合。使用抗生素也要严格按照其指征用药。

3. 营养治疗　手术是治疗肾上腺嗜铬细胞瘤的手段，同时对身体也是较大的打击。患者年老，身体耐受力低，故应该尽可能地将手术打击降到最低，如缩短手术时间，减少疼痛刺激，输血输液维持好血压、维护好内环境，抗感染治疗。同时应该使用氨基酸、脂肪乳等营养剂提高身体抵抗力，促进恢复。

4. 注重团队协作　从手术方案的制订到手术的执行，都离不开团队的努力。团队的协作能力提高不仅有利于科室的发展，同时对患者的治疗也是极其重要的。选择怎样的治疗方案、如何减少手术打击、如何促进患者身体恢复、怎样减少术后并发症等一系列问题，都离不开医生们的共同努力。

十、主编述评

嗜铬细胞瘤手术术前的充分准备，包括药物剂量的使用、用药时间的长短，直接关乎手术过程中患者生命体征的波动和手术安全。术后严密的观察，能有效避免如肾上腺危象等严重并发症的发生。为此，肾上腺嗜铬细胞瘤手术，也是对外科医生、麻醉师团结协作精神的一种考验。

参 考 文 献

[1] 苏颋为，王卫庆，关黎清，等. 93 例嗜铬细胞瘤临床分析. 中华内分泌代谢杂志，2005，21(5)：426－427
[2] 刘屹立,徐彪,孙强,等.不典型肾上腺嗜铬细胞瘤.中华泌尿外科杂志,2006,27(11);725－727
[3] 宁光. 嗜铬细胞瘤的临床诊治. 中国实用内科杂志，2009(10)：882－883

病例 8　右肾上腺髓质增生

一、病历摘要

，男，49 岁。

诉：血压升高 2$^+$ 年，发现右肾上腺占位 10$^+$ 天。

现病史：患者 2$^+$ 年前无明显诱因出现血压异常升高，自述口服降高血压药(具体不
后仍无下降，收缩压维持在 160$^+$ mmHg 左右，未予特殊处理。自述期间血压控制欠
，最高收缩压 200mmHg。10$^+$ 天前患者于外院行 CT 检查提示："右侧肾上腺结节"，予
口服"哌唑嗪＋地尔硫草"治疗(具体不详)。现为求进一步治疗遂来我院，门诊以"右肾

上腺占位"收入我科。患者自患病以来，精神食欲可，睡眠尚可，大便无异常，体重无明显变化。

既往史：平素身体一般，2⁺年前诊断"高血压"，口服降高血压药（具体不详），血压控制欠佳。否认"肝炎、结核"等传染病史；否认"糖尿病、冠心病"等慢性病史；否认外伤史，否认输血史；无手术史，否认过敏史，预防接种史不详。

个人史：原籍出生生长，无疫区居住情况，无冶游史，不嗜烟；不嗜酒。

婚育史：适龄结婚生育，配偶、子女体健。

家族史：家族中无同样患者。

二、体格检查

T：36.5℃，P：53 次/分，R：20 次/分，BP：159/61mmHg。发育正常，营养良好，慢性病容，表情自如，神智清楚，自动体位。步态正常，查体配合。皮肤黏膜色泽正常，无皮疹，无皮下出血。毛发分布正常，温度与湿度正常。弹性正常。无水肿，无肝掌，无蜘蛛痣。全身浅表淋巴结无肿大。头颅大小正常，无畸形。无其他异常。眼睑正常，结膜正常，眼球正常，巩膜无黄染，角膜正常，瞳孔等圆等大，对光反射正常。耳郭正常，无乳突压痛，外耳道无分泌物，无听力粗试障碍。鼻外形正常，无其他异常。无鼻旁窦压痛。唇红润，程度：轻。黏膜正常，腮腺导管开口正常，舌正常。齿龈正常。齿列齐，扁桃体无肿大。咽无充血。声音正常。颈部无抵抗感，颈静脉正常，颈动脉正常，气管正中。甲状腺无其他异常。胸廓正常。无膨隆或凹陷。肺部呼吸运动正常，肋间隙正常。语颤正常。无胸膜摩擦感。无皮下捻发感。肺叩诊正常清音。呼吸规整，呼吸音正常。无啰音。语音传导正常。无胸膜摩擦音。无心前区隆起。心尖搏动正常。心尖搏动位置正常。无其他部位搏动，无震颤。无心包摩擦感。心脏相对浊音界正常。心律齐。心音：S1 正常。S2 正常；A2 > P2；A2 正常。P2 正常。S3 无；S4 无；无额外心音。无心包摩擦音。无杂音。腹部外形正常。腹式呼吸存在，脐正常。无其他异常。腹部触诊柔软。无压痛，无反跳痛，无肌紧张。液波震颤；振水音；无腹部包块。肝脏未触及。胆囊未触及。脾肋下未触及。肝浊音界存在，无移动性浊音。肠鸣音正常，无气过水声，无血管杂音。生殖器：见专科情况。肛门直肠：未查。脊柱正常。棘突正常。活动度正常。四肢正常。无杵状指趾，无指部变形。无双下肢水肿。神经系统腹壁反射正常，四肢肌张力正常。左上肢肌力Ⅴ级；左下肢肌力Ⅴ级；右上肢肌力Ⅴ级；右下肢肌力Ⅴ级。肱二头肌反射；左正常，右正常；肱三头肌反射左正常，右正常；膝腱反射：左正常，右正常；跟腱反射正常；Hoffmann 征：左（ － ），右（ － ）；Babinski 征；左（ － ），右（ － ）；Kerning 征：左（ － ），右（ － ）；Oppenheim 征：左（ － ），右（ － ）；Gordon 征：左（ － ），右（ － ）；Lasegue 征：左（ － ），右（ － ）；踝阵挛：左（ － ），右（ － ）。专科情况：双肾无隆起，未扪及包块，无压痛、叩击痛，双侧输尿管走形区无压痛，精索区无压痛，未扪及包块，耻骨上区无隆起及压痛，阴茎发育正常。

三、辅助检查

外院 CT："右侧肾上腺结节"。

四、初步诊断

1. 右肾上腺占位
2. 高血压 3 级 高危

五、鉴别诊断及诊疗计划

1. 鉴别诊断　右肾占位：患者为青年男性，院外多次检查影像学未提示右肾占位，不支持诊断。

2. 诊疗计划

(1)泌尿外科护理常规、二级护理、普通饮食。

(2)完善血常规、尿常规、肝肾功能、电解质、凝血、输血前检查、血型、胸片、心电图、腹部 B 超等。

(3)待上级医师查房后再行下一步治疗。

六、治疗过程

1. 住院第一天(首次病程记录)　患者，男，49 岁，因"血压升高 2⁺ 年，发现右肾上腺占位 10⁺ 天"入院，其病例特点如下。

(1)青年男性，起病隐匿，病程长。

(2)现病史：患者 2⁺ 年前无明显诱因出现血压异常升高，自述口服降高血压药(具体不详)后仍无下降，收缩压维持在 160⁺ mmHg 左右，未予特殊处理。自述期间血压控制欠佳，最高收缩压 200mmHg。10⁺ 天前患者于外院行 CT 检查提示："右侧肾上腺结节"，予口服"哌唑嗪 + 地尔硫草"治疗(具体不详)。现为求进一步治疗遂来我院，门诊以"右肾上腺占位"收入我科。患者自患病以来，精神食欲可，睡眠尚可，大便无异常，体重无明显变化。

(3)既往史：平素身体一般，2⁺ 年前诊断"高血压"，口服降高血压药(具体不详)，血压控制欠佳。否认"肝炎、结核"等传染病史；否认"糖尿病、冠心病"等慢性病史；否认外伤史，否认输血史；无手术史，否认过敏史，预防接种史不详。

(4)入院查体：T：36.5℃，P：53 次/分，R：20 次/分，BP：159/61mmHg。神清，步入病房，查体合作，头颅五官无畸形，皮肤无黄染，浅表淋巴结无肿大，巩膜无黄染，睑结膜无苍白，双侧瞳孔等大等圆，对光反射灵敏，颈软，无抵抗，颈静脉无充盈、怒张，气管居中，甲状腺未扪及肿大，胸廓正常，听诊双肺呼吸音清晰，未闻及干湿啰音及哮鸣音。心界不大，律齐，各瓣膜听诊区未闻及病理性杂音，腹部外形平坦，无压痛、反跳痛、肌紧张，肝脾肋下未扪及，未触及包块，无胆囊压痛，肝颈静脉回流征(-)，移动性浊音(-)，无肝区叩痛，肠鸣音无增强及减弱，双下肢无水肿，神经系统查体未见明显异常，生理反射存在，病理征未引出。

(5)专科查体：双肾无隆起，未扪及包块，无压痛、叩击痛，双侧输尿管走形区无压痛，精索区无压痛，未扪及包块，耻骨上区无隆起及压痛，阴茎发育正常。

(6)辅助检查：同上。

(7)入院诊断：①右肾上腺占位；②高血压 3 级 高危。诊断依据：病史 + 查体 + 辅助检查。

(8)鉴别诊断：右肾占位：患者为青年男性，院外多次检查影像学未提示右肾占位，不支持诊断。

(9)诊疗计划：①泌尿外科护理常规、二级护理、普通饮食；②完善血常规、尿常规、肝肾功能、电解质、凝血、输血前检查、血型、胸片、心电图、腹部B超等；③待上级医师查房后再行下一步治疗。

2. 第二天　刘××主治医师查看患者后指出：病史查体无补充，患者，男，49岁，因"血压升高2⁺年，发现右肾上腺占位10⁺天"入院。入院查体：双肾无隆起，未扪及包块，无压痛、叩击痛，双侧输尿管走行区无压痛，精索区无压痛，未扪及包块，耻骨上区无隆起及压痛，阴茎发育正常，阴囊及其内容物未扪及异常。结合病史及院外辅助检查，目前诊断考虑为：①右肾上腺占位；②高血压3级 高危。现患者血压控制欠佳，影像学占位确切，我科尚有手术指征，进一步完善血常规、肝肾功能、电解质、心电图、胸片、腹部B超等检查，如无绝对手术禁忌，可拟择期手术治疗。

3. 手术治疗　治疗经过（包括手术所见）。术前血常规、肝肾功、凝血、输血全套未见明显异常。心电图示窦性心动过速，电轴不偏；胸片未见明显异常。完善术前准备，排除手术禁忌证，签署手术同意书；于2011年3月7在全麻下行机器人辅助腹腔镜右侧肾上腺占位切除术。手术经过：①麻醉成功后，患者取左侧卧位，常规建立气腹及机器人操作系统；②术中明确肿瘤位置，术中见右肾周大量脂肪组织，右肾上腺见直径约0.6cm的类圆形包块，色黄，质硬；③术中钝锐性结合分离占位，予以切除，缝合创面，留置血浆引流管，退镜撤除机器人操作系统，缝合切口，术毕。术后安返病房，术后予以糖皮质激素100mg，2次/天，预防肾上腺危象，予以补液、抑酸、营养等支持治疗，术后病检示："右肾上腺占位"：右肾上腺髓质增生。

七、最终诊断

1. 右肾上腺髓质增生
2. 高血压3级 高危

八、治疗/随访效果

1. 出院时情况　患者无尿频、尿急、尿痛等不适。查体：生命体征平稳，双肺呼吸音清，未闻及明显干湿啰音，心律齐，瓣膜听诊区未闻及病理性杂音，腹部切口敷料清洁干燥，双下肢无明显水肿。腹部柔软，轻微压痛，无反跳痛、肌紧张、肾区、输尿管走行区无叩痛。处理：患者术后恢复较好，今日予以出院。

2. 出院医嘱　①休息3个月，注意监测血压变化；②机器人微创中心、内分泌科门诊随访；③3～4天换药1次，术后10～14天视切口情况拆线；④若有不适，及时诊治。

3. 治疗效果　治愈。

九、心得体会及病例讨论

腹腔镜肾上腺切除术已成为金标准术式。传统腹腔镜使用直器械操作，其自由度极小，不符合术者人体工程学标准，在重建手术中的操作难度大。进入21世纪，达·芬奇机器人外科手术系统辅助腹腔镜手术得到广泛地开展，在国内外泌尿外科领域，此术式已成为反映学科技术先进性的一项标志。机器人外科手术系统的三维视野及内手腕器械装置的灵活性，使得肾上腺手术更加精准，创伤更小。

十、主编评述

肾上腺位置较深，传统开放手术暴露困难。腹腔镜下肾上腺手术，在一定程度上克服了这个缺陷。但是，对于相对复杂困难的肾上腺手术，其精准和灵活性仍显欠缺。机器人辅助腹腔镜手术同时克服了以上的不足，为医生和患者提供了更佳的选择。

参 考 文 献

[1] Lenders JW, Duh QY, Eisenhofer G, et al. P heochromocytoma and paraganglioma：an endocrine society clinical practice guideline. J Clin Endocrinol Metab, 2014, 99(6)：1915 – 1942

[2] Ioachimescu AG, Remer EM, Hamrahian AH. Adrenal incidentalomas：a disease of modern technology offering opportunities for improved patient care. Endocrinol Metab Clin North Am, 2015, 44(2)：335 – 354

[3] Otto M, Dzwonkowski J. Adrenal – preserving surgery of adrenal tumours. Endokrynol Pol, 2015, 66(1)：80 – 96

[4] Nagaraja V, Eslick GD, Edirimanne S. Recurrence and functional outcomesof partial adrenalectomy：A systematic review and meta analysis. Int J Surg, 2015, 16(Pt A)：7 – 13

病例 9　肾上腺嗜铬细胞瘤

一、病历摘要

患者，女，42 岁，彝族，农民，入院于 2017 年 5 月 13 日。

主诉：心悸、头昏半年。

现病史：半年前患者无明显诱因自觉阵发性心悸不适，无胸闷及胸痛，伴有出汗，伴有头昏，稍感头痛，伴有颈部疼痛不适，无晕厥及呕吐，无意识及肢体功能障碍，在当地县医院治疗(具体不详)，患者无明显好转，自诉出现口水多，为求进一步诊治，于今日收入我科。

既往史：既往身体健康，否认"高血压、糖尿病、冠心病"等慢性病史，否认有"乙肝、结核、伤寒、菌痢"等传染病史，预防接种史按计划进行，否认磺胺类、链霉素、庆大霉素、青霉素、头孢菌素类药物、食物过敏史，无重大外伤史，无输血史，无手术史。

个人史：出生地：美姑县，长期居住美姑县，无地方病地区居住情况，未到过疫区。生活习惯：无冶游史，无烟酒等不良嗜好，农民，生活中无工业毒物、粉尘、放射性物质接触。

婚育史：离婚。初潮 14 岁，周期 28 天，每次持续 3 ~ 7 天，末次月经日期：2017 年 05 月 02 日，经量少，无痛经，妊娠 0 胎，顺产 0 胎，流产 0 胎。

家族史：否认近亲婚配。无性早熟家族史。家族中无类似患者。无"高血压、糖尿病"等家族遗传性疾病史。

二、体格检查

T：36.6℃，P：97次/分，R：20次/分，BP：176/111mmHg，W：45kg。发育良好，营养一般，体型正常，慢性病容，表情焦虑，体位自主，步态正常，神志清楚，查体配合。全身皮肤未见色素沉着，浅表淋巴结未触及肿大。四肢肌力、肌张力正常。脊柱外观正常。神经系统查体未见异常。专科情况：左肾区轻叩痛，双侧输尿管行径段无压痛，膀胱区无压痛。

三、辅助检查

门诊泌尿系统CT：左侧肾上腺占位：嗜铬细胞瘤？腺瘤？

四、初步诊断

左侧肾上腺占位：嗜铬细胞瘤？腺瘤？

五、鉴别诊断及诊疗计划

1. 鉴别诊断

（1）各种原因引起的高血压：包括原发性高血压，急进行高血压，肾性高血压、原发性醛固酮增多症高血压等。

（2）甲状腺功能亢进：可以高血压、体重减轻、多汗、代谢亢进表现，临床上极像嗜铬细胞瘤，但本病血压不是甚高，可行血清蛋白结合碘和甲状腺吸碘试验。

2. 诊疗计划　泌尿外科护理常规，二级护理常规，普食，完善三大常规、肝肾功、凝血、肾素、醛固酮、血儿茶酚胺、ECG、泌尿系CT等检查，降压、控制心室率、扩容，择期手术治疗。

六、治疗过程

入院后完善血常规、凝血、肝肾功能、传染病，胸片均未见异常。尿常规：尿隐血 + -，尿蛋白0.3，镜下红细胞1 +，镜下白细胞2 +，电解质：钾3.28mmol/L，肾素：4.6ng/ml，醛固酮：6.4mmol/L，心电图示：窦性心动过速，入院后诊断：左侧肾上腺占位：嗜铬细胞瘤？

术前CT（图1 - 12）。

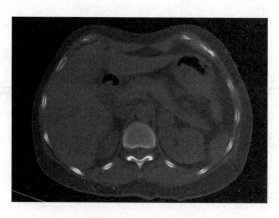

图1 - 12　术前CT

排除手术禁忌证，术前控制心室率、降压、充分扩容后在全麻下行手术治疗

手术名称：腹腔镜下左侧肾上腺切除术

手术过程：①麻醉起效后，患者右侧卧位，常规消毒、铺巾。穿无菌手术衣，戴无菌手套；②在腋中线髂嵴上2cm处做一长约3cm切口，分离皮下组织及肌层，达腰背筋膜，予自制水囊扩张腹膜后间隙，置入10mm戳卡，右腋后线十二肋水平做一长约1.5cm切口，腹腔镜引导置入10mm戳卡进入腹膜后间隙，于腋前线十二肋水平做一长约1cm切口，置入10mm戳卡。建立腹膜后操作间隙成功；③操作钳经后两个戳卡进入；观察腹膜后间隙，推开脂肪组织，辨认腰大肌缘，向头侧端游离，从侧后方打开肾周筋膜和脂肪组织，分离显露肾上腺，术中见：右肾上腺偏内侧一个直径约2cm大小圆形包块，包膜完整，边界清楚，予一次性结扎夹结扎位于包块下方的滋养血管，腹腔镜下分离、剜除包块，降低气腹压，仔细止血，留置血浆引流管一根于右肾及右肾上腺后方流，固定引流管，缝合关闭切口，结束手术。切下组织送病理检查。

术后病检回示：肾上腺嗜铬细胞瘤。

术后处理：补充激素，止血、止痛，补液等对症治疗。

七、最终诊断

左侧肾上腺嗜铬细胞瘤

八、治疗/随访效果

随访5个月，患者血压正常，无心悸、头痛、多汗、焦虑等症状。

九、心得体会及病例讨论

嗜铬细胞瘤是一种重要的肾上腺疾病，随着微创手术技术的普及，腹腔镜手术已经逐渐成为治疗该病的首选方案，通常认为，小于5cm的肿瘤，可以采用经后腹腔入路。肾上腺作为重要的内分泌器官，嗜铬细胞瘤一旦确诊，其手术前的准备非常重要：即需要充分的扩容准备，避免手术中出现血压的较大波动，也避免术后出现危象等。在手术过程中，手术医生、麻醉师的密切配合与观察，具有重要意义。手术后，需要对生命体征尤其是血压密切观察，必要时需要继续使用糖皮质激素并递减直至生命体征完全平稳。

十、主编评述

肾上腺是人体重要的内分泌腺体，其周围脏器毗邻关系复杂、血管丰富迂回，该部位的手术难度大、风险高。当肾上腺发生良性肿瘤后，一般建议采取手术方法切除病灶。传统的开放性手术切口往往较大，易损伤胸膜。术中如术野显露不够充分，也会导致肾上腺寻找和暴露困难。且开放性手术创伤大，患者术后恢复较慢，存在着一定的弊端。自20世纪90年代腹腔镜技术在泌尿外科应用于肾上腺手术后，经过几十年的发展和完善，腹腔镜肾上腺手术技术已日渐成熟，以其微创、安全、有效等优点而受到临床的广泛认可。腹腔镜手术目前已成为治疗肾上腺疾病的主要手术方式。

参 考 文 献

［1］刘宇军，郭剑明．肾上腺肿瘤的临床诊断和外科治疗进展．实用肿瘤杂志，2017，32(1)：10－16

［2］王青富．腹腔镜下肾上腺手术对肾上腺肿瘤的疗效及安全性分析．中国内镜杂志，2017，23(5)：69－73

［3］吴大鹏，宋文斌，杨志尚，等．后腹腔镜下肾上腺肿瘤切除212例临床分析．现代泌尿外科杂志，2013，18(1)：71－72

［4］林登强，祝宇．嗜铬细胞瘤的诊断进展．国际泌尿系统杂志，2016，(5)：782－778

第二章　肾脏疾病

病例 1　2 型糖尿病并发肾周血肿、肾周感染、结肠瘘

一、病历摘要

患者，女，65 岁，汉族，已婚，退休。入院于 2017 年 6 月 22 日。

主诉：左肾上极动脉栓塞术后 1 个月，腰痛 10 余天。

现病史：患者于 1 个月前无明显诱因出现呕吐、食欲缺乏，最高体温 39.5℃，有尿频、尿急、尿道口疼痛，无排尿费力及肉眼血尿，无下腹部及会阴部牵扯痛、放射痛，急诊入当地医院治疗，行解热镇痛治疗，急诊行 CT 发现"左肾出血"，介入科会诊后行"左肾上极动脉栓塞术"，术后控制血糖抗感染治疗。入院前 10 余日，患者感左侧腰腹部不适较前加重，并感恶心、呕吐，夜间伴有寒战、发热，自行口服"抗生素"，病情无好转。入院前 2 天复查 B 超发现左肾周血肿较前增大。

既往史：患者平素身体健康，患有糖尿病 26 年，平时应用"阿卡波糖"及"诺和锐"控制血糖。1 个月前在院外行"左肾上极动脉栓塞术"。

个人史：无特殊。

家族史：否认家族遗传疾病病史。

婚育史：29 岁结婚，育有 1 子 1 女。

二、体格检查

T：39.8℃，P：114 次/分，R：22 次/分，BP：84/52mmHg。心肺未见异常，左腰腹部稍饱满，左肾区叩痛，左输尿管行经区无压痛，耻骨上膀胱区无膨隆，无压痛。

三、辅助检查

入院前 1 个月院外 CT 提示：①左肾周血肿，左肾周炎症可能；②双肺斑片状渗出、实变并双侧胸腔少量积液；③右肾结石。

四、初步诊断

1. 左肾上极动脉栓塞术后
2. 泌尿系感染
3. 2 型糖尿病
4. 右肾结石

五、鉴别诊断及诊疗计划

1. 鉴别诊断

(1)肾盂肿瘤：患者可有肉眼血尿、晚期可出现腰腹部疼痛。尿路造影可见肾盂缺损，形状不规则。B超可见肾盂或肾盏中有低回声区。尿中可查到癌细胞。CT有助于明确诊断。

(2)非特异性膀胱炎：主要系大肠埃希菌感染，多见于女性，发病突然，开始即有显著的尿频、尿急、尿痛，经抗感染治疗后症状很快缓解或消失，病程短，但易复发，尿培养可培养出细菌。

2. 诊疗计划　泌尿外科护理常规，糖尿病饮食，一级护理常规，检测血糖，完善三大常规、肝肾功、凝血、ECG、下腹部盆腔CT等检查，急诊手术治疗。

六、治疗过程

入院后予以抗感染、对症和支持治疗，经验性应用抗生素(选择头孢类和氨基糖苷类抗生素)，使用胰岛素控制血糖，监测每天早上7点和三餐后2小时血糖；同时做血常规、尿常规、生化、凝血功能检查及中段尿培养，寒战或高热时做血培养，并做B超及CT检查，待药敏报告后应用敏感抗生素，患者入院后血常规：白细胞计数：$22.1 \times 10^9/L$，中性分类90%，入院随机血糖：15.51mmol/L。完善术前准备后于2017年6月23日在全麻下为患者行左侧肾周血肿穿刺引流术，术后患者左肾周血浆引流管引流不畅，无引流液引出，自引流管注入尿激酶冲洗后仍然引流不畅，结合病史考虑血肿机化。复查下腹部盆腔CT回示：①左肾周软组织影及积气影，多考虑为肾周感染、出血，见引流管影；②左肾实质密度不均；③左腰背部软组织肿胀，左侧腰大肌肿胀，多考虑感染，脓肿待排；④右肾结石。于2017年6月28日在全麻下为患者行左肾周脓肿切开引流术，术中证实为左肾周积血、左肾周及腹膜后脓肿。术后当日患者出现血便，给予奥美拉唑抑酸、生长抑素持续泵入后血便无好转，于2017年7月6日再复查上中下腹及盆腔CT(图2-1)回示：①降结肠近脾曲肠腔穿孔、肠漏，并左肾周感染，腹腔、腹膜后积气，引流术后；②右肾多发小结石；③腹壁水肿。遂给予禁饮禁食、肠外营养支持并输注血及人血清蛋白纠正贫血及低蛋白血症，待病情稳定后于2017年7月12日在全麻下行横结肠双腔造瘘术，术后病情平稳。

七、最终诊断

1. 左肾栓塞术后肾周血肿

2. 肾周感染伴脓肿形成

3. 腹膜后脓肿

4. 结肠瘘

5. 2型糖尿病

6. 低蛋白血症

7. 电解质紊乱

8. 肾结石

9. 贫血

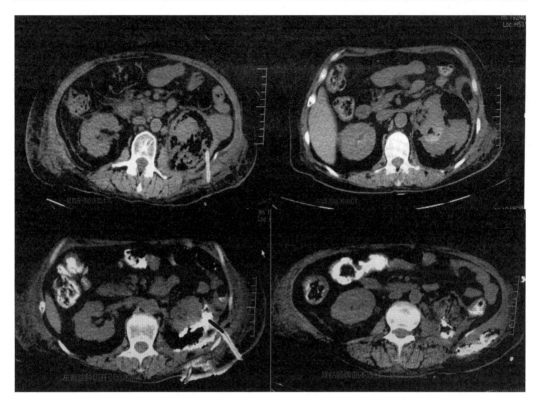

图 2－1　复查上中下腹及盆腔 CT

八、治疗/随访效果

经手术充分切开引流、横结肠双腔造瘘治疗，并积极抗感染、抗休克、抑酸、维持水电解质平衡，联合输注血浆、红细胞悬液、人血清蛋白纠正贫血及低蛋白血症后，患者全身感染中毒症状得到控制，肾功能无异常，顺利出院，门诊随访两次，行 B 超检查见双肾形态位置正常，无残余感染。

九、心得体会及病例讨论

肾周脓肿位于肾脏包膜与肾周筋膜之间疏松的脂肪组织中，脓肿常难以局限，好发于糖尿病患者，临床处理棘手，且易造成误诊；尽早选用敏感抗生素，控制血糖，早诊断及早期行肾周脓肿切开引流是治疗成功的关键。高血糖致使机体免疫力下降，高糖环境细菌极易繁殖，脓毒血症易于发生，故肾周脓肿高发于糖尿病患者。糖尿病合并感染后常出现贫血、低蛋白血症等严重并发症，致使机体免疫力进一步低下，造成感染加重。

本例值得我们思考的地方：①未重视诱因：该患者为老年女性，有 26 年糖尿病史，长期血糖偏高，机体抵抗力低下，入院前有 1 个月的尿路感染病史。对于糖尿病合并感染的患者，必须详细追问病史，了解其发病前一些不适症状，尤其要重视是否继发于泌尿系感染，有无腰部酸、胀、痛等症状，如伴有排尿异常，甚至脓尿、血尿病史者，应注意肾周围脓肿的可能。而且糖尿病合并肾周围脓肿是一种严重的感染，易诱发多器官功能衰竭，应引起高度重视。积极控制血糖、防治并发症、合理应用抗生素、支持治疗是防治糖尿病并发感染的有效措施；②未重视临床症状与检查：本例患者入院前后即出现反复高热、寒战，有明显的腰肌紧张与肾区叩痛。血白细胞异常升高、红细胞减少、肾功能正常，不能单纯以吸收热来解释，要考虑有严重感染存在。

十、主编评述

腹膜后脓肿多继发于其他疾病，如继发于炎性疾病、外伤、血源性感染及医源性感染等。本例报道的肾脓肿所致腹膜后脓肿、肠漏即属于继发于炎性疾病范畴。糖尿病患者免疫功能长期受损，易合并泌尿系统感染。治疗上，对于已经形成的肾周及腹膜后脓肿，目前的引流方法有两种：一种方法是手术切开引流，经腹腔或经腰部腹膜后手术切开引流，视野清晰，脓肿引流确切，术后效果较好；另一种方法在 CT 或 B 超引导下的穿刺置管引流，经皮穿刺置管引流术已成为多数深部脓肿的主要治疗方法，具有微创、简便、费用低等优点。B 超、CT 联合应用不但可早期诊断，还能通过引流管引出积脓，避免其他组织器官感染，有效提高治愈率，但此法不适用于合并腹腔内感染者，对于本例病例，一开始选择经皮穿刺引流是基于术前 CT 并未提示腹膜后脓肿，故而选用，但单纯穿刺引流术后效果不佳，不得不选择开放式手术切开引流。因此对于合并腹膜后脓肿者，开放式的手术切开引流仍是治疗脓肿快速有效的方法。本病例为糖尿病合并肾周、腹膜后脓肿，在控制血糖后，立即手术切开引流。其优点在于：切开引流可以使腹膜后探查空间，上至膈下，下至盆腔；术中可以充分分开脓腔间隔，有手指触觉，避免感染后解剖标志不清，组织筋膜脆弱而误入其他间隙；可以留置多个引流管，引流更加充分。

参 考 文 献

[1]（美）魏恩（Wein, A. J.），等，著. 郭应禄，周利群，译. 坎贝尔－沃尔什泌尿外科学（第 9 版）. 北京：北京大学医学出版社，2009，272－294

[2] 杨蕾，相爱华，邓昆. 糖尿病合并非特异性肾周围脓肿 MSCT 特征及诊断价值. 国际医药卫生导报，2015，21(14)：2046－2049

[3] 万旭辉，赖建平，李健，等. 多重耐药菌性不典型肾周脓肿合并糖尿病的诊断和处理. 四川医学，2012，33(8)：1373－1375

[4] 姚海峰，盛楠，等. 糖尿病合并腹腔实质脏器化脓性感染 25 例临床分析. 中国社区医师（医学专业），2012，14(32)：125

[5] 倪颖，曹志萍，江汉群，等. 糖尿病合并肾周围脓肿 6 例外科治疗. 医师进修杂志，2001，24(1)：40

[6] 高莉，方向明，叶文春，等. 糖尿病并发深部脓肿的危险因素及临床特点分析. 实用医院临床杂志，2015，12(02)：98－101

病例 2　肾结石合并肾盂癌

一、病历摘要

患者，男，51 岁，汉族，农民，于 2016 年 10 月 17 日入院。

主诉：反复左侧腰部疼痛 10 年，加重 15$^+$天。

现病史：患者入院前 10 年，患者无明显诱因突发左侧腰腹部疼痛，为阵发性绞痛，向下腹部放射，不伴恶心、呕吐胃内容物，无明显加重及缓解因素。患者无发热、寒战，无腹胀、腹泻，无尿频、尿急、尿痛，无血尿等不适，反复于外院门诊、诊所行输液抗感染治疗，具体不详。入院前 15 天，患者上述症状再次反复发作，伴有肉眼血尿，在外院输液治疗无效，为求治疗，来我院门诊，以"左肾结石伴左肾积水"收入院。

患者自患病以来，精神、饮食、睡眠尚可，大便正常，体重无明显变化。

既往史：患者身体素健。20$^+$年前因肾结石于外院行左肾切开取石术，自诉术后疗效可，8$^+$年前外院诊断高血压病，服用硝苯地平药物治疗，血压控制欠佳。否认"糖尿病"等慢性病史；否认"肝炎、结核、伤寒、疟疾"等传染病史；否认外伤史；无输血史；无食物、药物过敏史；预防接种史不详。其余各系统回顾无重要病史。

个人史：出生于原籍，否认疫区接触史。吸烟 20$^+$年，10 支/天，无饮酒等不良嗜好。生活及居住环境可。否认冶游史。

婚育史：已婚、已育，夫妻关系和睦，配偶体健。

家族史：父母体健，否认家族中相关疾病病史，否认家族中遗传性疾病史。

二、体格检查

T：36.5℃，P：80 次/分，R：20 次/分，BP：161/107mmHg。一般情况可，发育良好，营养中等，步入病房，急性病容，神智清楚，对答切题，查体合作。皮肤色泽正常，无皮疹、水肿及紫癜，全身皮肤及巩膜无黄染，全身浅表淋巴结未扪及肿大。头颅五官无畸形，双瞳等大等圆，直径 3mm，对光反射正常。颈柔软，无颈静脉怒张，气管居中，甲状腺不肿大，无包块及压痛，未闻及血管杂音。胸廓对称，肋间隙正常，双肺叩诊清音，双肺下界正常。双肺呼吸音正常，未闻及干、湿啰音。心率 80 次/分，律齐，各瓣膜听诊区未闻及杂音，无心包摩擦音。腹部平坦，未见胃肠型、蠕动波，肠鸣正常，触之柔软，全腹无压痛、反跳痛，未扪及包块，肝脾无肿大，肝区无叩痛，移动性浊音阴性。直肠肛门未见异常。脊柱四肢无畸形、无活动障碍。神经系统查体无阳性发现。专科查体：双侧肋脊角对称，左腰部见一长约 15cm 手术切口瘢痕，左肾区叩痛，右肾区无叩痛，双侧肾脏均未扪及。沿双侧输尿管走行无压痛，未扪及肿块。耻骨上膀胱区无压痛，无叩浊。阴茎、阴囊发育正常，睾丸、附睾未扪及肿大。直肠指检：前列腺大小正常，质地韧，中央沟存在，未扪及结节，无触压痛。

三、辅助检查

泌尿系彩超提示左肾多发结石伴左肾积液

四、初步诊断

1. 左肾结石伴左肾积水
2. 高血压病（2级、高危）

五、鉴别诊断及诊疗计划

1. 鉴别诊断　主要针对肉眼血尿鉴别：膀胱肿瘤、肾盂肿瘤、因泌尿系彩超未见确切占位，需进一步鉴别明确。

2. 诊疗计划　完善血尿常规、肾功电解质、凝血、心电图检查，补液抗休克、抗感染对症，根据情况，择期手术治疗。

六、治疗过程

患者入院后进一步完善相关辅助检查，（2016 - 10 - 17）生化全套（住院）：同型半胱氨酸 21.31μmol/L↑、载脂蛋白 A1 0.82g/L↓、高密度脂蛋白胆固醇 0.89mmol/L↓、脂蛋白 a 1012.80mg/L↑、超敏 C 反应蛋白 98.07mg/L↑、全血乳酸测定 2.25mmol/L↑、胱抑素 1.13mg/L↑。（2016 - 10 - 17）血常规加超敏 C 反应蛋白：白细胞计数 24.90 × 10^9/L↑、血小板计数 333.00 × 10^9/L↑、中性粒细胞比率 80.10%↑、淋巴细胞比率 7.80%↓、中性粒细胞计数 19.93 × 10^9/L↑、单核细胞计数 1.30 × 10^9/L↑、平均红细胞体积 81.40fL↓、血小板比积 0.35↑、超敏 C 反应蛋白值 92.00mg/L↑、嗜酸性细胞比率 6.60%↑、嗜酸性细胞计数 1.64 × 10^9/L↑。（2016 - 10 - 17）尿液分析：酸碱度 5.00↓、镜下白细胞 1285.00/μl↑、镜下红细胞 1165.00/μl↑。CT 检查报告（图 2-2）：左肾多发结石伴左肾积液。入院诊断：左肾结石伴左肾积水伴感染。给予头孢哌酮钠他唑巴坦钠抗感染对症治疗 1 周，于 2016 年 10 月 19 日给予经皮左肾穿刺造瘘术，术后引流出脓性分泌物，继续抗感染治疗，复查（2016 - 10 - 22）血常规加超敏 C 反应蛋白：白细胞计数 28.09 × 10^9/L↑、血小板计数 340.00 × 10^9/L↑、中性粒细胞比率 81.00%↑、超敏 C 反应蛋白值 96.00mg/L↑（图 2-3）。给予更换抗生素为美罗培南静脉输注，患者血白细胞仍未下降，于 2016 年 11 月 2 日于手术室在硬膜外麻醉下行经左肾窦道左肾结石钬激光碎石术 + 肾镜下左肾脓苔取出术，术中所见：左肾下盏扩张明显，尿液浑浊，盏颈口出可见两枚直径约 0.8cm 的结石，未见肾盂出口，左肾下盏靠腹侧可见一脓腔，脓腔内填满黏稠脓苔及坏死组织，未见明显新生物。脓苔予以送病理检查，结果提示：左肾盂内高级别尿路上皮癌。充分与患者及家属沟通后，于 2016 年 11 月 9 日在全身麻醉下行了左肾盂癌根治术，术中见左肾体积增大饱满，大小约 15cm × 12cm × 9cm，肾周粘连致密，以腹侧、下极及肾门、输尿管周围尤为明显，炎性水肿较重。左肾上半部肾实质稍变薄，肾内各盏均扩张。中下部分皮质菲薄，已破裂，内见鱼肉样物，与周围组织粘连成团。输尿管外膜明显增厚、僵硬。

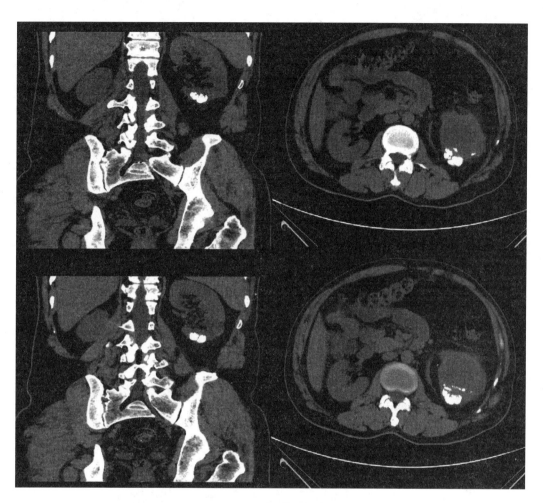

图 2 - 2　CT 检查报告

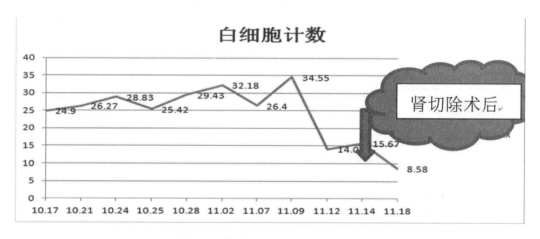

图 2 - 3　复查(2016 - 10 - 22)血常规

七、最终诊断

1. 左肾盂癌
2. 左肾积脓
3. 左肾结石
4. 高血压病(2 级、高危)

八、治疗/随访效果

术后给予哌拉西林钠他唑巴坦钠抗感染、止血、补液、支持治疗,病情逐日好转,康复出院。随访 1 年,定期膀胱灌注(吡柔比星),未见膀胱及健侧肾脏复发。

九、心得体会及病例讨论

本例患者按左肾结石进行常规医疗处理后疗效欠佳,下一步治疗策略应如何进行改变?为什么使用碳青霉烯类抗生素(比阿培南、美罗培南)抗感染治疗后患者感染症状及实验室检查未见明显好转?该患者最终考虑长期左肾结石并积水导致肿瘤的发生,其发生的机制及对临床治疗的启发值得借鉴。目前肾结石合并肾盂肿瘤的发病率尚无普查数据,有文献报道:北京大学人民医院泌尿外科自 2011 年 3 月至 2014 年 3 月收治 2000 余例结石患者中发现 5 例伴发肾盂肿瘤,南京军区总医院自 2000 年 2 月至 2009 年 12 月采用 PCNL 术治疗上尿路结石 1250 例,其中 2 例最终确诊伴发肾盂肿瘤。肾结石致肾盂肿瘤机制如下:①结石本身对肾盂黏膜长期的机械性刺激可引起肾盂鳞状上皮和腺上皮化生、恶变;②结石合并感染后对肾盂黏膜的慢性炎症刺激;③结石合并感染,致使尿液淤滞,尿源性致癌物对肾盂黏膜的长期作用。

十、主编评述

临床上对于年龄大、结石时间长、结石多伴感染、积水、肾功能差、近期症状加重伴有反复腰部疼痛,甚至出现血尿难以用单纯性结石梗阻感染来解释的病例,应高度怀疑合并肿瘤的可能性。该例患者入院后血常规一直居高不下,抗感染治疗无效,出现类白血病反应,应考虑合并肿瘤的可能性。本病例术前因漏诊肾盂肿瘤而单纯性处理结石,术后因肿瘤血供恢复,易造成肿瘤迅速进展和快速转移。对于此类患者,应在确诊合并肿瘤后尽快行手术治疗。

参 考 文 献

[1] 刘军华,张中华,谢文虎,等. 肾结石并发肾肿瘤 40 例临床分析. 长江大学学报(自科版),2014,11(21):25-26

[2] 张发财,吴志平,钟渠梁,等. 肾结石合并肾盂尿路上皮癌 4 例报道并文献复习. 贵州医药,2016,40(02):190-191

[3] 陶维雄,李辉明,魏世平,等. 肾结石合并肾盂鳞状细胞癌 4 例报告并文献复习. 临床泌尿外科杂志,2014,29(07):629-630

[4] 赫崇军,秦彩朋,李建兴,等. 肾结石伴积水合并肾盂肿瘤的诊治(附 5 例报告). 北京大学学报(医学版),2014,46(04):558-562

[5] 曾国华,桂志明,钟文,等.肾结石并肾盂癌的诊治.现代泌尿生殖肿瘤杂志,2010,2(01):13 – 15

[6] 任胜强,刘星明,梁宇,等.经皮肾镜取石术漏诊肾盂鳞状细胞癌的原因及诊断对策.中华腔镜泌尿外科杂志(电子版),2011,5(05):397 – 399

病例 3　妊娠合并急性肾盂肾炎

一、病历摘要

患者,女,30 岁,彝族,农民,已婚。入院于 2017 年 9 月 13 日。

主诉:停经 21 周,右侧腰痛伴发热 5 天。

现病史:入院前 21 周,患者停经后在当地医院诊断"正常妊娠",间断到当地妇幼保健站检查无特殊。入院前 5 天,患者无明显诱因出现右侧腰痛,呈持续性隐胀痛不适;伴畏寒发热,体温未测,不伴咳嗽、咳痰,不伴腹痛、腹泻,不伴尿频、尿急、尿痛,无排尿不尽感,无肉眼血尿。间断感恶心,呕吐胃内容物数次,呈非喷射性,无咖啡色液体。伴有纳差、乏力。在当地医院诊断为"消化道感染",给予输液治疗后症状无明显缓解。现为求进一步治疗来院,门诊以"妊娠合并急性肾盂肾炎"收入我科。起病以来,患者精神差,饮食差,睡眠尚可,二便正常,体重无明显改变。

既往史:无特殊。

个人史:无特殊。

月经、婚育史:22 岁结婚,配偶体健,初潮 12 岁,月经规律,量中色红,每次持续 3 ~ 5 天,周期为 32 ~ 35 天,末次月经时间:2017 年 4 月 10 日;曾行刮宫术 3 次,流产 1 次,生有 1 子 1 女,均体健。

家族史:否认家族遗传性疾病史。

二、体格检查

T:39.1℃, P:105 次/分, R:22 次/分, BP:95/65mmHg。急性面容,神志清楚,精神差,皮肤黏膜、浅表淋巴结、头颈部、胸部、心肺及脊柱、神经系统均未查及明显异常;肛门直肠未查。专科情况:全腹膨隆,无压痛,无明显反跳痛及肌紧张,膀胱区压痛,右肾区有叩痛。妇检:阴道无流血,宫颈光滑,宫底平脐。

三、辅助检查

暂缺。

四、初步诊断

1. 右侧急性肾盂肾炎

2. G7P2 5 月孕 单活胎

五、鉴别诊断及诊疗计划

1. 鉴别诊断

(1)急性膀胱炎:除有严重的尿路刺激征,即尿频、尿急等和排尿时有尿道烧灼感外，并无明显全身症状，其血常规无明显异常。

（2）急性胆囊炎：右上腹痛，为绞痛，并向右肩放射，Murphy 征阳性。虽有高热、恶心、呕吐，但尿检查无异常，超声检查可确诊。

（3）急性阑尾炎：有慢性阑尾炎或急性发作史。疼痛起于上腹部或脐周，逐渐移至右下腹。右下腹有压痛，肌紧张，反跳痛。但肾区无叩击痛，尿检查正常。

（4）输尿管结石：以往有类似发作史，患侧绞痛，但不发热，尿检查有大量红细胞。突发一侧小腹痛、尿痛、腰痛，尿中有大量红细胞，以小腹疼痛为主，疼痛剧烈，不能忍受。X 射线或 B 超检查可查到输尿管结石。

2. 诊疗计划　泌尿外科常规护理，二级护理常规，普食，健侧卧位休息，多饮水，吸氧，抗感染对症治疗，完善血常规、凝血六项、传染病、心电图、子宫及胎儿彩超等检查，进一步明确诊断，据结果决定下一步治疗方案。

六、治疗过程

患者入院后完善凝血六项、传染病、心电图均未见异常。血常规：WBC：16.7×10^9/L，HGB：106g/L，RBC：3.09×10^{12}/L，NEU：15.39×10^9/L，NEU%：90.9%；肿瘤标志物：AFP：153.45，IU/ml；HCG：>5000IU/ml；肝肾功能：ALB：28.8g/L，GGT：78U/L；尿常规：WBC：4768/μl，RBC：64/μl；腹部彩超：①右肾积水；②中孕　单活胎　头位。给予拉氧头孢 1g，静脉滴注，12 小时一次抗感染治疗，健侧卧位休息，多饮水。配合物理降温，患者体温逐渐下降，3 天后恢复正常，肾区叩痛阴性，中段尿细菌培养出革兰阴性杆菌，表皮葡萄球菌，菌落计数 3400cfu/ml。1 周后复查血常规及尿常规正常，复查彩超提示：双肾未见异常，胎儿及胎盘正常。患者病情好转出院。

七、最终诊断

1. 右侧急性肾盂肾炎
2. G7P2 5 月孕 单活胎

八、治疗/随访效果

出院后随访 1 个月，患者无不适，按时复查血常规、尿常规正常，按时产科门诊随访，孕程顺利。

九、心得体会及病例讨论

急性肾盂肾炎是妊娠期最常见的泌尿系统合并症。发病率占孕妇的 1%～2%。多发生于妊娠晚期及产褥早期。孕妇较非孕妇更容易发生败血症、中毒性休克，甚至诱发急性肾衰竭，并可引起早产、胎儿宫内死亡。妊娠期体内雌激素、孕激素分泌增多，增大子宫压迫盆腔内的输尿管，尿路平滑肌松弛，输尿管尿液反流，尿液化学成分改变，利于细菌滋生，妊娠期尿内营养物质增多，有利于细菌生长，均是妊娠期发生急性肾盂肾炎的原因。妊娠合并急性肾盂肾炎患者还可发生妊娠期高血压综合征、子痫、先兆子痫、胎膜早破等，严重者可导致感染性休克、胎儿宫内窘迫甚至胎死宫内等严重后果。如果治疗不规律或不彻底，反复发作可能发展为慢性肾盂肾炎，严重者可进展至肾衰竭，甚至死亡。

急性肾盂肾炎属于泌尿道感染的严重阶段，其诊断和治疗与泌尿道感染有重叠又有特殊之处。妊娠期患者的用药涉及孕妇及胎儿的安危，辅助检查受限，诊断困难。症状中对尿路感染有诊断意义的症状和体征为尿频、尿急、尿痛、血尿、背部疼痛和肋脊角压痛，如果女性患者同时存在尿痛和尿频，则尿路感染的可能性为90%。体检急性膀胱炎患者可有耻骨上区压痛，但缺乏特异性。发热、心动过速、肋脊角压痛对肾盂肾炎的诊断特异性高。抗生素治疗前的中段尿标本培养是诊断尿路感染最可靠的指标。2014 版《中国泌尿系感染诊断指南》中推荐的一般治疗措施包括对症治疗、多饮水及生活方式的调整等，特别强调抗菌药物治疗是主要治疗方法。指南推荐对妊娠合并肾盂肾炎的治疗首先根据尿培养或血培养及药敏试验结果给予抗菌药物静脉输液治疗，如果来不及等待药敏试验结果可选择二代头孢菌素、三代头孢菌素或氨基青霉素加 β 内酰胺酶抑制剂（BLI）治疗。症状好转后应继续口服抗菌药物至少 14 天。一般妊娠期抗菌药物使用剂量与普通患者剂量相同，但对接受氨基糖苷类、万古霉素（去甲万古霉素）、氯霉素、磺胺药、氟胞嘧啶时必须进行血药浓度监测，以调整给药方案。

十、主编评述

急性肾盂肾炎是肾盂黏膜及肾实质的急性感染性疾病，主要是大肠杆菌的感染，另外还有变形杆菌、葡萄球菌、粪链球菌及绿脓杆菌等引起。急性肾盂肾炎的治疗包括全身支持治疗和抗菌药物治疗。治疗原则是：①给予抗菌药物前留取清洁中段尿，做细菌培养及药敏试验。初治时按常见病原菌经验性给药；获知药敏试验结果后，及时调整用药；②急性肾盂肾炎伴发热等全身症状明显的患者宜注射给药，疗程至少 14 天，一般 2 ~ 4 周；热退后可改为口服给药。反复发作性肾盂肾炎患者疗程需更长，常需 4 ~ 6 周；③对抗菌药物治疗无效的患者应进行全面尿路系统检查，若发现尿路解剖畸形或功能异常者，应给予矫正或相应处理。妊娠合并急性肾盂肾炎的发生为多因素所致，起病急，病情重，进展快。治疗中应遵循早期、足量、足疗程、尽可能选择 FDA 对妊娠期用药分级与管理规定中的 A 级或 B 级药物。对临床上妊娠期肾积水合并急性肾盂肾炎抗生素治疗无效或复发的患者，采取经膀胱镜下逆行置入输尿管支架管具有操作简单，效果满意、安全性高的优点，是重要的辅助治疗手段。相关研究认为术后一般保留输尿管支架管 4 ~ 6 周后拔除，一般不宜超过 3 个月。

参 考 文 献

［1］乐杰. 妇产科学. 北京：人民卫生出版社，2005，171 - 175

［2］黄艳芳，张峰莉，姚枫. 71 例妊娠合并急性肾盂肾炎的临床分析. 数理医药学杂志，2015，28(1)：23 - 24

［3］盖戈，等，著. 杨慧霞，译. 妊娠合并症. 北京：人民卫生出版社，2006，143 - 144

［4］王坤，吴永贵. 妊娠合并急性肾盂肾炎 56 例临床分析. 安徽医药，2010，14(12)：1425 - 1427

［5］朱艳. 妊娠合并急性肾盂肾炎致病菌临床分析. 吉林医学，2014，35(10)：2112 - 2113

［6］刘翠阳，葛利丽. 86 例妊娠合并急性肾盂肾炎的诊断及治疗. 中国实用医药杂志，2009，4(20)：101 - 102

病例4 双肾错构瘤

一、病历摘要

患者，女，18岁，汉族，未婚。于2015年2月26日11时30分入院。

主诉：双侧腰腹胀痛10⁺天。

现病史：患者入院前10天，无明显诱因出现双侧腰腹疼痛，为隐痛、胀痛不适，不伴恶心呕吐，不伴发热、尿频、尿急、尿痛及肉眼血尿，未予任何治疗。患病以来上述症状反复出现，严重时伴恶心、呕吐，无畏寒、发热。为求进一步诊治，遂来我院就诊。门诊彩超提示：双肾多发实性包块（错构瘤可能），CT提示：双侧肾脏多发肿块，考虑错构瘤，肝脏左叶稍低密度肿块，考虑为血管瘤。以"双肾错构瘤"收入我科。患病以来，患者精神饮食一般，大便、小便正常，体重无明显变化。

既往史：平素身体健康，否认肝炎、结核、菌痢、伤寒等传染病史，预防接种史不详，否认链霉素、庆大霉素、青霉素、头孢菌素、药物、已知食物过敏史，否认外伤史，否认输血史、否认手术史。

个人史：出生地：四川西昌市，否认地方病；否认冶游史，无嗜烟，不饮酒。

婚姻史：未婚。

月经及生育史：初潮14岁，周期28天，每次持续3~7天，末次月经日期：2015年2月6日，经量正常，无痛经，妊娠0次，顺产0胎，流产0胎。

家族史：否认家族遗传疾病病史。

二、体格检查

T：36.5℃，P：81次/分，R：20次/分，BP：146/94mmHg，W：55kg。一般状况良好，皮肤黏膜、浅表淋巴结、头部及器官、颈部、胸部、肺部、心部、生殖器、肛门直肠、脊柱四肢、神经系统等未见明显异常，双肾区轻叩痛，双侧输尿管行径区轻压痛，腹软，无压痛，反跳痛及肌紧张，膀胱区无压痛。

三、辅助检查

血常规、凝血四项、血糖、肝肾功、电解质、肾素、醛固酮、儿茶酚氨、胸部平片、心电图、心脏彩超未见异常。尿常规：尿隐血2＋，白细胞33.20/μl。本院门诊彩超提示：双肾多发实性包块（错构瘤可能），2015年2月14日本院门诊CT：双侧肾脏多发肿块，考虑错构瘤，肝脏左叶稍低密度肿块，考虑为血管瘤。下腹增强CT示：双侧肾脏体积增大，内有多个等、低混杂密度肿块，低密度区密度与脂肪密度相仿，前述表现以右侧肾为著，左肾肿块并突入肾窦内；增强扫描前述病灶内等密度灶部分明显强化或轻度强化，低密度区未见强化。在肝脏左叶内侧段内也见一直径约1.7cm稍低密度肿块样影，增强扫描动脉期显著强化，门静脉期和静脉期与肝脏其余部分成等密度。脾脏、胰腺、胆囊、腹膜后淋巴结未见确切异常。腹水征（－）。影像诊断：①双侧肾脏多发错构瘤；②肝脏左叶海绵状血管瘤。

四、初步诊断

1. 双肾多发错构瘤
2. 肝血管瘤
3. 泌尿道感染

五、鉴别诊断及诊疗计划

1. 鉴别诊断

（1）肾细胞癌：患者也表现为腰痛，腰腹部肿块及血尿，但无痛性间隙性肉眼血尿更明显，发现腰腹部肿块往往较晚，因肿瘤破裂出血所致休克和急腹症者甚为少见，超声检查往往呈低回声或不均匀回声，肾动脉造影实质期可见肾影增大及造影剂聚集，IVU 示肾盂肾盏多有破坏表现，CT 可见肾内密度不均，边缘不规则，与周围正常组织分界不清的实质性肿块，肿块的 CT 值略低于正常肾实质，增强扫描示肿块的 CT 值高于正常肾实质。

（2）结节性硬化症（TSC）：又称 Bourneville 病，是一种常染色体显性遗传的神经皮肤综合征，也有散发病例，多由外胚叶组织的器官发育异常，可出现脑、皮肤、周围神经、肾等多器官受累，临床特征是面部皮脂腺瘤、癫痫发作和智能减退。发病率约为 1/6000 活婴，男女之比为 2∶1。该病为遗传病，根据基因定位可分为四型：TSC1、TSC2、TSC3、TSC4。TSC1 和 TSC2 突变分别引起错构瘤蛋白和结节蛋白功能异常，影响其细胞分化调节功能，从而导致外胚层、中胚层和内胚层细胞生长和分化的异常。遗传方式为常染色体显性遗传，家族性病例约占 1/3，即由父母一方遗传而来突变的 TSC1 或 TSC2 基因；散发病例约占 2/3，即出生时患者携带新突变的 TSC1 或 TSC2 基因，并无家族成员患病。家族性患者 TSC1 突变较为多见，而散发性患者 TSC2 突变较常见。根据受累部位不同，可有不同表现。典型表现为面部皮脂腺瘤、癫痫发作和智能减退。多于儿童期发病，男多于女。

（3）肾母细胞瘤：其主要临床表现也为进行性增大的腹部肿块，但多发生于儿童，病情进展迅速且伴恶病质表现，超声检查呈细小散在的低回声光点，IVU 示肾盂肾盏有明显破坏或缺失。

（4）多囊肾：腰痛和腰腹部肿块与本病相似，但其病程进展缓慢，血尿、高血压及肾功能损害均较明显，IVU 示双肾影增大，边缘不规则，肾盏伸长，变形，超声检查肾实质内多发的圆形无回声暗区，CT 检查示双肾增大，肾实质内可见多数边缘光滑，大小不等的囊性肿块。

（5）腹腔内实质脏器破裂：表现为突发性腹痛，反跳痛及腹肌紧张，因严重出血而导致休克，易与肾错构瘤自发破裂出血相混淆，但出血前已有原发脏器病变，如肝癌等，外伤或剧烈活动常为破裂出血的诱因，无血尿表现，IVU 示肾盂肾盏形态正常，超声检查肾脏为正常声像。

2. 诊疗计划

完善术前相关辅助检查，充分术前准备。我们采用分期分别处理双肾错构瘤的治疗方案。

拟行肾肿瘤剜除术

适应证：①位于肾脏浅表的单发或多发性小肿瘤，需要最大限度地保存肾实质者；②肾脏良性肿瘤。

术前准备：①备血300~600ml；②备无菌冰块做局部低温准备。

六、治疗过程

手术时间：2016年2月。

麻醉方式：全麻。

手术方式：右肾错构瘤切除术。

手术简要经过：术中见患者右肾错构瘤多发位于右肾上方，外侧，内侧，大小分别为10cm×4cm×3cm，3cm×2cm，4cm×3cm，肾实质表面广泛分布大小不等的小的平滑肌脂肪瘤，侵犯肾实质，分界尚清，切除包块，术中冰冻病检示：右肾平滑肌脂肪瘤，仔细止血，清点器械纱布无误，置血浆引流管一根于右肾窝引流，逐层关闭切口，常规包扎，结束手术，患者安返病房，组织送病检。

麻醉方式：全麻。

手术方式：左肾错构瘤切除术。

手术简要经过：术中见患者左肾错构瘤多发位于左肾上方，外侧，内侧，大小分别为9cm×4cm×3cm，3cm×2cm，4cm×3cm，肾实质表面广泛分布大小不等的小的平滑肌脂肪瘤，侵犯肾实质，分界尚清，切除包块，仔细止血，清点器械纱布无误，置血浆引流管一根于左肾窝引流，逐层关闭切口，常规包扎，结束手术，患者安返病房，组织送病检。

术后诊断：①双肾错构瘤；②肝血管瘤；③泌尿道感染。

术后处理措施：止血抗感染对症支持治疗。

术后应当特别注意观察的事项：绝对卧床休息，观察血浆引流管引流情况。监测生命体征。

术后患者围手术期出现畏寒发热情况，抗感染治疗后顺利康复。

病检(图2-4)符合典型表现：

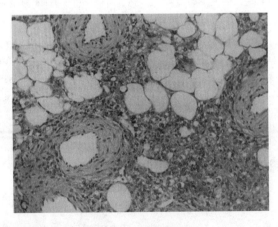

图2-4 病理检查

七、最终诊断

1. 双肾血管平滑肌脂肪瘤
2. 肝血管瘤
3. 泌尿道感染

八、治疗/随访效果

患者术后恢复良好，痊愈出院。每3个月定期复查泌尿系彩超。目前结婚后顺利产一健康男婴。定期随访泌尿系彩超及下腹部CT未见确切复发病灶，肾功能正常。

九、心得体会及病例讨论

肾错构瘤又称肾血管平滑肌脂肪瘤，是一种包含异形厚壁血管、平滑肌和成熟脂肪组织的肾脏良性肿瘤。国内外文献均显示，双肾错构瘤，如未出现肿瘤破裂出血且肾脏具有一定功能，即使肿瘤较大，也应尽可能采取保留肾单位和肾功能的治疗方式，如肾部分切除术、高选择性动脉栓塞、肿瘤冷冻和射频消融等。关于双侧治疗先后顺序，如一侧肿瘤破裂，应优先处理该侧，但对于较大的未出现破裂的双侧肾错构瘤，目前尚没有明确定论。武卫等曾于2003年报道了13例开放手术同期治疗双侧肾错构瘤，在同期开放手术中，他们优先处理肿瘤较小，处理较容易的一侧。本组错构瘤体积大，同期处理手术时间较长，操作难度大，患者术中和术后风险较高，故我们采用了分期分别处理两侧肾错构瘤的方法。鉴于较大的肿瘤体积以及肿瘤内出现动脉瘤是肿瘤破裂的高危因素，而肿瘤破裂易引发出血性休克等，因而我们首先选择处理肿瘤体积更大一侧。

十、主编评述

手术中应小心操作，尽量减少术中和术后并发症；术后积极对症处理，加强术后护理，促进患者恢复，为尽快二期手术创造条件。在等待二期手术期间，嘱患者多卧床休息，不要到偏远地区，以保证随诊可靠。如果考虑到肿瘤破裂出血风险较大，可以先行选择性肾动脉栓塞治疗，一方面预防肿瘤破裂出血，为二期手术争取时间；另一方面可以起到治疗作用，缩小瘤体，降低手术处理难度。如出现自发性破裂出血，可以选择介入栓塞、开放手术等方式紧急处理。在完善评估肿瘤特点并做好预案的基础上，二期处理对侧肾错构瘤是相对安全的。采取高选择性动脉栓塞的患者，在随访过程中肿瘤体积出现缩小，没有出现破裂出血等情况。对双侧肾大体积错构瘤采取分期肾部分切除术患者，其术后长期肾功能与术前相比无显著差异，肿瘤未见复发，因而该方法是一种相对安全、有效的治疗方式。

参 考 文 献

[1] 李英，马力，董恩文，等. 双肾错构瘤诊断和治疗. 现代泌尿生殖肿瘤杂志,2015,7(4):201-203
[2] Lienert AR, Nicol D. Renalangiomyolipoma. BJUInt, 2012, 110(Suppl4): 25-27

病例 5　小儿肾结石

一、病历摘要

患者，女，9岁，彝族。入院于 2017 年 3 月 19 日。

主诉：右侧腰腹部疼痛 1$^+$个月。

现病史：入院前 1$^+$个月患者无明显诱因出现右侧腰腹部疼痛，为隐痛、胀痛、阵发性绞痛，疼痛剧烈，无明显放射，伴有恶心，无呕吐，无尿频、尿急、尿痛、尿不净，无肉眼血尿。于当地医院诊断"阑尾炎"并且行"阑尾切除术"，术后上述症状无明显好转。在西昌市力平医院诊断考虑"右肾结石"，现患者为进一步治疗来我院门诊，门诊以"右肾结石"收入我科。病程中精神饮食可，小便如前述，大便正常。

既往史：无特殊。

个人史：无特殊。

月经、婚育史：女性儿童，未婚未育未来月经。

家族史：否认家族遗传疾病病史。

二、体格检查

T：37.7℃，P：106 次/分，R：22 次/分，BP：100/68mmHg，W：25kg。一般情况良好，神志清楚，精神可，皮肤黏膜、浅表淋巴结、头颈部、胸部、心肺腹部及脊柱、神经系统均未查见明显异常，肛门直肠未查；专科情况：右下腹见陈旧性手术瘢痕；右肾区叩痛，右侧输尿管移行径区压痛，膀胱区无压痛，左肾区及左输尿管行径区未查见阳性体征，膀胱区无明显压痛。

三、辅助检查

2017 年 3 月 15 日西昌市力平医院彩超提示右肾结石伴右肾积水。

四、初步诊断

1. 右肾结石伴右肾积水

2. 泌尿道感染

3. 阑尾切除术后

五、鉴别诊断及诊疗计划

1. 鉴别诊断

（1）急性阑尾炎：以转移性右下腹疼痛为主，需与肾绞痛时下腹部的反射痛相鉴别。但起病急，病史短，伴有发热等明显的感染中毒症状，右下腹疼痛较局限，常固定为麦氏点，伴有压痛、反跳痛及肌紧张，Rovsing's sign 阳性，尿液检查一般无异常发现，尿路平片无结石影像，放射性核素肾图和超声检查无结石征象。

（2）急性胆绞痛：表现为突发右上腹疼痛，易与右侧肾绞痛相混淆。但有右上腹局限性压痛、反跳痛及肌紧张，肝区叩痛明显，可触及肿大的胆囊，墨菲氏征阳性，尿液检查常无异常发现。

(3)肾盂肾炎：可表现为腰痛及血尿症状。多见于女性，无发作性疼痛或活动后疼痛加重的病史，尿液检查可见多量蛋白、脓细胞及其管型，尿路平片无结石影像，超声无结石强回声及声影。

(4)泌尿系结核：可表现为血尿及肾钙化。有明显尿频、尿急、尿痛，血尿多为终末血尿，尿路平片上钙化影像分布于肾实质，呈不规则斑片状，密度不均匀。有潮热、盗汗等结核感染中毒症状，多见于青壮年。

(5)肾细胞癌：表现为腰痛、血尿，尿路平片可表现为钙化影像。但为无痛性肉眼血尿，常混有血块，尿路平片上钙化局限于肿瘤区，呈现大小不等的斑点状或螺旋状，尿路造影显示肾盂肾盏受压、变形、移位或缺失。

(6)肾动脉瘤：尿路平片上也可有钙化影像。但其位于肾门周围，呈花圈样钙化；有血压升高表现；肾动脉造影显示扩张的动脉瘤影像。

(7)海绵肾：尿路平片上也可有钙化影像。但其为多发小结石，为锥体囊性扩张的乳头管和集合管内，呈簇状或放射状排列；静脉尿路造影可见肾小盏周围多发梭形小囊，呈葡萄串样排列，病变多为双侧。

(8)腹腔内淋巴结钙化：若位于肾区，可能误认为是本病，但钙化一般多发、散在，很少局限于肾区，其密度不均匀呈斑点状；尿路造影肾盂肾盏形态正常，侧位片位于肾区阴影之外。

(9)肾盂肿瘤：尿路造影肾盂表现充盈缺损，需与阴性结石鉴别。但其为不规则形；有严重的无痛性肉眼血尿；超声波可查见肾盂或肾盏光点分离，在肾盂或肾盏中出现低回声区，轮廓不整齐；尿中可查见瘤细胞。

(10)肾盂血块：在尿路造影片上也表现不规则充盈缺损。可在2~3周后复查，充盈缺损缩小或消失。

2. 诊疗计划　完善三大常规、肝肾功、凝血、下腹部+盆腔CT等检查，进一步明确诊断后，决定下一步治疗方案。

六、治疗过程

入院后完善凝血、肝肾功能及电解质、传染病、心电图、胸片均未见异常。血细胞分析+C反应蛋白：白细胞计数 $8.89 \times 10^9/L$，红细胞计数 $4.49 \times 10^{12}/L$，血红蛋白122g/L，中性粒细胞绝对值 $5.27 \times 10^9/L$，中性粒细胞百分数59.9%，C反应蛋白42.00mg/L；尿沉渣分析：白细胞酯酶阴性，尿隐血阴性，酮体 1.5(1+) mmol/L，白细胞 175.00/μl，红细胞 105.00/μl，黏液丝 24.00/μl。腹部X线(图2-5)、泌尿系CT(图2-6)提示：右肾结石伴积水。

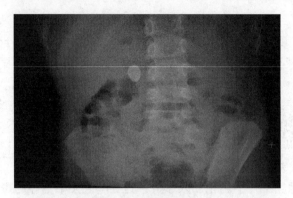

图 2 - 5　术前 X 线

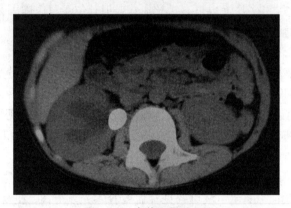

图 2 - 6　术前泌尿系 CT

抗感染后复查:血细胞分析 1 + C 反应蛋白:白细胞计数 $5.42 \times 10^9/L$,中性粒细胞绝对值 $1.83 \times 10^9/L$,中性粒细胞百分数 34.2% ,C 反应蛋白 1.90mg/L; 尿沉渣分析:白细胞酯酶 - ,白细胞 $25.20/\mu l$,细菌 $63.60/\mu l$,结晶 $0.00/\mu l$,类酵母菌 $0.00/\mu l$。

排除手术禁忌后在全麻下行手术治疗。

手术名称:右侧经皮肾镜碎石取石术。

手术过程:①患者麻醉满意后取膀胱截石位,会阴部常规消毒铺巾,穿无菌手术衣戴无菌手套;②经尿道外口注入润滑剂,置输尿管镜入膀胱,镜检右侧输尿管,置 F4 输尿管导管留置备用,保留导尿,变患者为俯卧位,右肾区常规消毒铺巾,超声引导下穿刺入右肾盂,置入导丝,循导丝 8 ~ 18Fr 筋膜扩张器顺次扩张建立通道。镜下见:右肾盂右肾中盏结石,直径约 2.0cm,色黄,质韧,不易碎;③启动气压弹道碎石系统粉碎结石,冲洗钳取出碎石至镜下无残石;④置 F5 双"J"管于右输尿管支撑引流,置 F14 肾造瘘管造瘘,常规固定,结束手术。

术后处理:止血、支持、对症等治疗。

七、最终诊断

1. 右肾结石伴右肾积水

2. 泌尿道感染

3. 阑尾切除术后

八、治疗/随访效果

随访半年,右肾结石无复发,泌尿系其他部位未见新发结石(图2-7,图2-8)。

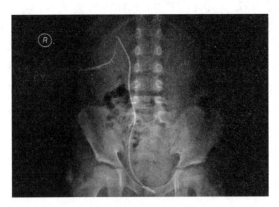

图2-7　术后X线

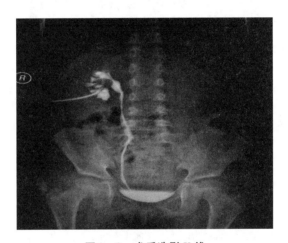

图2-8　术后造影X线

九、心得体会及病例讨论

小儿肾结石发病率目前尚不明,唯一的数据来源是 Stapleton(2002)对肾结石入院患者的统计结果,更倾向于代谢因素,而结石成分有助于明确代谢性结石的根本病因,更有效的诊断和治疗,对于小儿患者进行代谢性因素评估和治疗比成人中更有效。治疗方式与成人无太大差异,仅因为针对小儿患者手术治疗安全及对肾脏发育影响,目前仍有争议。开放性肾盂切开取石对儿童未来肾功能有不利影响,故不优先选用,体外冲击波碎石对于直径<2cm的结石效果良好,但对发育中的肾脏影响仍具有不确定性,且碎石效果仍不确定,经皮肾镜取石术在儿童肾结石治疗经研究安全有效,此例患儿肾脏有轻度积水、扩张适合穿刺,故此例患者选用经皮肾镜碎石取石术。同时,围手术期对感染的充分控制非常重要,否则极易出现术中脓毒血症。

十、主编评述

治疗肾、输尿管结石的目的是解除梗阻，保护肾脏功能，包括一般治疗、溶石治疗、中药治疗、体外冲击波碎石、腔内碎石取石及外科开放手术治疗等。随着肾、输尿管结石的微创治疗技术取得巨大的突破，通过经皮肾镜、输尿管镜等腔镜碎石、取石以及体外冲击波碎石等方法，90%以上的结石病例可以不需要传统开放手术取石而达到治疗的目的。传统的经皮穿刺肾造瘘(PCNL)肾镜取石术肾造瘘通道需要扩张到 F30～36，容易产生大出血、漏尿、肾周血肿等多种并发症，同时对肾组织的损伤较大，故应用于小儿风险大。相关文献报道，经皮肾微造瘘输尿镜取石对肾单位损伤很小。随着微创 PCNL 技术的逐渐成熟，经皮肾输尿管镜取石通道仅需扩张至 F16 或 F18 甚至更细，近年来可视经皮肾镜及小儿输尿管软镜的出现，使小儿肾及输尿管上段结石治疗更加微创和安全。

参 考 文 献

[1] (美)魏恩(Wein, A. J.)，等，著. 郭应禄，周利群，译. 坎贝尔－沃尔什泌尿外科学(第9版). 北京：北京大学医学出版社，2009，1441－1545；3399－3402

[2] 吴孟超，吴在德. 黄家驷外科学(第7版). 北京：人民卫生出版社，2008，2345－2354

[3] 牛刚，董鑫. 不同取石术在小儿肾结石治疗中的效果对比. 新疆医学，2016，46(10)：1326－1328

[4] 李建兴，肖博. 儿童肾结石的腔内微创治疗策略(附光盘). 现代泌尿外科杂志，2015，20(12)：841－84

[5] 阿布都吾普尔·沙塔尔，艾合买提·达吾提. B超定位下微创经皮肾镜碎石取石术治疗小儿肾结石. 新疆医学，2013，43：42－43

[6] 李逊，曾国华，吴开俊. 微创经皮肾穿刺取石术治疗上尿路结石. 临床泌尿外科杂志，2003，18：516

[7] 李逊. 微创经皮肾穿刺取石术(MPCNL). 中国现代手术学杂志，2003，7(5)：338－344

[8] 闵志军，徐华，黄崇明，等. 微创经皮肾穿刺取石术治疗复杂性肾结石. 实用临床医学，2005，6(7)：67－68

[9] 叶章群，邓耀良，董诚. 泌尿系结石. 北京：人民卫生出版社，2002，610－633

[10] 李解方，丁平，曹友汉. 经皮肾穿刺取石和肾盂肾下盏切开取石治疗复杂性肾结石. 现代泌尿外科杂志，2005，10(4)：193－194

病例 6　肾囊肿

一、病历摘要

患者，男，32岁，汉族，公务员。入院于 2015 年 11 月 25 日。

主诉：反复双侧腰腹部疼痛 2 年，复发加重 8 天。

现病史：入院前 2 个月，患者无明显诱因开始出现双侧腰腹部疼痛，为隐痛、胀痛，无阵发性绞痛、无明显放射，无恶心及呕吐，无尿频、尿急、尿痛、尿不净及肉眼血尿。院外未行任何检查与治疗，上述症状反复发作。8 天前患者再次出现以上症状疼痛持续性加重伴尿频、尿急、尿痛，于外院腹部彩超提示：左输尿管下段结石可疑，左肾轻度积水，右肾多发囊肿，左肾囊肿。予输液等对症治疗（具体用药及方案不详）。现为进一步治疗来我院，门诊以"左肾多发囊肿，左输尿管结石伴积水"收入我科。病程中精神饮食可，小便如前述，大便正常。

　　既往史：无特殊。

　　个人史：无特殊。

　　婚育史：男性，未婚未育。

　　家族史：否认家族遗传疾病病史。

二、体格检查

　　T：36.2℃，P：79 次/分，R：20 次/分，BP：145/90mmHg。一般情况良好，神志清楚，精神可，皮肤黏膜、淋巴结、头颈部、胸部、心肺腹部及脊柱、神经系统均未查见明显异常，肛门直肠未查。专科情况：左侧输尿管行径区轻压痛，左侧肾区叩痛，右肾区无叩痛，右输尿管行径区无压痛，膀胱区无压痛，外生殖器未见异常。

三、辅助检查

　　外院腹部彩超提示（2015 年 11 月 17 日）：左输尿管下段结石可疑，左肾轻度积水，右肾多发囊肿，左肾囊肿。

四、初步诊断

　　1. 左输尿管结石伴积水

　　2. 双肾囊肿

五、鉴别诊断及诊疗计划

　　1. 鉴别诊断

　　（1）多囊肾（ADPKD）：通过家族史、其他 ADPKD 表现（如肝囊肿）及是否有肾功能减退等协助鉴别，肾功能呈慢性进行性减退，尿路造影示双侧肾脏增大、肾盂变形，肾盏拉长、移位或阙如；超声检查示双肾增大，肾实质内弥漫分布的多囊液性暗区。

　　（2）双肾癌囊性变：肾肿瘤常常伴有血尿、腰酸、腰痛等不适，CT 及平片有助于鉴别。

　　（3）肾周围假性囊肿：可在腹部触及包块，但常有外伤史及手术损伤史，腹部平片有助于鉴别。

　　2. 诊疗计划　泌尿外科护理常规，普食，二级护理常规，完善三大常规、肝肾功、凝血、ECG、泌尿系 CT 等检查，择期手术治疗。

六、治疗过程

　　入院后完善血常规、凝血、肝肾功能及电解质、传染病，心电图、胸片均未见异常。尿沉渣分析：白细胞 102.10/μl；下腹部 + 盆腔 CT（图 2 - 9）+ CTU（图 2 - 10）提示：双肾囊性肿块，右肾多发囊肿，右肾结石。腹部彩超：左肾轮廓清晰，形态正常，实质回声均匀，皮髓质分界清楚，集合系统不分离，左肾内见 2.9cm×2.9cm 无回声区，边界清，形态规则。右肾增大，形态失常，肾内见多个无回声区，最大 8.1cm×6.5cm，边界清，形态规则。诊断：双肾囊肿。

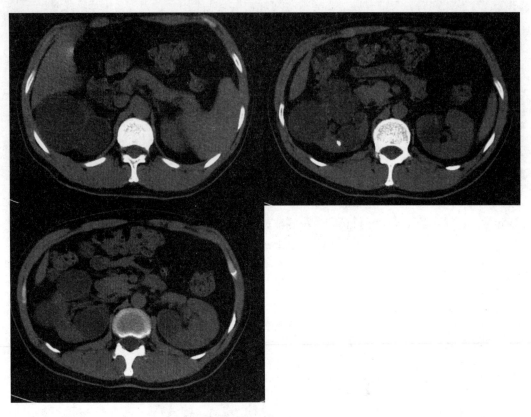

图 2-9 术前 CT

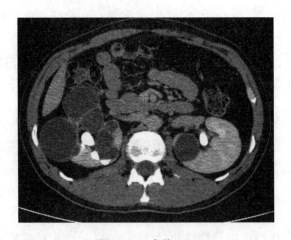

图 2-10 术前 CTU

　　排除手术禁忌后在全麻下行手术治疗。

手术名称：腹腔镜下右肾囊肿去顶术。

手术过程：①麻醉满意后，取左侧卧位，常规消毒铺巾；②于腋后线十二肋水平做一长约1.5cm切口，分离皮下组织及肌层，达腹膜外间隙，予自制水囊扩张腹膜后间隙，于髂棘上方2cm做一长约1.5cm切口，置入10mm戳卡，腹腔镜经此戳卡进入腹膜后间隙，于腋前线十二肋水平做一长约0.5cm切口，置入5mm戳卡，经腋后线切口置入10mm戳卡，操作钳经后两个戳卡进入；③镜下打开肾周筋膜，分离显露肾囊肿，术中见：右肾多发囊肿，共6个，最大的位于右肾上极，约7cm×7cm大小，壁薄，内积淡黄色、清亮液体，其余囊肿内积淡黄色、清亮液体；④镜下仔细分离，切除大部分囊壁，彻底止血，留置血浆引流管，退出腹腔镜及戳卡，缝合切口，结束手术。

术后处理：抗感染、支持、对症等治疗。

七、最终诊断

1. 双肾囊肿

2. 右肾小结石

八、治疗/随访效果

随访1年，右肾囊肿无复发，左肾囊肿无明显长大，右肾结石大小、位置无变化。

九、心得体会及病例讨论

单纯性肾囊肿是发生于肾内或者是肾脏表面的散发囊肿，多为椭圆形或者圆形，边界清楚，表面有扁平立方上皮覆盖，内含漏出液样或者淡黄色囊液，与肾单位不相连，尽管可能来源于肾单位。囊肿可单发、多发，单侧或双侧。肾囊肿患者一般无症状，多因泌尿系、骨盆或其他腹部疾病检查发现，较大的囊肿表现为胀痛和包块，继发感染时可出现疼痛加重或体温增高及全身不适。偶尔囊肿破入集合系统时可出现血尿，也可造成肾盂肾盏压迫梗阻。有时可致高血压。囊肿可大可小，囊壁纤维化，无肾脏组织，可随年龄增大而增大，通常B超检查及CT检查可明确提示囊肿。单纯性肾囊肿直径4cm以下可不做治疗，较大的囊肿可按具体情况做经皮穿刺硬化治疗术，经腹腔镜或开放性囊肿切除术等。B超或CT导向下肾囊肿穿刺硬化治疗简单易行，安全有效，费用低，创伤极小。但穿刺方法难以达到彻底治疗的目的，有效率仅为13.3%～68%。复发率17%～44%。而且穿刺治疗不能延缓肾功能损害的发生，易感染，无法取病理，可能漏诊恶性病变，可能误伤腹腔内脏器，硬化剂吸收、外溢等，使其应用受到限制；开放手术是治疗肾囊肿的传统方法，手术成熟，疗效确切，但手术创伤大，恢复慢，并发症较多。需要特别提及的是此例患者为多发性肾囊肿，且为双侧，需与常染色体遗传显性遗传多囊肾（ADPKD）鉴别，通过家族史、其他ADPKD表现（如肝囊肿）及是否有肾功能减退等协助鉴别。当引起肾盂肾盏梗阻或高血压后可行手术治疗。本例患者右肾囊肿多发且较大，检查发现囊肿影响肾盂肾盏引流，故安排行手术去顶，我们选择了创伤较小且有效的经腰部腹膜后入路腹腔镜去顶术式。在临床应用中我们体会经腹膜后途径腹腔镜下肾囊肿去顶术具有以下优点：①不进入腹腔，对腹腔脏器无干扰，术后肠道功能恢复快，亦无腹腔粘连之虞；②无需担心尿液漏入腹腔；③以最短途径到达肾脏，解剖简单，对周围组织损伤小；④经腰入路是广大泌尿外科医师熟悉的途径，利于开展。

十、主编评述

肾囊肿是常见的肾囊性疾病，任何年龄均可发病，但发病率随年龄的增长而升高，有统计，40 岁以上的肾囊肿发病率为 20%，60 岁以上发病率为 33%。B 超是肾囊肿的首选检查方法。CT 是精确的检查方法，MRI 对确定囊肿性质及有无恶变有帮助。

1992 年 Morgan 等首先采用经腹腔途径治疗单纯性肾囊肿，同年 Gaur 利用腹膜气囊分离器在后腹腔成功建立人工腔隙，使经后腹膜腔途径手术能够施行。国内那彦群先后于 1994 年，1996 年首先报道了经腹腔入路和经后腹膜入路腹腔镜肾囊肿去顶术。相关文献报道单纯性肾囊肿腹腔镜去顶术和开放性去顶术疗效相似，但前者创伤小，手术时间短，痛苦小，恢复快，并发症少。大量报道认为腹腔镜肾囊肿切除是治疗肾囊肿的最佳选择。尤其是双侧肾囊肿，经腹腔途径手术有明显优越性，双侧囊肿及多个囊肿均可一次性治疗。经腹腔途径腹腔镜肾囊肿去顶减压术有一定并发症，如腹腔内脏器损伤，感染性囊液污染腹腔、术后粘连等可能，腹膜后途径则能避免上述情况。

参 考 文 献

[1] （美）魏恩（Wein, A. J.），等，著. 郭应禄，周利群，译. 坎贝尔 – 沃尔什泌尿外科学（第 9 版）. 北京：北京大学医学出版社，2009，3519 – 3525

[2] 刘培明. 后腹腔镜肾囊肿去顶术治疗单纯性肾囊肿临床分析. 河南外科学杂志，2017，23（1）：96 – 97

[3] 刘健男，刘亚东，等. 腹腔镜去顶减压与彩超引导下穿刺硬化治疗肾囊肿疗效的 meta 分析. 临床泌尿外科学杂志，2017，3（2）：112 – 117

[4] 李鑫，李保国，等. 后腹腔镜肾囊肿去顶术与经腰小切口肾囊肿去顶术治疗单纯性肾囊肿的效果对比. 当代医药论丛，2017，15（2）：10 – 11

[5] 刘晓峙，葛均学，丁媛媛. 单性肾囊肿三种治疗方法的疗效比较. 山东医药，2005，45（11）：49

[6] 阎磊，徐忠华，韩增篪，等. 腹膜镜与开放手术行肾囊肿去顶减压术的对比研究. 腹膜镜外科杂志，2005，10（3）：133

[7] 王国民，肾囊肿的治疗. 见：吴阶平，泌尿外科学. 济南：科学技术出版社，2004，1715 – 1718

[8] 朱育春，曾国军，饶晟，等. 经后腹膜镜与开放性肾囊肿去顶减压术的比较. 华西医学，2009，24（5）：1102

[9] 王小平，蓝志相，黎承阳，等. 经输尿管镜下囊肿内切开引流术治疗肾囊肿. 中华泌尿外科杂志，2009，30（3）：194

病例 7　肾结石

一、病历摘要

患者，男，41 岁，汉族，农民。入院于 2017 年 9 月 8 日。

主诉：反复左侧腰腹部疼痛 2⁺ 年。

现病史：入院前 2$^+$ 年，患者无明显诱因出现左侧腰腹部疼痛，为胀痛，伴阵发性加剧和绞痛，疼痛剧烈，无明显放射，伴恶心及呕吐，呕吐物为胃内容物；不伴尿频、尿急、尿痛、尿不净，无肉眼血尿；无畏寒、发热，无心慌、胸闷，无咳嗽、咳痰，无头昏、头痛，无腹泻及黏液脓血便。曾于院外治疗，诊断为"右输尿管结石、膀胱结石"，行体外冲击波碎石治疗，治疗过程中有结石排出体外，治疗后患者症状好转。病程中以上症状反复发作，现患者为进一步诊治来我院就诊，门诊以"双肾结石"收入我科进一步治疗。自患病以来，患者精神、饮食、睡眠可，小便如上述，大便正常，体重无明显变化。

既往史：平素身体健康，否认肝炎、结核、菌痢、伤寒等传染病史，预防接种史不详，否认磺胺类药物、链霉素、庆大霉素、青霉素、食物、头孢菌素等药物和已知食物过敏史，否认外伤史，否认输血史，否认手术史。

个人史：出生地于本地，长期居住于本地，职业为农民，无工业毒物、粉尘、放射性物质接触史，无地方病地区居住史，无特殊饮食及生活习惯，否认冶游史，吸烟约 20 年，平均 10 支/日，偶尔饮酒，量不定。

婚育史：已婚，结婚年龄 24 岁，配偶情况：体健，育 2 子，均体健。

家族史：父母体健，兄弟姐妹体健，否认"高血压""糖尿病"等家族遗传性疾病史，家族中无类似疾病患者。

二、体格检查

T：36.9℃，P：80 次/分，R：20 次/分，BP：128/78mmHg，W：60kg。全身皮肤及黏膜正常，无皮疹，未见皮下出血、皮疹及淤斑，皮肤湿度正常，弹性正常，无水肿，无肝掌及蜘蛛痣。头、颈未见异常。双肺呼吸音清晰，未闻及干湿啰音；心率：80 次/分，心律齐，未闻及杂音及心包摩擦音。全腹平坦、软，未扪及确切包块，无压痛、无肌紧张及反跳痛，左肾区轻叩击痛。脊柱外观正常，四肢肌力正常，神经系统检查未见异常。

三、辅助检查

院外彩超提示(2017 年 9 月 7 日)左肾多发结石伴积水、右肾小结石。

四、初步诊断

1. 左肾多发结石伴积水
2. 右肾结石

五、鉴别诊断及诊疗计划

1. 鉴别诊断　主要是与引起急性肾绞痛的疾病鉴别。

(1)急性阑尾炎：以转移性右下腹疼痛为主，且起病急，病程短，伴有明显的感染中毒症状，查体示麦氏点压痛、反跳痛、叩击痛。

(2)泌尿系结核：以尿频、尿急、尿痛、血尿为主要临床表现，伴有潮热、盗汗等结核感染中毒症状，超声和 CT 有结核感染特征性改变。

(3)急性胆囊炎：有进食油腻饮食史，起病急，病程短，疼痛主要位于右上腹和(或)剑突下，可向背部放射，莫非氏征(+)，超声可协助诊断。

(4)急性肾盂肾炎：症状和体征重，特别是感染中毒症状重，尿常规检查提示感染重，超声多无特殊改变。

2. **诊疗计划** 泌尿外科护理常规，普食，二级护理，完善三大常规、尿细菌培养、肝肾功能、凝血功能、ECT、泌尿系 CT 和胸腹部平片，心肺功能测定等检查，择期手术。

六、治疗过程

入院后完善血常规、凝血功能、肝肾功能和电解质、传染病，ECG、胸片，心功能测定和肺功能测定均未见异常。尿常规:红细胞 + + ;腹部彩超:左肾多发结石伴积水,右肾小结石。腹部平片:左肾多发结石(图 2 - 11)。CT 检查:左肾多发结石伴积水(图 2 - 12)。

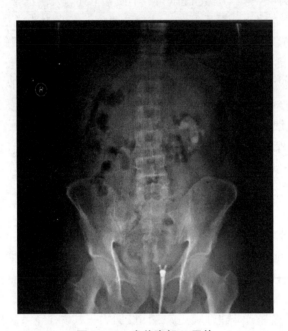

图 2 - 11 术前腹部 X 平片

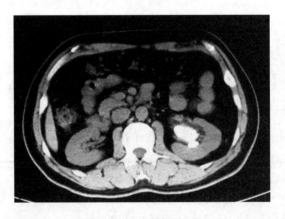

图 2 - 12 术前螺旋 CT

做好术前准备,于 2017 年 9 月 12 日在全麻下行左侧经皮肾镜碎石取石术(mPC-NL)。根据术前螺旋 CT 检查和三维图像重建相结合的结果预设穿刺通道,术中在 B 超引导定位下,经皮穿刺成功,植入导丝,扩张通道并置入 F18 剥皮鞘,建立通道成功,输尿管镜经剥皮鞘进入肾盂镜下见：左肾大小不等结石多枚最大小约 2cm×3cm，形状不规则，结石呈黄色，质硬，启动气压弹道碎石、取石，检查无残石后留置输尿管支架及肾造瘘管。术后继续抗感染、止血、对症治疗。

七、最终诊断

1. 左肾多发结石伴积水

2. 右肾结石

八、治疗/随访效果

术后 6 天拔出导尿管，第 7 天行腹部平片检查和顺行肾盂输尿管造影无残石（图 2-13），第 8 天拔出肾造瘘管出院，术后 4 周拔出输尿管支架。

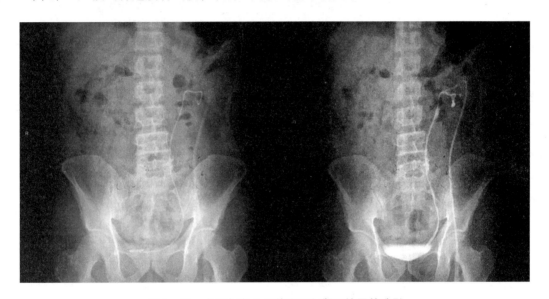

图 2-13 术后复查 X 平片及顺行肾盂输尿管造影

九、心得体会及病例讨论

流行病学调查显示，随着生活水平的提高、饮食结构的改变，泌尿系结石的发病率正呈不断上升的趋势；泌尿系结石一直在泌尿外科住院患者中居首位。经皮肾镜取石术已经逐渐替代了传统开放手术，成为复杂性肾结石、较大完全或不完全鹿角形结石的主要治疗手段。PCNL 穿刺引导方法主要包括超声和 X 线，其他方法有 CT、联合使用超声和 X 线、腹腔镜、输尿管镜、可视经皮肾穿刺针等。PCNL 手术成功与否的关键点在于经皮肾通道的规划与实施，而术前经皮肾通道的规划与预设就在手术中占有重要的地位，特别是对于经验不足的手术者和穿刺肾脏位置特殊者更具有明显作用。术前通道规划是一个静态的结果，而术中通道的实施是一个动态的过程，在术前预设通道的基础上结合术中超声实时引导完成通道的建立，就将静态的结果和动态的过程很好的有机结合在一起。PCNL常见的并发症有出血、发热、损伤临近组织器官和容量超负荷等，本例手术经充分准备与细致操作，获得成功，无并发症。

十、主编评述

经皮肾镜取石术已经逐渐替代了传统开放手术，成为复杂性肾结石、较大完全或不完全鹿角形结石的主要治疗手段。PCNL 穿刺引导方法主要包括超声和 X 线，其他方法有 CT、联合使用超声和 X 线、腹腔镜、输尿管镜、可视经皮肾穿刺针等。PCNL 手术成功与否的关键点在于经皮肾通道的规划与实施，而术前经皮肾通道的规划与预设就在手术中占有重要的地位，特别是对于经验不足的手术者和穿刺肾脏位置特殊者更具有明显作用。术前通道规划是一个静态的结果，而术中通道的实施是一个动态的过程，在术前预设通道的基础上结合术中超声实时引导完成通道的建立，就将静态的结果和动态的过程很好的有机结合在一起。PCNL 虽然已是一项比较成熟的手术方式，但也不能忽视其高并发症的特点，如并发出血、发热、损伤临近组织器官、容量超负荷和脓毒血症等。

参 考 文 献

[1] Robert M Geraghty, Patrick Jones, Bhaskar K Somani, et al. Worldwide Trends of Urinary Stone Disease Treatment over the last two Decades: A Systematic Review. Journal of Endourology, 2016, 9(5): 1 – 24

[2] Bder MJ, Gratze C, Seitz M, et al. The "all – seeing needle": initial results of an optical puncture sytym confirming access in percutaneous nephrolithotomy. Eur Urol, 2011, 59: 1054 – 1059

[3] Zhouhui He, Caixia Zhang, Guohua Zeng, et al. Minimally invasive percutaneous nephrolithotomy guided by ultrasonography to treat upper urinary tract calculi complicated with severe spinal deformity. IBJU, 2016, 42(5): 960 – 966

[4] Arvind Ganpule P, Mohankumar Vijayakumar, Ankur Malpani, et al. Percutaneous nephrolithotomy (PCNL) a critical review. International Journal of Surgery, 2016, 36: 660 – 664

[5] 吴雄辉，余祖虎，来永庆，等. PCNL 超声气压弹道碎石系统治疗鹿角形结石的疗效评估. 现代泌尿外科杂志，2015，2(20)：100 – 102

病例 8 肾 癌

一、病历摘要

例 1 右肾混合型肾细胞癌(Fuhrman Ⅱ级)

(一)病例介绍

患者，女，36 岁，已婚。

主诉：因反复右侧腰部胀痛 1 年，发现右肾占位 10[+] 天入院。

病史特点：青年女性，起病隐匿，病程长。

现病史：入院 1 年前患者无明显诱因出现右侧腰部胀痛不适，能忍受。同时无畏寒发热，腹痛、腹胀、腹泻，无尿频、尿急、尿痛、肉眼血尿等。10$^+$天前因"急性腹痛"入外院，诊断为"宫外孕"，行"腹腔镜下右输卵管切除术"治疗，宫外孕手术前行全腹增强CT示：右肾中上份实性占位右肾小囊肿。患者为求进一步治疗来我院，自患病以来，患者精神、食欲尚可，大小便正常，体重无明显变化。

既往史：10$^+$天前于外院医院行"腹腔镜下右输卵管切除术"手术史，余无特殊。

（二）体格检查

双侧腰部无畸形，双侧脊肋角对称无红肿、隆起，右肾区明显压痛及叩击痛，双侧腰、腹部未闻及大血管鸣音，双侧输尿管移行区无明显压痛。膀胱区无压痛及叩浊。阴毛呈女性分布，尿道口无异常分泌物。

（三）辅助检查

外院增强CT：右肾中上份占位、右肾小囊肿。

（四）初步诊断

1. 右肾癌

2. 右肾囊肿

（五）鉴别诊断及诊疗计划

1. 鉴别诊断　肾盂癌：多为全程无痛性肉眼血尿；但血尿发生早且频繁出现；静脉肾盂造影及强化CT、泌尿系CT尿路成像、磁共振尿路成像均可见肾盂肾盏有不规则的充盈缺损，肾脏大小及形态无明显改变；肾盂镜检查可见突入肾盂内的新生物；尿脱落细胞学检查发现肿瘤细胞。肾盂癌超声检查常可见肾窦回声分离，呈无回声（积水）或低回声（积血），肾盏和（或）肾盂内充满低回声的实质肿块常为淋巴结转移，肾门淋巴结受累最早、最严重。超声造影时造影剂经主肾动脉、段动脉进入肾盂，早于造影剂进入肾皮质的时间，表现为典型的"快进快出"。该患者无血尿且外院CT肾盂内无充盈缺损故不考虑肾盂癌。

2. 诊疗计划

（1）泌尿外科护理常规。

（2）肝功、肾功、肿瘤标志物、电解质、凝血常规等。

（3）心电图、强化CT、肾动脉造影及栓塞介入。

（4）经腹根治性肾切除术。

（六）诊疗过程

入院后行肿瘤相关抗原：甲胎蛋白1.99ng/ml，癌胚抗原0.447ng/ml，肿瘤相关抗原125.39.3U/ml，肿瘤相关抗原199 22.4U/ml，铁蛋白53.1ng/ml。CT检查提示右肾巨大占位，右肾中上份一直径约13cm实性占位，考虑诊断右肾癌伴肾门淋巴结转移可能（图2-14至图2-16）。彩超：左肾静脉Vmax:21.95cm/s，右肾静脉Vmax:19.05cm/s，CDFI：其内可见血流信号充盈，右肾占位累及肾窦及肾外脂肪；下腔静脉、右肾静脉、腹主动脉淋巴结显示。因肿瘤巨大血供丰富，为避免术中大出血，术前三天行介入栓塞右肾动脉及肿瘤血管（图2-17，图2-18）；并采用经腹开放性根治性右肾切除术，术中见肾动脉内血栓形成,肿瘤表面血管萎缩,肾周脂肪囊水肿明显,尽管与周围粘连但分离较容易,肾动脉、腹主动脉周围见一些肿大淋巴结,术中出血约180ml。术后病理为右肾:混合型肾细胞癌(Fuhrman Ⅱ级)(图2-19),累及肾被膜,未累及肾周脂肪及肾盂。输尿管断端未见癌残留。右肾门淋巴结:未见癌转移(0/16)。

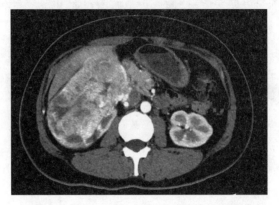

图2-14 CT动脉强化期,肿瘤强化明显

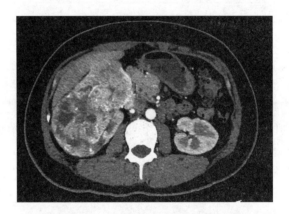

图2-15 CT强化扫描肿瘤强化明显

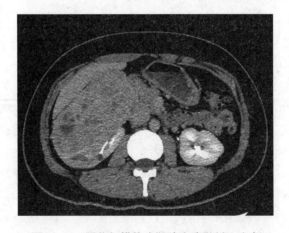

图2-16 强化扫描静脉期肿瘤造影剂已流出

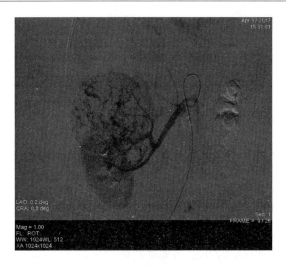

图 2-17 肾动脉造影肿瘤血管染色

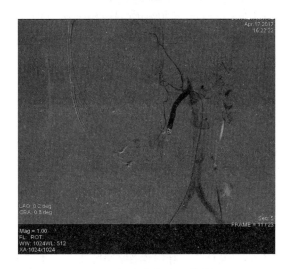

图 2-18 肾动脉内注入弹簧钢圈

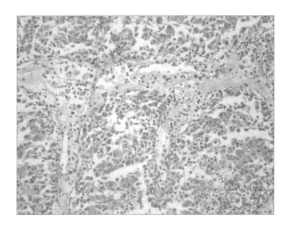

图 2-19 混合型肾细胞癌(Fuhrman Ⅱ级)

例 2　右肾透明细胞癌（Fuhrman Ⅰ级）

（一）病例介绍

患者，男，61 岁。

主诉：因双侧腰痛 2^+ 年加重 10 天入院。

病史特点：老年男性，起病隐匿，病程长。

现病史：入院 2^+ 年前无明显诱因出现双侧腰痛以右侧为主，久坐及翻身后加重，呈持续性钝痛，无放射痛，休息后缓解，无畏寒、发热，腹痛、腹泻，尿频、尿急、尿痛、肉眼血尿等不适，未予以重视，10 天前腰痛症状逐渐加重，伴头昏，无黑矇、眩晕、恶心、呕吐等不适。到当地县人民医院就诊，B 超发现右侧肾脏占位，为求进一步诊治，遂到我院门诊进一步诊断治疗；门诊 B 超示："肝实质回声稍细密欠均匀，肝内囊性占位，右肾实性占位，左肾囊性占位，前列腺增大"门诊以"右肾占位"收入我科，自患病以来，患者精神、食欲尚可，大便正常，体重无明显变化。

既往史：50^+ 年前双侧股骨骨折外伤史，余无特殊。

（二）体格检查

神志清楚，全身浅表淋巴结未触及肿大。心、肺、腹未见明显异常，双侧腰部无畸形，双侧脊肋角区未见无红肿或突出包块，双侧肾区明显压痛及叩击痛，以右侧为甚，双侧腰腹部未闻及大血管鸣音，双侧输尿管移行区无明显压痛。膀胱区无压痛及叩浊，阴毛呈正常男性分布，外生殖器无畸形，阴囊及双侧附睾、睾丸未扪及异常，直肠指检：前列腺稍大，质韧，中央沟变浅。

（三）辅助检查

B 超：肝实质回声稍细密欠均匀，肝内囊性占位，右肾实性占位，左肾囊性占位，前列腺增大。

（四）初步诊断

1. 右肾癌

2. 左肾囊肿

（五）鉴别诊断及诊疗计划

1. 鉴别诊断　肾错构瘤：又称肾血管平滑肌脂肪瘤，是一种较为常见的肾脏良性肿瘤，随着影像学检查的普遍开展，越来越多见于临床。典型的错构瘤内由于有脂肪成分的存在，在 B 超、CT 和 MRI 图像上都可做出定性诊断，临床上容易与肾细胞癌进行鉴别。肾错构瘤 B 超示肿块内有中强回声区，CT 示肿块内有 CT 值为负数的区域，增强扫描后仍为负值，血管造影显示注射肾上腺素后肿瘤血管与肾脏本身血管一同收缩；肾细胞癌 B 超示肿块为中低回声，肿块的 CT 值低于正常肾实质，增强扫描后 CT 值增加，但不如正常肾组织明显，血管造影显示注射肾上腺素后肾脏本身血管收缩，但肿瘤血管不收缩，肿瘤血管特征更明显。可以看出，肾癌与肾错构瘤的鉴别在于肾癌内没有脂肪组织而错构瘤内有脂肪组织。但少数情况下，肾细胞癌组织中也会因含有脂肪组织，造成误诊。另外，含脂肪成分少的错构瘤被误诊为肾癌的情况也不少见；造成误诊的原因有：有些错构瘤主要由平滑肌构成，脂肪成分少；瘤内出血，掩盖脂肪成分，致 B 超和 CT 无法辨别；肿瘤体积小，由于容积效应，CT 难以测出肿瘤的真实密度。对此种情况，加做 CT 薄层平扫，必要时 B 超引导下针吸细胞学检查可有助于诊断。也有作者认为，错构瘤内出血掩盖脂肪组织的 CT 特征比较显著，但对 B 超结果的干扰则较少。超声造影时，由于血管平滑肌脂肪瘤内血管畸形、迂曲，造影剂进入较慢，进入方式主要为肿瘤边缘结节状增强及向心性增强，强化持续时间长于肾实质。血管平滑肌脂肪瘤的强化时间与肿瘤大小、位置、有无出血、坏死有关，较大或完全突向肾外者造影剂灌注时间较体积较小的肿瘤或位置靠内的肿瘤明显延长。该患者外院 B 超发现右肾占位入院但占位内无脂肪组织。故暂不考虑，但需进一步行强化 CT 等检查进一步明确。

2. 诊疗计划

(1)泌尿外科护理常规。

(2)肝功、肾功、肿瘤标志物、电解质、凝血常规等。

(3)心电图、强化 CT、肾动脉造影及栓塞介入。

(4)经腹腹腔镜根治性右肾切除术。

(六)诊疗过程

入院后行 CT 右肾巨大占位，右肾中上份见一直径约 13cm 实性占位，肾门及腹主动脉均未见肿大淋巴结，强化 CT 造影剂快进快出(图 2-20 至图 2-22)。其他生化检验及肿瘤标志物均正常。为减少术中肿瘤血管损伤出血故于术前 3 天行介入栓塞肾动脉及肿瘤血管(图 2-23，图 2-24)。介入 3 天后行经腹腹腔镜下经腹右肾根治性切除术。术中见肾动脉内栓塞弹簧钢圈及血栓形成，肾肿瘤表面静脉萎缩塌陷，肾周脂肪囊水肿与周围正常组织器官有粘连但易于分离，肾动脉、腹主动脉未见肿大淋巴结，术中出血约 100ml。术后病理为：肾脏透明细胞肾细胞癌(Fuhrman 核分级为 I 级)(图 2-25)，肿瘤累及肾脏被膜，未累及肾盂、肾周脂肪及肾上腺，淋巴结未见癌转移(0/14)未见肿瘤。

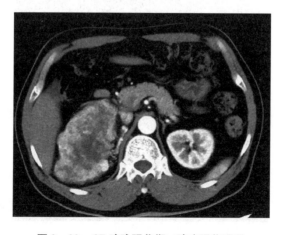

图 2-20　CT 动脉强化期，肿瘤强化明显

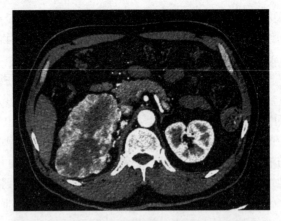

图 2-21　CT 强化扫描肿瘤强化明显

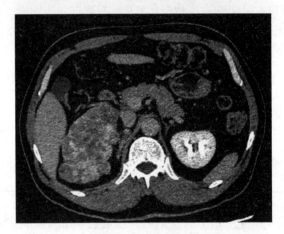

图 2-22　CT 强化扫描静脉期肿瘤造影剂已流出

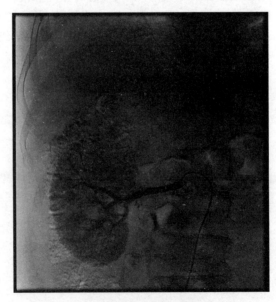

图 2-23　肾动脉造影肿瘤血管染色

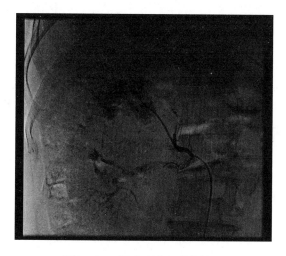

图 2 - 24　肾动脉注入弹簧栓塞

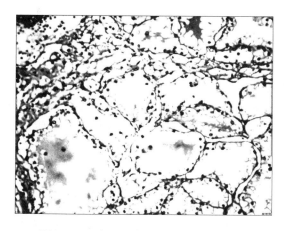

图 2 - 25　病理切片为透明细胞肾细胞癌

例 3　右肾透明细胞癌伴囊性变（Fuhrman Ⅰ级）

（一）病例介绍

患者，男，42 岁。

主诉：右侧腰部隐痛半年，加重 3 天入院。

病史特点：青年男性，起病隐匿，病程较长。

现病史：入院前半年，患者无明显诱因出现右侧腰腹部疼痛，疼痛呈隐痛不适能忍受，3 天前腰痛加重，但无畏寒、发热，无恶心呕吐，尿频、尿急、尿血，患者为求进一步诊治，到我院住院，患者自发病以来，精神、睡眠可，食欲不佳，大小便正常，近期体重无明显变化。

既往史：无特殊。

（二）体格检查

神志清楚，全身浅表淋巴结未触及肿大。心、肺、腹未见明显异常，双侧腰部无畸形，双侧脊肋角区对称无红肿及隆起，右侧肾区明显压痛及叩击痛，双侧腰腹部未闻及大血管鸣音，右侧输尿管移行区压痛明显。膀胱区无压痛及叩浊，阴毛呈正常男性分布，外生殖器无畸形，阴囊及双侧附睾、睾丸未扪及异常，直肠指检：前列腺大小正常，质韧，中央沟变浅。

（三）辅助检查

B超：右侧输尿管上段结石伴右肾积水。右肾下极 5.1cm×4.9cm 的囊实混合性回声，边界尚清，CDFI：其内可见点状血流信号。

（四）初步诊断

1. 右侧输尿管上段结石

右肾积水

2. 右肾囊肿？

3. 右肾囊性肾癌？

（五）鉴别诊断及诊疗计划

1. 鉴别诊断　复杂性囊肿：囊性肾癌约占肾癌总数的 10%～15%，可发生于肾实质的任何部位，以上、下极为多见；常向外膨胀性生长，有纤维假包膜与肾组织分隔，边界清楚、整齐，囊壁或分隔不均匀增厚；囊内容物多不均匀，可有钙化。超声造影于囊壁和分隔常可探及血流信号，注入造影剂后，囊壁、分隔增强，分隔数目大于 4 条，厚度大于1mm，典型病例内可见明显增强的实性结节。感染性囊肿囊内透声较差，造影时造影剂灌注缺如，周边清晰光滑。超声造影对囊性肾癌的诊断准确率和敏感度均高于增强 CT，已成为诊断囊性肾癌的一种重要方法。多房性囊肿尽管囊内可有不同的回声表现，但囊壁和囊内间隔薄而均匀，连续性好；超声造影时极少测及囊壁和间隔的血流信号，注入造影剂后囊壁或分隔可见少量造影剂，但分隔数目≤4 条，厚度 <1mm。囊肿出血时，在液性暗区中出现高回声，超声造影显示囊壁纤薄，囊内无造影剂填充。该患者右侧输尿管上段结石伴右肾积水诊断明确，但右肾下极囊性占位病理性质不明，需行强化 CT、右肾超声造影明确囊性占位性质。

2. 诊疗计划

（1）泌尿外科护理常规。

（2）肝功、肾功、肿瘤标志物、电解质、凝血常规等。

（3）心电图、强化 CT、CTA 了解肾血管情况；右肾超声造影。

（4）经腹膜后腹腔镜下输尿管上段切开取石术加保留肾单位肿瘤切除术。

（六）诊疗过程

入院后查血液分析中性粒细胞百分率 76.6%，淋巴细胞百分率 17.0%，中性粒细胞计数 $6.50×10^9$/L，肌酐 147.0μmol/L，C 反应蛋白 19.9mg/L，其他肿瘤标志物均正常。

CT 平扫：右侧输尿管腹段结石伴其上水平输尿管及右肾积水扩张；右肾下极之椭圆形密度减低影，囊肿？（图 2-26 至图 2-29）；CTA 强化扫描：右肾下极的肿块影，由肾动脉供血，右侧输尿管腹段结石伴其上水平输尿管及右肾积水扩张（图 2-30 至图 2-32）；超声造影显示提示富血供囊实混合性占位考虑囊性肾癌可能，右侧输尿管上段结石并扩张伴右肾积水右肾结石（图 2-33 至图 2-35）；患者完成术前准备后在全麻下行右后腹腔镜下右输尿管上段切开取石术、双"J"管置入术加保留肾单位肿瘤切除术。术中见肾动脉无肿大淋巴结，右输尿管上段一直径约 0.9cm 结石，结石上方输尿管扩张积水，肾下份见一直径约 5.0cm 囊实性占位并与肾周脂肪囊粘连明显。肿瘤术后病理诊断：透明细胞肾细胞癌伴囊性变（Fuhrman 核分级为 I 级）。

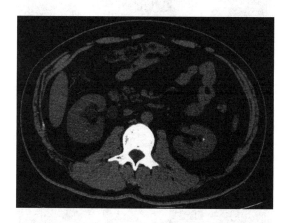

图 2-26 CT 平扫右肾积水

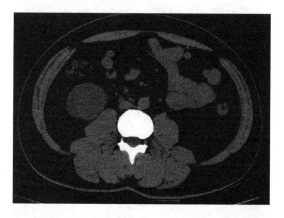

图 2-27 CT 平扫右肾下极囊性占位

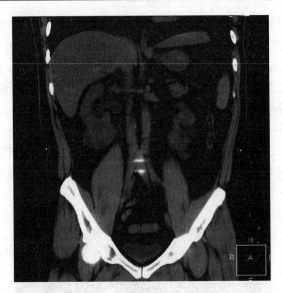

图 2-28 CT 平扫右肾下极囊性占位

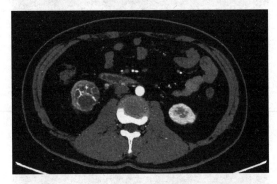

图 2-29 CTA 右肾下极囊性占位被强化

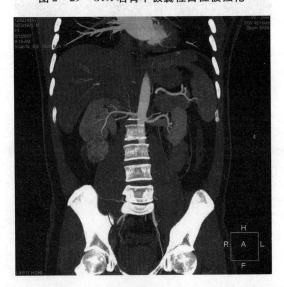

图 2-30 CTA 右肾下极囊性占位其血供来自肾动脉并明显强化

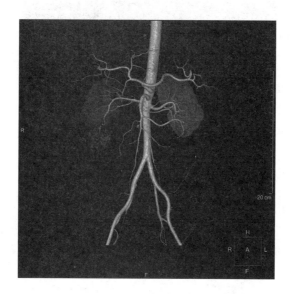

图 2 - 31　CTA 右肾下极囊性占位其血供来自肾动脉

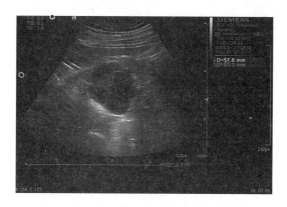

图 2 - 32　B 超肾下极囊肿分隔多且厚

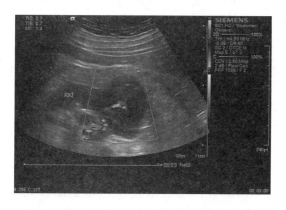

图 2 - 33　多普勒彩超肾囊肿内分隔丰富血流图

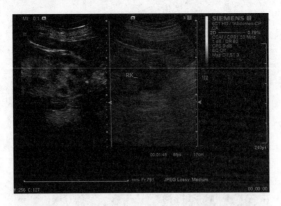

图2-34　超声造影肾囊肿内分隔快速强化

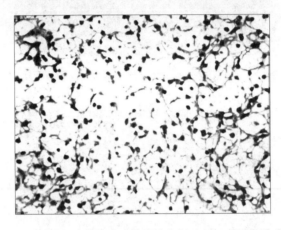

图2-35　透明细胞肾细胞癌伴囊性变(Fuhrman 核分级为Ⅰ级)

二、心得体会及病例讨论

肾癌是泌尿系统常见的肿瘤之一，近几年来，其发病率及死亡率均有一定的上升，其发病原因不清，而其治疗方案仍然以手术为主，其中肾癌根治术是肾癌公认的治疗金标准，其手术要求先顺序结扎肾动脉、肾静脉，然后在 Gerota 筋膜外整块切除，包括患侧肾脂肪囊、肾脏、髂血管分叉以上输尿管。若肿瘤侵犯同侧肾上腺则需要同时切除同侧肾上腺。随着腹腔镜设备及腔镜技术的发展，传统开放根治术已被腹腔镜肾癌根治术逐步取代，成为治疗肾癌的标准手术方式，腹腔镜肾癌根治术的入路有经后腹腔途径和经腹腔途径两种。然而手术方案的制订需根据患者具体情况及手术医师技能，以及医院的设施进行个体化制定。如例1、2因肿瘤直径达13cm，如采用常规开放或腹腔镜肾癌根治性切除术，因肿瘤巨大肿瘤表面血管怒张，术中解剖均有可能致肿瘤血管破裂大出血进而造成副损伤。故术前行肾动脉介入栓塞后再行根治术。我们两例手术术中均见肾动脉搏动明显减弱或消失，动脉内见血栓形成。肿瘤表面静脉萎陷，肿瘤变软、变小、肾周脂肪水肿液化。尽管见肿瘤与周围组织有不同程度粘连，因介入栓塞后肾周脂肪无菌性炎性水肿液化造成了与周围正常组织器官的明显解剖界限。病例1因CT发现有肿大淋巴结为更好的清扫淋巴结而采用开放经腹根治性切除术，病例 2 采用经腹腹腔镜根治性切除术。2 例均顺利治愈出院。我们认为对于直径大于 7cm 的肾癌术前栓塞的目的是通过阻断肾动脉血供，肾及肿瘤缺血使肾及肿瘤缩小，同时肾及肿瘤缺血造成无菌性炎性反应，肿瘤周围组织水肿液化有助于手术切除，从而提高手术切除率。我们 2 例栓塞者手术中见肿瘤缩小变软，肿瘤周围脂肪水肿液化，易于剥离，与文献报道一致。关于动脉栓塞与手术的间隔时间，我们认为应于栓塞后 3 天至 1 周，否则因侧支循环的建立，瘤周组织的粘连而增加手术的难度。另外，肾动脉栓塞后肾癌细胞坏死后主要被巨噬细胞吞噬，经过抗原的递呈，激发自身的免疫反应，产生"内源性瘤苗"作用，进一步抑制肿瘤的生长及转移。

　　本组病例 3 为典型单房型囊性肾癌，囊性肾癌是肾癌的一种少见类型，是指在病理上肿瘤的囊性部分覆有一层或数层透明细胞，细胞核分级和肿瘤分期均较低，且预后较好的一类肾脏肿瘤。囊性肾癌的形成原因目前尚不清楚，可能的相关因素有以下：①肿瘤呈囊性生长；②肾癌引起肾小管或肾小动脉阻塞导致囊肿形成，当肿瘤增大时，嵌入囊肿内；③癌肿起源于囊肿上皮细胞；④肾癌中心血供不足，发生出血、坏死，形成假囊肿。Hartman 等将归为单房性和多房性，其中多房性较为多见，约占 33%，组织病理学上主要表现为透明细胞癌，但囊性肾癌常常难以与良性肾囊肿鉴别。而两者治疗方案上是有根本不同，前者采用保留肾单位肾肿瘤切除术或根治性切除术，后者用囊肿去顶减压术。故早期正确有效地对其进行诊断及鉴别诊断，对患者的预后具有重要影响。病例 3 术前影像诊断及术后病理诊断均为囊性肾癌。其影像表现为彩超右肾下极一具有明显分隔的直径约 5.0cm 囊肿，囊肿分隔多普勒可见较丰富血流信号，超声造影见囊性占位分隔快速强化，与多数文献报道一致；CT 表现为分隔常见，粗细不均，厚度多超过 1mm，与囊壁交界处可呈结节状增厚，增强后可见明显强化。CTA 可见明显丰富肿瘤血管。故我们认为对肾脏囊性壁及分隔厚大于 1.0mm 占位病变可行超声造影及 CTA，特别是 CTA 能明确占位与肾脏具体位置及其血管供应情况，如血管供应丰富则应考虑诊断囊性肾癌。本例患者同时有输尿管上段结石故同期采用后腹腔镜输尿管切开取石及保留肾单位肾肿瘤切除术。

三、主编评述

　　肾癌是泌尿外科医生诊疗活动中较常见的泌尿系肿瘤，其经典治疗方法是根治性肾切除术，但对肿瘤直径大于 7cm 的巨大肿瘤者手术中可能因暴露肾动脉时致肿瘤表面怒张的肿瘤血管破裂致大出血；特别是肿瘤直径在 10cm 以上更是如此，因肿瘤表面怒张的肿瘤血管壁薄在解剖中易破裂致大出血从而造成副损伤，故我们采用术前行肾动脉栓塞后 3~7 天在行肾癌根治术。避免了术中出血，且应栓塞后肾脏及肿瘤均发生缺血性无菌性炎症水肿为手术解剖创造了条件，与此同时癌细胞坏死后主要被巨噬细胞吞噬，经过抗原的递呈，激发自身的免疫反应，产生"内源性瘤苗"作用，进一步抑制肿瘤的生长及转移。目前腹腔镜肾癌根治已呈标准术式但对于巨大肿瘤采用腹腔镜手术是非常困难的，通过肾动脉栓塞后提高了腹腔镜手术的可能。

　　囊性肾癌是少见的肾癌类型，在临床上术前进行与良性肾囊肿鉴别诊断非常重要，但常常两者难于鉴别，两者手术治疗方案完全不同，通过本例囊性肾癌的诊断治疗过程不难发现术前行超声造影及 CTA 可发现囊性肾癌内的分隔及血供丰富表现，从而达到制定出相对正确的手术方案。

参 考 文 献

[1] Siegel R，Ma J，Zou Z，et al. Cancer statistics，2014. CA Cancer J Clin，2014，64(1)：9 - 29

[2] 那彦群，叶章群，孙颖浩，等. 中国泌尿外科疾病诊断治疗指南(2014 版). 北京：人民卫生出版社，2014，6

[3] Provenza G，Sparagna A，Cunsolo GV，et al. Renal Artery Embolization In a gross kidney neoplasm Case report. IL Giornale Di Chirurgia，2013，34(9 - 10)：263 - 266

[4] Hidaka S，Hiraoka A，OchI H，et al. Malignant pheochromocytoma with liver metastasis treated by transcatheter arterial chemo - embolization. Inter Med，2010，49(7)：645 - 651

[5] 黄备建，季正标，毛枫，等. 囊性肾癌的彩超诊断. 中国医学影像技术，2002，18(1)：61 - 62

[6] 许小云，杜联芳，邢晋放，等. 超声造影在囊性肾癌鉴别诊断中的价值. 临床超声医学杂志，2007，9(11)：664 - 666

病例 9　马蹄肾伴肾结石

一、病历摘要

患者，男，42 岁，农民，已婚，汉族。

主诉：左腰腹部疼痛 2 个月。

现病史：入院前 2 个月，患者无明显诱因出现左侧腰腹部疼痛，为隐痛、胀痛。不伴尿频、尿急、尿痛、血尿，无恶心、呕吐，无畏寒、发热。至当地医院求治，诊断为"左肾结石、右肾积水、马蹄肾"，予以药物治疗(具体不详)，未有好转，疼痛反复发作。为进一步求治来我院，门诊以"左肾结石、右肾积水、马蹄肾"收入我科。

既往史：平素身体健康，无其他疾病史，否认肝炎、结核、菌痢、伤寒等传染病史，预防接种史不详，否认磺胺类药物、链霉素、庆大霉素、青霉素、头孢菌素等药物、已知食物过敏史，否认外伤史，否认输血史，否认手术史。

个人史：出生地：德昌，长期居住地：德昌，职业：农民，无工业毒物、粉尘、放射性物质接触史，无地方病地区居住史，无特殊饮食及生活习惯，无冶游史，不吸烟，偶尔饮酒，量少，不定，未戒酒。

婚育史：22 岁结婚，配偶体健。

家族史：父母体健。兄弟姐妹及子女体健，否认"高血压""糖尿病"等家族遗传性疾病史，家族中无类似疾病患者。

二、体格检查

T：36.5℃，P：71 次/分，R：20 次/分，BP：123/86mmHg，W：55kg。一般情况尚

可,皮肤黏膜,淋巴结,头部及器官,颈部,胸部,心肺部,外生殖器,肛门直肠,脊柱四肢,神经系统未见异常。专科情况:腹平坦,未见胃肠型及蠕动波,全腹软,无压痛及肌紧张、反跳痛,肝脾未触及,左侧输尿管行径区压痛,双侧肾区叩痛。

三、辅助检查

尿沉渣分析:白细胞酯酶,3 + Leu/μl,红细胞,5732.70/μl,结晶,44.60/μl,尿蛋白,1 + g/L,白细胞,2877.20/μl。泌尿系 CT(图2 - 36)提示左肾多发结石,左肾积水,马蹄肾。

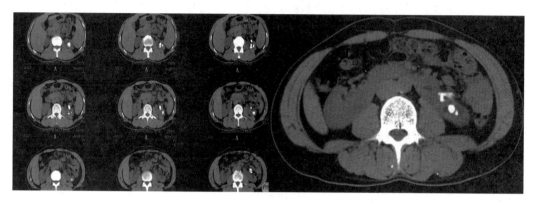

图2 - 36　术前泌尿系 CT

术前腹部立位平片(图2 - 37)。

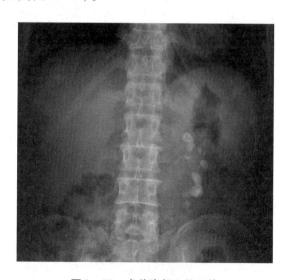

图2 - 37　术前腹部立位平片

四、初步诊断

1. 左肾多发结石

2. 左肾积水

3. 马蹄肾

4. 泌尿道感染

五、鉴别诊断及诊疗计划

1. 鉴别诊断

（1）肾结核：可表现血尿及病肾钙化灶。但有明显的膀胱刺激症状，多为终末血尿；尿路平片上钙化影像分布于肾实质，呈不规则斑片状，密度不均匀。

（2）重复肾：可有腰痛、血尿及腰部肿块，但泌尿系统症状较轻，尿路造影可见上下排列的双肾盂及双输尿管，膀胱镜检查除正常位置的输尿管开口外，在一侧输尿管开口的内下方可见高位肾盂之输尿管开口。

2. 诊疗计划　泌尿外科护理常规，普食，二级护理常规，完善三大常规、肝肾功、凝血、ECG、泌尿系 CT 等检查，择期手术治疗。

六、治疗过程

患者入院后完善血常规，凝血，肝肾功，电解质，心电图，胸片未见明显异常。择期行经腰入路左肾盂切开联合气压弹道碎石取石术。术中见左肾扁长，左肾盂旋转不良，左肾下极与右肾下极相连。左侧多枚结石位于左肾上盏、中盏及下盏，最大约 2cm，质硬，不易碎。术后复查腹平片见 3 枚小结石残余（图 2 - 38）。

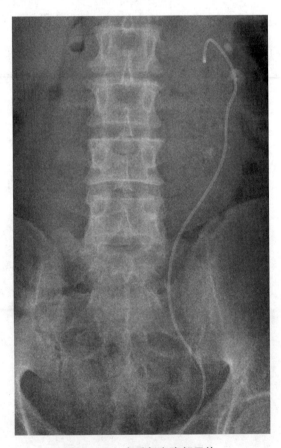

图 2 - 38　术后复查腹部平片

七、最终诊断

1. 左肾多发结石
2. 左肾积水
3. 马蹄肾
4. 泌尿道感染

八、治疗/随访效果

切口恢复良好，术后 1 个月拔出输尿管内支架；残余结石拟择期行输尿管软镜碎石术。

九、心得体会及病例讨论

先天性马蹄肾是最常见的肾融合畸形，为肾下极融合。单纯马蹄肾一般没有明显症状，偶尔会出现下腹痛及胃肠道症状，当峡部压迫其后方的神经时会出现 Rovsi 征，腹痛、恶心、呕吐。当出现症状时多已有肾积水、肾结石、泌尿系感染等并发症。马蹄肾因肾脏旋转不全，输尿管高植、跨越峡部及异常血管的压迫，易导致肾积水、尿路结石及继发感染。CT 能清晰显示双肾位置及形态，融合的峡部与周围脏器的毗邻关系。诊断并无困难。马蹄肾的传统治疗方法为经腰、腹部开放手术，由于解剖异常、创伤较大、手术难度较大，且结石清除率不高，因而临床应用受到限制。另外，术后易复发，远期疗效不明显。我们体会经腰开放手术做肾盂切开取石，解剖层次清楚，能将对周围脏器损伤的概率降至最低。但是在肾脏集合系统中有许多盏颈细小的肾盏，在开放手术下，经手指或取石钳无法触及，可能会造成残余结石的遗憾。肾盂切开联合输尿管硬镜，在肾集合系统内的摆动范围大，8.0/9.8F 的输尿管镜能轻松进入各个狭小的肾盏同时经腰侧的肾盂通道，可以进入上中下各个肾盏，不会出现 PCNL 手术中平行肾盏的情况，确保单通道一次多取石。手术总时间及手术出血量都明显减少。对于马蹄肾的治疗，应根据患者实际情况，灵活选择手术方式，找出最适合患者的最佳治疗方案，才是医生的最好选择。

十、主编评述

融合肾畸形患者一般没有任何症状，多数是在尸检或因其他原因做腹部超声检查时发现。症状多在中老年时出现，常见的有腹痛、血尿、尿路感染症状等。目前认为肾脏位置异常和变异的血供系统会导致排尿不畅，从而易发尿路感染和结石形成等。而一旦存在 UPJ 梗阻则会出现严重的肾积水，这在马蹄肾患者中发生率较高。高位输尿管开口/异位输尿管在跨过峡部时成角，另外迷走血管的压迫往往会引起狭窄。融合肾脏因容易发生尿液引流不畅和尿路感染，从而容易形成肾结石。对于小于 2cm 的结石，SWL 仍是首选，但由于融合肾患者普遍存在肾盂或输尿管异常，行 SWL 后，残留的碎片可能会引起梗阻，排石成功率较低。对于 SWL 失败的病例，可考虑 PCNL 术。单用硬镜难以一次取净所有结石，此时可选用输尿管软镜提高结石取净率，对肾盂或输尿管异常的患者，需要行肾盂或输尿管整形术，否则仍然有感染和结石复发的可能。对于马蹄肾的治疗，应根据患者实际情况，找出最适合患者的最佳治疗方案，才是医生的最好选择。

参 考 文 献

[1] 那彦群，叶章群，孙颖浩，等. 融合肾治疗指南. 中国泌尿外科诊断治疗指南，2014，372
[2] 程建利. 微创经皮肾镜治疗马蹄肾肾结石 33 例报告. 微创医学，2016，11（2）：290 – 291
[3] 杜宇峰，吴志坚，孙龙飞，等. 开放手术联合输尿管镜治疗马蹄肾结石（附 3 例报告）. 淮海医药，2013，31（6）：534 – 534

病例 10　肾嫌色细胞癌

一、病历摘要

患者，女，64 岁。

主诉：体检发现左侧肾脏包块 10⁺天。

现病史：10⁺天前患者体检发现左侧肾脏包块，无肉眼血尿，不伴尿频、尿急、尿痛，无发热及腰痛，无头晕、头痛，无恶心、呕吐，遂于当地医院就诊，B 超检查示：左肾实质性占位，大小约 7cm。门诊以"左肾占位"收入院。

既往史：否认"结核、肝炎"等传染病史，否认"高血压、糖尿病、冠心病"等慢性病史，否认外伤史，否认输血史，否认食物及药物过敏史，预防接种史不详。

个人史：否认疫区疫水接触史，不嗜烟，偶饮酒，否认冶游史。

婚育史：适龄结婚，育有 2 子，子女及配偶均体健。

家族史：否认家族遗传性史。

二、体格检查

入院时患者 36.8℃，P：88 次/分，R：20 次/分，BP：118/85mmHg。发育正常，营养良好，慢性病容，表情自如，神智清楚，自动体位。步态正常，查体配合。皮肤黏膜色泽正常，无皮疹，无皮下出血。毛发分布正常，温度与湿度正常。弹性正常。无水肿，无肝掌，无蜘蛛痣。全身浅表淋巴结无肿大。头颅大小正常，无畸形。无其他异常。眼睑正常，结膜正常，眼球正常，巩膜无黄染，角膜正常，瞳孔等圆等大，对光反射正常。耳郭正常，无乳突压痛，外耳道无分泌物，无听力粗试障碍。鼻外形正常，无其他异常。无鼻旁窦压痛。唇红润。黏膜正常，腮腺导管开口正常，舌正常。齿龈正常。齿列齐，扁桃体无肿大。咽无充血。声音正常。颈部无抵抗感，颈静脉正常，颈动脉正常，气管正中。甲状腺无其他异常。胸廓正常。无膨隆或凹陷。肺部呼吸运动正常，肋间隙正常。语颤正常。无胸膜摩擦感。无皮下捻发感。肺叩诊正常清音。呼吸规整，呼吸音正常。无啰音。语音传导正常。无胸膜摩擦音。无心前区隆起。心尖搏动正常。心尖搏动位置正常。无其他部位搏动，无震颤。无心包摩擦感。心脏相对浊音界正常。心律齐。心音：S1 正常。S2 正常；A2 > P2；A2 正常。P2 正常。S3 无；S4 无；无额外心音。无心包摩擦音。无杂音。

腹部；腹部外形正常。腹式呼吸存在，脐正常。无其他异常。腹部触诊柔软。无压痛，无反跳痛，无肌紧张。液波震颤；振水音；无腹部包块。肝脏未触及。胆囊未触及。脾肋下未触及。肝浊音界存在，无移动性浊音。肠鸣音正常，无气过水声，无血管杂音。生殖器及肛门直肠：正常。脊柱正常，棘突正常。活动度正常。四肢正常。无杵状指趾，无指部变形。无双下肢水肿。腹壁反射正常，四肢肌张力正常。左上肢肌力 V 级；左下肢肌力 V级；右上肢肌力 V 级；右下肢肌力 V 级。肱二头肌反射；左正常，右正常；肱三头肌反射；左正常，右正常；膝腱反射；左正常，右正常；跟腱反射；左正常，右正常；Hoffmann 征：左（－），右（－）；Babinski 征：左（－），右（－）；Kerning 征：左（－），右（－）；Oppenhei 征：左（－），右（－）；Gordon 征：左（－），右（－）；Lasegue 征：左（－），右（－）；踝阵挛：左（－），右（－）。专科查体：双侧腰部未触及包块，双侧肾区无明显压痛、叩痛，双侧输尿管走行区无压痛，下腹部无膨隆，膀胱区无压痛。

三、辅助检查

1. 增强 CT 检查结果示　左肾实质见一稍高密度肿块影，局部向外突出，最大层面约 4.1cm×6.9cm，增强扫描动脉期呈明显不均匀强化，门脉期及延迟期强化程度有降低，考虑肿瘤性占位病变可能，肾癌？双肾见数个囊状低密度影，考虑囊肿可能。

2. CT 血管造影（CTA）提示

（1）左肾可见一最大层面大小约 3.9cm×7.0cm 团块影，动脉期明显强化，边界清楚，考虑肿瘤占位性病变可能大。右肾形态大小未见明显异常，肾盂。肾盏未见扩张，实质强化好，左肾位置高于右肾。

（2）左肾动脉层面可见一副肾动脉自腹主动脉发出。右肾动脉主干及主要分支均显示清楚，未见血管变异，远端可见少许细小分支向上述团块供血。

（3）双侧肾静脉主干及大分支显示清楚，均汇入下腔静脉，未见血管变异。未见局部狭窄及膨隆改变。

四、初步诊断

考虑：左肾癌？

五、鉴别诊断及诊疗计划

1. 鉴别诊断　需与肾脏良性肿瘤鉴别，进一步可行磁共振、超声造影、穿刺活检等检查鉴别。

2. 诊疗计划　完善相关术前常规检查后，择期行了机器人辅助腹腔镜左肾部分切除术。术后对症、补液治疗。术后病理提示：左肾嫌色细胞癌（Fuhrman Ⅱ级）。

六、治疗过程

手术过程：

1. 麻醉成功后，患者取右侧卧位，常规建立气腹及机器人操作系统。

2. 切开侧腹膜，游离出左肾及肾动、静脉及副肾动脉。

3. 钝锐性结合分离粘连，游离显露肾脏肿块，以血管阻断钳临时阻断左肾动脉，距离包块 5mm 完整切除左肾包块。

4. 以 3－0 可吸收线修补集合系统，以 2－0 倒刺线缝合肾脏切缘，移除肾动脉阻断钳，检查无活动性出血。

5. 清点纱布，留置血浆引流管，退镜撤除机器人操作系统，缝合切口，术毕。

七、最终诊断

左肾嫌色细胞癌（$T_{1b}N_0M_0$）

八、治疗/随访效果

术后 1 天肠道排气，术后 2 天拔除血浆引流管，术后 5 天出院。病检提示："左肾肿瘤"：嫌色细胞癌（Fuhrman Ⅱ 级），切缘未见肿瘤浸润。

九、心得体会及病例讨论

发生于人类肾脏的嫌色细胞癌在 1985 年首次被报道。占肾肿瘤的 3.6% ~ 10.4%，发病高峰年龄在 60 岁左右，男女发病率大致相等。大多数患者通过体检偶发诊断，有临床表现者可表现为血尿、腰部疼痛，尿潜血检查阳性，肿瘤平均最大径为 6 ~ 8cm。

大体而言，嫌色细胞癌不像肾癌的其他亚型，较少出现出血或坏死灶，且预后较好。

治疗的选择上由于嫌色细胞癌的预后较好而且增强 CT 或 MRI 对于其诊断有一定的特征性。因此，随着医学技术的进步，对于术前考虑嫌色细胞癌诊断、肿瘤大小 ≥7cm 患者，也可以根据实际情况选择保留肾单位手术治疗。

嫌色细胞癌预后的重要预测因素，单因素分析中，肿瘤大小（>7cm vs ≤7cm）、分期、集合系统是否累及与预后有关本文。Cheville 等研究显示淋巴结累及、远处转移及肿瘤最大径（$P < 0.001$）而非肿瘤分期与预后密切相关。

十、主编评述

肾嫌色细胞癌是一种临床少见低度恶性的肾细胞癌，瘤体较大，预后较好；不适用 Fuhrman 分级系统；肿瘤大小是否大于 7cm 是肾嫌色细胞癌预后的独立预测因素。目前随着临床技术进步尤其是达·芬奇机器人的出现，手术适应证正在进一步的扩大。

参 考 文 献

[1] Cindolo L, de la Taille A, Schips L, et al. Chromophobe renal cell carcinoma: comprehensive analysis of 104 cases from multicenter. European database. Urology, 2005, 65: 681 – 686

[2] 李春香，陈旭升，刘素香，等. 肾嫌色细胞癌临床病理特征及预后分析. 中华泌尿外科杂志，2010, 31: 670 – 674

[3] Peyromaure M, Misrai V, Thiounn N, et al. Chromophobe renal cell carcinoma: analysis of 61 cases. Cancer, 2004, 100: 1406 – 1410

[4] 戴景蕊，张连宇，张瑾，等. 螺旋 CT 双期扫描对不同肾癌亚型的诊断价值. 中华医学杂志，2010, 90: 2177 – 2181

[5] 吴斌，彭卫军，顾雅佳，等. 不同病理亚型肾细胞癌的磁共振成像表现. 中华肿瘤杂志，2008, 30: 825 – 830

[6] 黄吉炜，张进，董柏君，等. 68 例肾嫌色细胞癌的临床病理特征和预后分析. 中华肿瘤杂志，2012, 34(7): 510 – 513

病例 11 急性肾盂肾炎

一、病历摘要

患者，女，32 岁，藏族，农民，入院于 2017 年 6 月 5 日。

主诉：左侧腰腹疼痛 3 天，发热 2 天。

现病史：入院前 3 天，患者无明显诱因开始出现左侧腰腹部疼痛，为隐痛、胀痛、阵发性绞痛。疼痛剧烈，无明显放射，伴恶心及呕吐，伴尿频、尿急、尿痛。不伴肉眼血尿，无尿不尽、夜尿增多等症状。无畏寒发热，无心慌胸闷，无咳嗽咳痰，无头昏头痛。当地县医院诊断为尿路结石伴感染，并行输液治疗，上述症状未见明显好转，2 天前，上述症状逐渐加重，伴发热，最高体温 39.2℃，今日为求进一步治疗来我院，门诊以"左侧输尿管结石伴感染"收入我科。

既往史：平素身体健康，否认"高血压、糖尿病、冠心病"等慢性病史，否认"乙肝、结核、伤寒、菌痢"等传染病史，预防接种史按计划进行，否认磺胺类、链霉素、庆大霉素、青霉素、头孢菌素类药物、食物过敏史，否认外伤史，否认输血史，否认手术史。

个人史：出生地：木里县，长期居留地：木里县。无地方病地区居住情况，未到过疫区，否认冶游史，无嗜烟史，无饮酒史。职业：农民，工作条件：无工作毒物、粉尘、放射性物质接触史。

婚育史：已婚，结婚年龄 20 岁，初潮 14 岁，周期 28 天，每次持续 3~7 天，末次月经日期：2017 年 05 月 22 日，经量正常，无痛经，妊娠 1 胎，顺产 1 胎，流产 0 胎。

家族史：否认近亲婚配。无性早熟家族史。家族中无类似患者。无"高血压、糖尿病"等家族遗传性疾病史

二、体格检查

T：39.3℃，P：97 次/分，R：21 次/分，BP：98/65mmHg，W：58kg。发育良好，营养一般，体型正常，急性热病容，表情痛苦，被动体位，步态正常，神志清楚，查体配合。全身皮肤未见色素沉着，浅表淋巴结未触及肿大。四肢肌力、肌张力正常。脊柱外观正常。神经系统查体未见异常。专科情况：全腹软，无压痛及肌紧张、反跳痛，肝脾未触及，双肾区叩痛明显，以左侧为甚，左侧输尿管移行段压痛，膀胱区无压痛，移浊阴性，肠鸣正常。

三、辅助检查

门诊血常规示：白细胞 17.65×10^9/L，中性 89.2%，淋巴 3.2%。尿常规：尿隐血 2+，尿蛋白 +，镜下红细胞 1+，镜下白细胞 3+。

四、初步诊断

急性肾盂肾炎

五、鉴别诊断及诊疗计划

1. 鉴别诊断

(1)急性膀胱炎：除有严重的尿路刺激征即尿频、尿急等和排尿时有尿道烧灼感外，并无明显全身症状，其血常规无明显异常。

(2)泌尿系结核：临床症状有相似之处，结核患者尿浓缩行抗酸染色涂片，可发现结核杆菌，泌尿系 CT 有时可发现患肾肾小盏边缘如虫蛀状，有时出现空洞及钙化。

(3)黄色肉芽肿性肾盂肾炎：较少见，尿培养多呈阴性，一般为单侧，肾功能明显受损或丧失，常伴有肾结石和上尿路狭窄。

2. 诊疗计划 　完善三大常规、肝肾功、凝血、胸片、心电图、腹部 CT 等检查，进一步明确诊断。

六、治疗过程

患者入院后完善凝血，心电图，胸片未见明显异常，血常规示：白细胞 $20.57 \times 10^9/L$，中性 94.2%，淋巴 2.2%，血红蛋白 114g/L，血小板 $146 \times 10^9/L$，尿常规：酮体＋，尿隐血 3＋，尿蛋白＋，镜下红细胞 1＋，镜下白细胞 2＋，肝功：白蛋白 30.3g/L。

泌尿系 CT(图 2 - 39)。

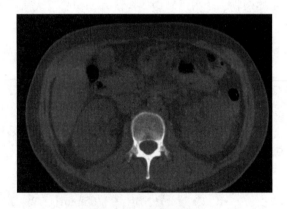

图 2 - 39　泌尿系 CT

治疗上①全身支持治疗，卧床休息，营养支持，补充液体，维持体内水电解质平衡，维持每天尿量在 1500ml 以上；②选用肾毒性小的三代头孢类抗生素抗感染，经验治疗 48 小时后，患者尿频、尿急、尿痛症状较前减轻，体温最高为 36.8℃，症状明显缓解。尿培养见大肠埃希菌生长，菌落数大于 $10^5/ml$，对头孢类抗生素敏感。继续给予足疗程治疗满 14 天，患者症状体征逐渐好转直至消失，期间反复检查尿常规和尿培养，均正常，痊愈出院。

七、最终诊断

急性肾盂肾炎

八、治疗/随访效果

随访 3 个月，无尿频、尿急、尿痛，无畏寒、发热，无腰痛等症状。

九、心得体会及病例讨论

急性肾盂肾炎是肾盂和肾实质的炎症，表现为发热、寒战和腰痛。患者也可能出现下列少见的非特异性症状，如恶心、呕吐和弥漫性腹痛，对这类患者需要高度怀疑此病。正如下尿路感染一样，急性肾盂肾炎可根据尿路结构和功能的完整性分为合并性和非合并性感染。

患者的尿液分析通常有菌尿和脓尿，有80%的群体获得性肾盂肾炎的主要致病菌是大肠杆菌。其他常见的致病菌有变形杆菌、假单胞菌、肠杆菌、沙雷菌、肠球菌。除非患者的免疫系统有问题或病情严重，大多数免疫系统完善的患者都有白细胞增多。血培养通常为阴性。静脉肾盂造影、超声和CT扫描等影像学检查常用于排除梗阻或确定需要引流的感染灶（如脓肿）。一般情况下影像学检查只用于下列患者：开始就有败血症表现的患者，怀疑有梗阻的患者，发热超过3天及首次抗生素无效的患者。

急性肾盂肾炎最严重的并发症是中毒性休克。感染途径有两种：①上行性感染，细菌由输尿管进入肾盂，再侵入肾实质。70%的急性肾盂肾炎是源于此途径；②血行性感染，细菌由血流进入肾小管，从肾小管侵入肾盂，约占30%，多为葡萄球菌感染。尿路梗阻和尿流停滞是急性肾盂肾炎最常见的原因，单纯的肾盂肾炎很少见。

急性肾盂肾炎的治疗主要为非手术治疗，包括全身支持治疗和抗菌药物治疗。急性肾盂肾炎治疗的主要目标是控制感染，防止迁徙、扩散，避免复发的感染。治疗原则是：①给予抗菌药物前留取清洁中段尿，做细菌培养及药敏试验。初治时按常见病原菌经验给药；获知药敏试验结果后，及时调整用药；②急性肾盂肾炎伴发热等全身症状的患者宜静脉给药，疗程至少14天，一般2~4周；热退后可改为口服给药。反复发作性肾盂肾炎患者疗程需更长，常需4~6周；③对抗菌药物治疗无效的患者应进行全面尿路系统检查，若发现尿路解剖畸形或功能异常者，应给予矫正或相应处理。

十、主编评述

肾盂肾炎是由各种病原微生物感染直接引起肾小管、肾间质和肾实质的炎症。主要为非特殊性细菌，其中以大肠埃希氏杆菌为最多（占60%~80%），其次为变形杆菌、葡萄球菌、粪链球菌、产碱杆菌、少数为绿脓杆菌；偶为真菌、原虫、衣原体或病毒感染。急性肾盂肾炎起病急，患者出现发热、寒战、白细胞增多等症状，常有腰部酸痛和肾区叩痛，可出现排尿困难、尿频、尿急等膀胱和尿道的刺激症状。尿检查可显示脓尿、蛋白尿、管型尿和菌尿等，也可出现血尿。脓尿在泌尿系统不同部位发生感染时均可形成，但白细胞管型仅在肾小管内形成，提示病变累及肾脏，对肾盂肾炎的临床诊断有意义。急性肾盂肾炎病变呈灶状分布，肾小球通常较少受累，一般不出现高血压、氮质血症和肾功能障碍。如无并发症，预后一般较好。绝大多数患者经抗生素治疗后症状于数天内消失，但尿中可持续有细菌存在，病情可复发。伴有尿路阻塞、糖尿病或免疫障碍的患者，病情常较严重，可发生败血症。如并发肾乳头坏死则可引起急性肾衰竭。

参 考 文 献

［1］陈旭．急性肾盂肾炎合并糖尿病肾病的用药分析和药学监护．中国医刊，2012，47（8）：84 - 86
［2］张伟军，邹晓华，周云芳．氟罗沙星与环丙沙星治疗泌尿道感染的成本 - 效果分析．医药导报，2006
［3］陈学林．司帕沙星治疗重症急性肾盂肾炎的疗效观察．中国社区医师（医学专业半月刊），2008，13（15）：35

病例 12　肾盂旁囊肿

一、病历摘要

患者，女性，56 岁，因"左侧腰背部胀痛 1 个月"入院。

现病史：入院前 1 个月，患者无明显原因出现左侧腰背部胀痛不适，呈阵发性，疼痛程度不剧烈，无放射性疼痛，无肉眼血尿，无恶心、呕吐，无发热、寒战，无腹胀、腹痛，至当地医院就诊，"B 超"提示"左肾积水"，给予对症止痛（具体不详）治疗，症状有所缓解。近 1 个月，患者自觉左侧腰背部胀痛不适发作频繁，今由家属陪同下至我院门诊，要求进一步诊治，收入我科。

患者患病以来精神、饮食可，大小便无异常，睡眠可，体重无明显变化。

既往史：否认高血压病、糖尿病病史。

个人史：否认吸烟、饮酒史。

婚育史：22 岁结婚，配偶体健，有 1 子。

家族史：父母体健，否认家族遗传性疾病病史。

二、体格检查

T：36.5℃，P：86 次/分，R：20 次/分，BP：120/85mmHg。慢性病容，神志清楚，查体合作，自主体位。全身巩膜无黄染，浅表淋巴结未扪及肿大。心肺腹（ - ），双侧肋脊角对称，双肾区无红肿。局部无压痛及叩击痛，双侧肾脏均未扪及，沿双侧输尿管行径区无压痛，未扪及包块。耻骨上膀胱区不充盈，无压痛。阴毛呈女性分布，外阴发育正常，尿道外口无红肿。

三、辅助检查

1. 血常规、尿常规　未见异常。

2. 泌尿系增强 CT　左侧肾盂旁囊肿，大小约 5.5cm，位于左肾背侧。

3. 静脉肾盂造影及左侧逆行肾盂造影　左侧肾盂、肾盏拉伸变窄，证实囊肿与集合系统不相通（图 2 - 40）。

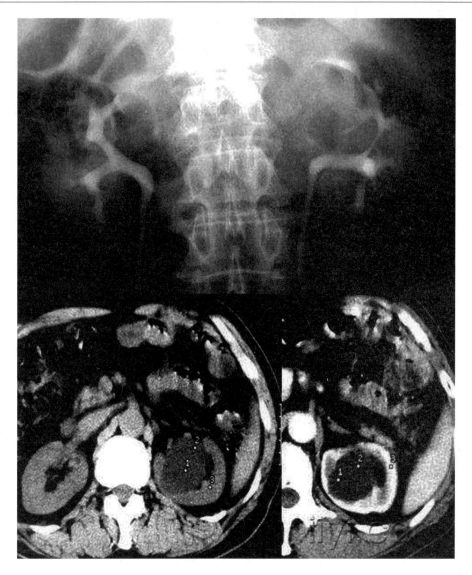

图 2-40　IVP 及 CT 图像

四、初步诊断

左侧肾盂旁囊肿

五、鉴别诊断及诊疗计划

1. 鉴别诊断　与左肾积水、左肾囊肿、左侧囊性肾癌相鉴别。

2. 诊疗计划　入院后给予积极完善血常规、凝血、腹部平片、盆腔 CT 等相关辅查及术前准备。

六、治疗过程

入院后完善术前检查，与患者及家属积极交流病情，择期全麻下行 3D 后腹腔镜左侧肾盂旁囊肿去顶减压术。

具体操作如下：于患侧腋中线髂嵴上方2横指处做一长约1.5cm横行切口，向下钝性分离至腰背筋膜深面，食指扩张分离腹膜后间隙。将自制扩张球囊放入腹膜后间隙，注空气500ml，扩张腹膜后间隙。拔除扩张球囊，经切口伸入食指于腹膜后间隙，充分推开腹膜。手指引导下，分别于腋后线12肋下以及腋前线肋弓下置入5mm及12mm Trocar，髂嵴上通道置入12mm Trocar。先以超声刀将腹膜外脂肪自Gerota筋膜表面分离，暴露Gerota筋膜后纵向切开，打开肾脏中下极脂肪囊，于肾下极水平腰大肌内侧分离出输尿管上段，沿输尿管向上分离显露肾盂，然后游离出紫蓝色的肾盂旁囊肿，分离过程中需注意避免损伤肾蒂血管。将囊肿剪开，吸净囊液，然后牵拉囊壁仔细分离，距正常肾实质0.5cm环形切除囊壁。检查囊肿与集合系统不相通，将肾门周围带蒂脂肪填入囊腔。检查无活动性出血后，留置血浆管1根于腹膜后。

术后病检：左肾盂旁单纯性囊肿。

七、最终诊断

左侧肾盂旁囊肿

八、治疗/随访效果

术后第1日拔除血浆管，左侧腰背部切口甲级愈合，安排出院。

术后随访2年，未见囊肿复发。

九、心得体会及病例讨论

此病例为左侧肾盂旁囊肿，肾盂旁囊肿术前容易和肾盂积水混淆，术前泌尿系增强CT、静脉肾盂造影、逆行肾盂造影有助于鉴别肾盂积水。我们采取后腹腔镜囊肿去顶减压术治疗肾盂旁囊肿，因其具有暴露充分、创伤小、出血少、恢复快等优点，疗效满意，是肾盂旁囊肿治疗的理想方式。

十、主编评述

肾囊肿起源于肾小管，病变起始为肾上皮细胞增殖而形成之肾小管壁囊肿扩大或微小突出，其内积聚了肾小球滤过液或上皮分泌液，与肾小管不相通。由于肾盂内压力较低，肾盂旁囊肿通常挤压肾盂，故肾盂旁囊肿较其他部位肾囊肿更容易较早出现肾盂积水，继而引发腰腹痛、血尿、结石、感染等症状或后果。手术方法有开放性肾囊肿去顶减压术、B超引导下肾囊肿穿刺硬化术，以及腹腔镜下肾囊肿去顶减压术等。随着泌尿外科腹腔镜技术和器械的发展，腹腔镜下肾盂旁囊肿去顶减压术已经成为治疗肾盂旁囊肿的首选方法。术中应避免损伤肾蒂血管，囊肿去顶后引流效果差及肾门部术后易粘连导致囊肿去顶处再封闭，故应将肾门周围带蒂脂肪填入囊腔。近年来，随着输尿管软镜的开展，输尿管软镜下经肾盂囊肿内切开并留置双"J"管为患者提供了新的手术选择方式，其创伤小、恢复快、术后不需留置引流管，特别对出血性疾病、肾脏有手术史可能存在粘连、严重腰椎侧弯、重度肥胖的肾盂旁囊肿患者，输尿管软镜手术是其首选术式，但其存在软镜设备昂贵、术中囊肿壁定位困难、术后缺乏长期随访数据等缺点。

参 考 文 献

[1] 何华东，水冰，胡正崖，等．腹腔镜下肾盂旁囊肿去顶减压术．临床泌尿外科杂志，2011，26(4)：275-277

[2] Yoder BM, Wolf JS. Long-term outcome of laparoscopic decortications of peripheral and peripelvic renal and adrenal cysts. J Urol, 2004, 171(4)：583-587

[3] 张彤，杨景国，梁磊．后腹腔镜手术治疗16例肾盂旁囊肿．中国微创外科杂志，2009，9(8)：731-732

[4] 何昊阳，李立宇，陶志兴，等．输尿管软镜与腹腔镜治疗肾盂旁囊肿对比分析．现代临床医学，2016，42(6)：417-419

病例 13　肾脏嗜酸细胞腺瘤

一、病历摘要

患者，男，71岁，退休。

主诉：因"体检发现右肾占位1周"入院。

现病史：患者1周前来我院体检，行腹部彩超提示：右肾下极皮质内不均质回声团，考虑恶性可能性大；进一步行增强CT检查提示：右肾下极占位性病灶伴异常强化，大小约4.5cm×4.0cm，提示新生物。患者无腰背部疼痛，无肉眼血尿，无明显尿频、尿急及尿痛。

既往史：患者既往体健，无手术、外伤史。

婚育史及家族史：已婚，育有3女，无家族性遗传病史。

二、体格检查

患者一般情况尚可，生命体征平稳，心肺(-)，腹部未见明显异常，双肾区无隆起，无压痛及叩击痛，双侧输尿管走行区无压痛，膀胱区无压痛。

三、辅助检查

根据实际情况提供：

1. 肾脏CT(图2-41)　右肾下极占位性病灶伴异常强化，大小约4.5cm×4.0cm，提示新生物。

2. 血常规、粪便常规、肝肾功能未见明显异常。

3. 尿常规　隐血2+，红细胞0~2/HP。

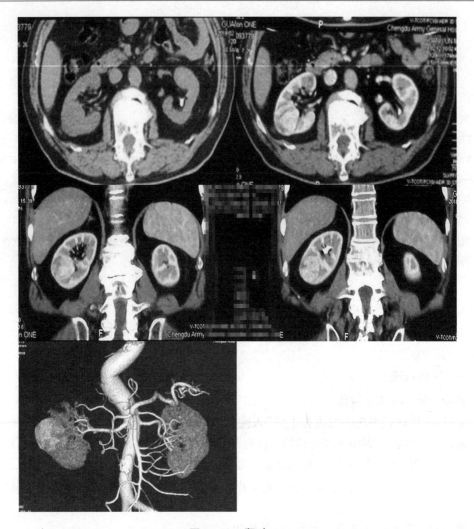

图 2 - 41　肾脏 CT

四、初步诊断

右肾肿瘤

五、鉴别诊断及诊疗计划

1. 鉴别诊断

(1)肾透明细胞癌：肾实质癌是来源于肾小管上皮细胞的腺癌，85% 为透明细胞癌，还有一部分为颗粒细胞癌及混合细胞癌。癌中常有出血、坏死、囊变和钙化。生于肾实质内，长大后浸润、压迫、破坏肾盂肾盏，向肾包膜外发展，形成血管瘤栓或转移到淋巴结及其他脏器。CT 表现：平扫可见肾局部隆起，内部密度不均匀偏低，其内可见斑片或小点状钙化，有时呈蛋壳状；增强扫描后正常部分肾增强明显，而癌内增强较低，内部增强程度不规则，有更低密度的坏死区存在。

(2)肾血管平滑肌脂肪瘤：是肾良性肿瘤中最常见者，约占肾肿瘤的 3%，肿瘤组织由血管、平滑肌和脂肪组成，可同时有结节性硬化症。CT 扫描不仅可显示肾内实质性占位病变，而且可测得 CT 值很低的脂肪成分，有助于本病的定性诊断。

2. 诊疗计划　拟在全麻下行腹腔镜保留肾单位右肾肿瘤切除术。

六、治疗过程

患者入院后完善相关检查，排除手术禁忌后于全麻下行腹腔镜保留肾单位右肾肿瘤切除术，术中探查见肿瘤为内生性，大小约 4.0cm×4.0cm×4.0cm，包膜完整，边界较清楚，切除肿瘤完整，术中血管阻断约 25 分钟，术中出血约 100ml，开放血管后见肾脏迅速恢复红润，创面无活动性出血。

术后病理诊断右肾嗜酸细胞腺瘤。免疫组织化学示：瘤细胞：Vim（－）、CgA（－）、EMA（＋）、RCC（－）、Syn（－）、S－100（－）、CD15 灶（＋）、CD34（－）、CK7（－）、CK20（－）、inhibin（－）、CD10（＋）。

七、最终诊断

右肾嗜酸细胞腺瘤

八、治疗/随访效果

术后 1 个月来院复查，血常规、肝肾功、尿常规未见明显异常。腹部彩超右肾呈术后改变，余无明显异常。

九、心得体会及病例讨论

目前认为肾嗜酸性细胞瘤为一种起源于肾脏近曲小管上皮细胞，临床较为少见的肾脏实质性肿瘤，为一种良性肿瘤，占肾脏原发性肿瘤的 3%～10%，男性多于女性。该肿瘤的发病原因目前尚不清楚，有些患者有典型的遗传学改变，常有染色体 Y 和 1 的缺失，而且经常有 t（5；11）与 t（9；11）的基因置换。

肿瘤绝大多数为单发，少数为多发，双侧者往往为嗜酸细胞增多症以及患有 Durt－Hogg－Dube 综合征的患者。本病通常无临床症状和体征，多为体检时发现，少数可能出现腰痛，腹部肿块和镜下血尿。

该病通过影像学检查很难与肾脏恶性肿瘤相鉴别，但近年随诊对其影像学表现的深入研究，发现其有一些相对特异性的表现。CT 上表现为肿瘤外形光整，密度相对均匀，可有完整的包膜，增强扫描低于肾实质密度，一般无出血及坏死，以"早进晚出"为主，多数肾细胞癌 CT 表现为密度不均匀，边界不清，增强扫描表现为"快进快出"，部分有囊性变。该病病灶中央星型瘢痕为其特征性改变，但亦有学者发现部分肾脏恶性肿瘤如嫌色细胞癌和少部分透明细胞癌也有此特征，目前认为瘢痕是由于肿瘤生长缓慢，长期缺血引起，表现不典型者与肾血管平滑肌脂肪瘤、肾乳头状癌及肾嫌色细胞癌鉴别困难。

MRI 对肾嗜酸细胞瘤的诊断有赖于肿瘤内部组织的信号差异，部分平扫时 T_1 加权为等信号或低信号，T_2 加权为高信号，动态增强时有强化。中央瘢痕大部分延迟强化。虽然各种影像学有一定特征，仍确诊主要依据病理学检查。大体病理标本上表现为界限清楚，多有完整包膜，切面呈棕色或棕黄色，质地均匀，中央为灰白色，可见到星状纤维化瘢痕病灶，无典型出血及坏死灶。显微镜下肿瘤由单一的嗜酸细胞组成，胞质中富含大量线粒体导致染色后存在丰富的嗜酸颗粒。瘤细胞具有嗜酸性胞质和均一的细胞核以及较小核异型性。免疫组织化学研究发现肾嗜酸细胞瘤表达各种细胞角蛋白(Cytokeratin)，CK8 染色阳性、上皮膜抗原(EMA)阳性，Vimentin 和 CK7 均阴性。肾嫌色细胞癌胞质嗜酸性不如嗜酸细胞瘤强，CK7 表达明显高于嗜酸细胞瘤，颗粒细胞癌和混合性肾细胞癌胞质嗜酸性均较弱，免疫组织化学 CK7 及 Vimentin 均呈阳性，因此免疫组织化学检查在肾嗜酸细胞瘤和肾细胞癌的鉴别诊断中起重要作用。

目前多认为此病为一种良性肾脏肿瘤，主张行肿瘤剜除或肾部分切除术，对于巨大肿瘤可行肾切除，但临床实际工作中较多病例术前很难与肾脏恶性肿瘤相鉴别，病理证实之前已行根治性肾切除，因此对于术前怀疑肾嗜酸性细胞瘤者，有学者建议术前穿刺活检或术中快速切片以决定手术方式，以避免误诊和不必要的根治性肾切除术。近年来，随着保留肾单位治疗肾癌手术的开展，我们认为根据肿块大小及部位可行保肾手术的，尤其是术前根据影像学检查不能明确诊断的，尽量行保留肾单位手术。

综上所述，肾脏嗜酸性细胞瘤是一种少见的良性肾脏肿瘤，临床表现、影像学检查均无明显特异性表现。对于影像学检查有中央星状瘢痕的肾脏肿瘤应考虑肾脏嗜酸细胞瘤的可能。首选保留肾单位手术，术后应严密随访。

十、主编评述

肾脏嗜酸细胞瘤为一种肾脏良性肿瘤，临床上较为少见，近年来文献报道逐渐增多，由于其发病率与术前确诊率较低，且临床无明显特征，临床上较难与肾脏恶性肿瘤相鉴别，大多数病例术前被拟诊为肾细胞癌而行肾脏切除术，术后病理证实，失去了保肾的机会。因此掌握其相关的临床知识及病理特征，提高对该病的术前诊断率，对于尽可能保留肾单位，保护残存肾功能具有较重要的意义。

参 考 文 献

[1] Pavlovich CP, Schmidt LS, Philips JL. The genetic basis of renal cell carcinoma. Urol Clin N Am, 2003, 30(3): 437-454

[2] Wu J, Zhu Q, Zhu W, et al. Comparative study of CT appearances in renal oncocytoma and chromophobe renal cell carcinoma. Acta Radiol, 2016, 57(4): 500-506

[3] Rosenkrantz A B, Hindman N, Fitzgerald E F, et al. MRI features of renal oncocytoma and chromophobe renal cell carcinoma. AJR Am J Roentgenol, 2010, 195(6): 421-427

[4] Wobker SE, Williamson SR. Modern Pathologic Diagnosis of Renal Oncocytoma. J Kidney Cancer VHL, 2017, 4(4): 1-12

[5] Bhatt NR, Davis NF, Flynn R, et al. Dilemmas in diagnosis and natural history of renal oncocytoma and implications for management. Can Urol Assoc J, 2015, 9(9-10): E709-712

病例 14 右肾未分类的肾细胞癌伴下腔静脉血栓

一、病历摘要

患者，男性，52岁。

主诉：因"右上腹痛、腹胀1周余，加重1天"入院。

现病史：无腰背胀痛；无恶心、呕吐；无尿频、尿急、排尿困难、尿痛、血尿等不适。
1天前上述症状加重，患者遂到某医院就诊行腹部彩超示：右肾窝区混合性回声，于右肾分界不清：肿瘤？为求进一步检查治疗，遂入住我科。

患者自患病以来，精神体力尚可，食欲明显下降，体重无明显变化，大小便正常。

二、体格检查

患者一般情况尚可，生命体征平稳，心肺（−），右上腹稍隆起，触及包块，约15cm×12cm大小，表面尚光滑，质地偏硬，活动度差，轻度压痛，双肾区无隆起，左肾区叩击痛（−），右肾区叩击痛（+），双侧输尿管走行区无压痛，膀胱区无压痛。

三、辅助检查

血管彩超（图2-42）：右肾区巨大不均质回声团块将下腔静脉挤压抬高，肝后段内径纤细，管腔显示不清，内血流充盈尚可，呈花色血流，最大血流速度约120cm/s，远心段内径增宽，最宽约2.4cm，内未见明显血流信号。双侧髂总静脉管腔内稍强回声，考虑陈旧性血栓可能。下腔静脉远心段内径增宽，未见明显血流信号，血栓待排；下腔静脉肝后段血流速度增快，双侧髂血管走行平直，双侧髂总静脉管腔内可见稍强回声，左侧范围约2.6cm×0.7cm，右侧范围约2.5cm×0.9cm，彩色多普勒显示管腔内可见血流信号。

肿瘤标志物示：甲胎蛋白3.23ng/ml、癌胚抗原0.61ng/ml、糖类抗原199 7.40U/ml、糖类抗原125 155.80U/ml。

肾动态显像：①左侧上尿路排泄通畅，左肾血流灌注及肾小球滤过功能代偿性增高；②右肾下极功能区域ROI计算后提示血流灌注及肾小球滤过功能严重受损。总GFR：75ml/min，左肾GFR：70ml/min，右肾GFR：5ml/min。

骨扫描：$L_{1\sim3}$椎体区域显像剂摄取增高。

胸片：①双肺纹理稍多，右肺中叶及下叶后基底段条片影，考虑炎性病灶；②右肺散在小结节影，炎性增殖灶可能，双肺下叶后基底段纤维灶；③右侧少量胸腔积液。

腹部CT示（图2-43）：①右肾中上份巨大混杂密度占位性病灶，增强后病灶内部分实性成分轻度强化，考虑新生物合并出血可能？囊肿伴出血？②320排CT肾脏血管：右肾中上份占位性病灶内见右肾动脉分支血管供血，其内见多根细小血管穿行；右肾动脉局部稍膨大、呈瘤样扩张改变，动脉瘤？下腔静脉于延迟期仍未见确切造影剂充填；③扫及右侧少量胸腔积液伴右肺下叶少许渗出性改变。

下腔静脉造影（图2-44）：下腔静脉长段及双侧髂静脉长段栓子形成。

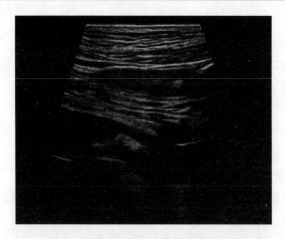

图 2 - 42　术前下腔静脉血栓超声影像

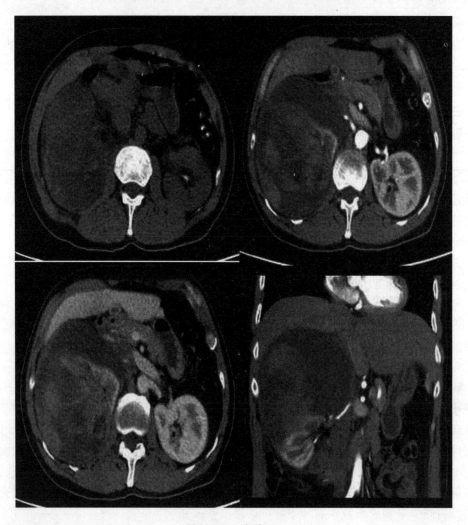

图 2 - 43　术前 CT

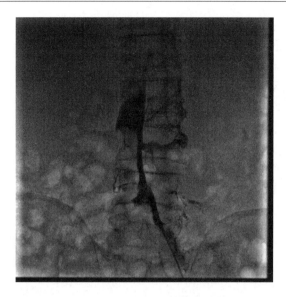

图 2 - 44　术前下腔静脉造影

四、初步诊断

右肾肿瘤伴下腔静脉血栓

五、鉴别诊断及诊疗计划

1. 鉴别诊断

（1）肾细胞癌：高发年龄在 50～60 岁，男：女为 2：1。常见症状为腰痛、腰腹肿块及血尿。无痛性间歇性肉眼血尿为主。腰腹部肿块往往较晚，因肿瘤破裂出血所致休克和急腹症者甚为少见；超声检查往往呈低回声或不均匀回声。CT 及 MRI 平扫及增强扫描常表现为造影剂快进快出，不均强化。病理类型需手术切除后确诊。

（2）肾血管平滑肌脂肪瘤（错构瘤）：肿瘤组织由血管、平滑肌和脂肪组成，可同时有结节性硬化症。女性多见，出现病状在 20～50 岁，40 岁以后占多数。多数在体检时发现，少数肿瘤出血，出现腰腹痛急诊就医。影像学上肿瘤组织内多数有脂肪成分。需手术切除后确诊。

2. 诊疗计划　完善相关检查，并予对症支持治疗，患者及家属手术意愿强烈，经多学科会诊讨论并制定围手术期救治预案后，决定行手术探查及肿瘤切除。

六、治疗过程

入院完善术前检查后经胸外科、心脏外科、肝胆外科、麻醉科、肿瘤科、ICU 等多学科术前讨论（MDT），在全麻下行右肾肿瘤根治术、腔静脉及髂血管栓子取出、腔静脉滤器安置术、下腔静脉、左肾静脉人工血管置换术。术中见右肾区大小约 20cm × 18cm × 16cm 包块，右肾形态失常，质硬，包膜完整，与周围组织粘连紧密，位置固定，肿瘤与下腔静脉、肝脏粘连重，游离困难，遂延长切口并开胸，切开膈肌，将肝脏向左上推移，暴露右肾区肿瘤组织，超声刀、结扎束游离肿瘤组织，因粘连重，左肾静脉、下腔静脉不能与右肾肿瘤剥离，探查左肾，左肾颜色质地可，找到左肾静脉并游离到下腔静脉入口段，右肾静脉下方找到右肾动脉后结扎并离断，阻断左肾静脉及下腔静脉，切除部分下腔静脉、离断左肾静脉，取出下腔静脉及髂血管内栓子，并完整切除肿瘤，于下腔静脉近心端放置腔静脉滤网，人工血管替换切除之下腔静脉、左肾静脉并与下腔静脉两端吻合，开放血流通畅，于胸腔放置闭式引流管一根引出接负压引流瓶，关闭膈肌及胸腔，腹腔创面肝上、肝下、左肾周各放置一根血浆引流管另戳孔引出，依次关闭腹部切口（图2－45）。术后生命体征平稳，在监护病房观察2天后转发转入普通病房，早期肾周引流液较少，术后5天肾周引流管引流液逐渐增多，呈乳白色，血清总蛋白45.36g/L，白蛋白32.40g/L，球蛋白12.96g/L，行引流液乳糜定性试验为阳性，黏蛋白定性试验为阳性。考虑乳糜漏，经限制饮食，于静脉给予卡文胃肠外营养，经22天治疗后乳糜漏消失。

术后病检回示：①（右肾）肿瘤性病变，结合多种免疫组化表型结果提示未分类的肾细胞癌可能性大；②（下腔静脉栓子1、2）病变符合血栓。

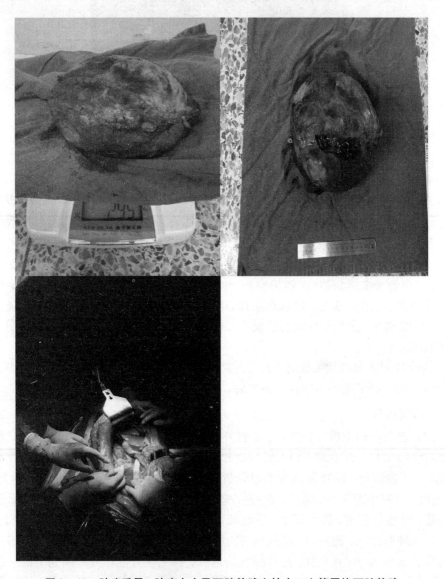

图2－45　肿瘤重量、肿瘤大小及下腔静脉血栓人工血管置换下腔静脉

七、最终诊断

右肾未分类的肾细胞癌伴下腔静脉血栓

八、治疗/随访效果

术后患者恢复可，能参加轻体力活动，饮食及大小便正常，血生化常规检查正常。术后1年复查腹部CT示：右肾区未见确切异常强化影，下腔静脉内金属支架影，支架内造影剂充盈尚可。

九、心得体会及病例讨论

肾脏肿瘤是泌尿系统常见肿瘤之一。临床工作中大部分患者为体检发现肿瘤，小部分患者因出现腰痛、腹痛、血尿等症状就医。在出现症状的患者中往往肿瘤体积偏大、分期较晚，甚至合并腔静脉瘤栓形成。其中未分类肾细胞癌是一类罕见的肾脏恶性肿瘤，具有特征性的形态学和遗传学改变。占肾脏肿瘤的0.7%～5.7%，往往发现时都是高分级和高分期。Zisman等对31例未分类肾细胞癌随访研究，发现93.55%的患者有远处转移，61.13%的患者行肾癌根治术。此例患者术前检查未发现远处转移，经多学科合作完成手术，随访1年无复发转移。通过此患者的诊断总结治疗体会如下：近年来随着腔镜技术的蓬勃发展，在三甲医院绝大部分患者均可通过腹腔镜进行手术治疗，但是对于小部分复杂的肿瘤仍需要开放手术治疗。在肿瘤与相邻脏器粘连紧密时，术前的准确评估、多学科协作制定周密的手术计划、术后康复方案对于治疗效果尤为重要，术前阅片发现肿瘤大，与下腔静脉粘连紧密，且腔内有血栓形成，术中暴露困难，需将肝脏上翻才能充分暴露，就需采取胸膜联合切口，术中需先阻断下腔静脉以免血栓脱落致肺栓塞，在切除肿瘤的过程中，肿瘤不能和下腔静脉分离，需切除部分下腔静脉进行血管置换，为了防止术后血栓形成或术中栓子脱落行腔静脉滤网安置以便术后栓塞的并发症出现。通过多学科术前的精心讨论和术中的精妙配合，就治顺利进行。术后出现淋巴漏，分析原因可能是腹部大血管旁的淋巴管受到破坏，淋巴回流障碍，淋巴液积聚在创腔引流出体外，我们通过进禁油脂性食物，给予胃肠外静脉营养治疗后淋巴漏消失。在治疗过程中患者及家属积极配合，康复顺利，我们体会医患沟通从心开始，医护人员对患者的关心能够给他们极大的信心，患者的依从性好会积极配合治疗，收到良好的效果。另外，要对患者及家属进行疾病的认知教育，对于家属的开导和教育也是心理干预的一部分。家属有了正确的认识和正面的心态才能更好地引导和帮助患者渡过心理难关，战胜疾病。

十、主编评述

复杂性肾肿瘤因其体积巨大、血供丰富、可能并发腔静脉瘤栓或血栓，常常压迫或侵及与腔静脉与主动脉等主要血管，或者与邻近的肝脏、胰腺、十二指肠等脏器关系密切等，而带来巨大的手术风险，在临床工作中具有很大的挑战性。本例肿瘤巨大且侵及和压迫腔静脉导致远端长段血栓，密切粘连肝脏，因此，术者及其团队在术前进行了详尽的影像学检查和多次的MDT讨论，术中心血管外科、肝胆科、胸外科等多学科联合手术，历经了较大的风险，顺利完成了手术。术后经ICU严密监护，恢复过程基本平稳。乳糜漏是腹膜后或腔静脉进行广泛游离时一种少见但难以完全避免的并发症，尤其在胸导管或乳糜池损伤时可发生术后淋巴液大量渗漏，手术补救极为困难，多数采取营养支持、通畅引流、限制油脂性饮食、适当抗感染等保守治疗措施。本例手术完成及术后并发症救治的成功，得益于围手术期多个学科的强力支撑和深度合作，也得益于良好的医患沟通，医患双方都给予了患者积极的精神支持和细致的治疗细节处置。当然，不是每一个复杂性病例的诊治都能做到顺利成功，客观上仍存在一定的失败的风险，因此，术前需要医护人员充分评估病情及制定多种诊治预案，也需要患者及家属在建立充分信任的前提下，做好必要的心理准备及经济支持。

<h2 style="text-align:center">参 考 文 献</h2>

［1］Lopez－Beltran A, Scarpelli M, Montironi R, et al. 2004 WHO classifi cation of the renal tumors of the adults. Eur Urol , 2006, 49: 798－805

［2］Talento R, Hewan－Lowe K, Yin M. Evaluation of morphologically unclassified renal cell carcinoma with electron microscopy and novel renal markers. Implications for tumor reclassification. Ultrastruct Pathol, 2013, 37(1)70－76

［3］Zisman A, Chao DH, Pantuck AJ, et al. Unclassified renal cell carcinoma: clinical features and prognostic impact of a new histological subtype. J Urol , 2002, 168: 950－955

病例 15　肾透明细胞性肾细胞癌

一、病历摘要

患者，男，40 岁。

主诉：发现"左肾占位 3^+ 周"。

现病史：患者入院 3 周前因胰腺炎发作于当地医院行 CT 检查示左肾下极小囊肿，左肾下极结节状等密度灶，直径约 2cm，考虑肾脏肿瘤性病变。否认腰痛腰胀，无尿频、尿急、尿痛，无血尿。

既往史：患者 3 周前 CT 检查发现肝胆结石。

二、体格检查

T: 36.0℃, P: 79 次/分, R: 20 次/分, BP: 120/84mmHg。专科情况：双肾无隆起，未扪及包块，无压痛、无叩击痛，双侧输尿管移行区无压痛，未扪及包块，耻骨上无隆起及压痛，未扪及明显肿物，外阴发育正常，尿道外口未见明显红肿及异常分泌物。

三、辅助检查

肝胆胰脾彩超（2017 年 09 月 22 日）：轻度脂肪肝；胆囊缩小，结石性胆囊炎可能；胆总管上段扩张，胰腺增厚，回声欠均质。

全腹 CTA（2017 年 09 月 22 日）：①双肾形态大小未见明显异常，肾盂肾盏未见扩张，实质强化好，左肾上极见一直接约 1.8cm 结节影，动脉期呈不均匀强化，门脉期强化略有减低，考虑肿瘤占位性病变，请结合相关检查；②双侧肾动脉主干及主要分支均显示清楚，双侧肾动脉均发自腹主动脉，未见血管变异，未见局部狭窄及膨隆改变，管壁未见确切钙化；③双侧肾静脉主干及大分支显示清楚，均汇入下腔静脉，未见血管变异。未见局部狭窄及膨隆改变；④腹主动脉主干及分支显示清楚，未见血管变异，未见局部狭窄及膨隆改变，未见主动脉夹层征象；⑤扫及胰腺肿胀，边缘模糊，周围见絮状渗出、液性密度影，双侧肾前静脉增厚，考虑急性胰腺炎改变。胆囊及胆总管结石。

四、初步诊断

左肾占位

五、鉴别诊断及诊疗计划

1. 鉴别诊断　需与肾脏良性肿瘤鉴别，进一步可行磁共振、超声造影等检查鉴别。
2. 诊疗计划　完善相关术前常规检查后，择期行机器人辅助腹腔镜左肾部分切除术。术后对症、补液治疗。

六、治疗过程

手术过程：①麻醉成功后，帮患者取右侧卧位，常规建立气腹及机器人操作系统；②术中见如上述；③术中钝锐性结合分离粘连，游离显露肾血管后，阻断肾动脉后，完整切除左肾包块，缝合切口，恢复血供，检查无活动性出血后清点纱布，留置血浆引流管，退镜撤除机器人操作系统，缝合切口，术毕。关闭胸腹腔及切口前处理：清点器械无误，彻底止血、放置引流管。术后病检示："左肾透明细胞性肾细胞癌"。

患者一般状态：良好，术后患者转病房。

七、最终诊断

左肾透明细胞性肾细胞癌

八、治疗/随访效果

术后给予常规补液、抗感染等对症治疗。随访半年，总肾脏功能无异常，手术区域未见复发征象。

九、心得体会及病例讨论

肾肿瘤是临床泌尿科常见的一种泌尿系统疾病，局限性肾癌是指癌细胞尚未侵犯肾周组织及邻近器官，无远处转移，仅局限于肾实质内的肾细胞癌（renal cell carcinoma，RCC）。近年来，临床上治疗肾肿瘤的方法主要为开放手术行肾部分切除术，该方法的特点是可以保留患者一部分的肾单位，临床疗效可观，同时患者治疗后生活质量较高。随着腹腔镜在临床治疗中的广泛应用，将腹腔镜应用于肾肿瘤的治疗中，与开放手术相比，手术创伤轻，患者痛苦小，术后恢复快，广受临床的青睐。解剖程序化按照腰大肌、膈肌、腹膜返折等解剖标志，实施后腹腔镜下根肾部分切除术，可最大限度减少手术并发症。

十、主编评述

值得注意的是随着生活水平不断提高，规律体检及由于其他疾病而行全面检查的人群数量不断增高，早期肾癌的发现率较以往明显提高，肾肿瘤部分切除术的数量也逐步升高。自 1993 年 Winfield 等首次报道了腹腔镜下肾部分切除术以来，因其手术效果等同于肾癌根治术，该术式已成为泌尿外科常规手术。但由于泌尿系统在解剖学上的特殊性，如肾部分切除术等复杂的重建性手术，腹腔镜技术往往难以掌握，而最新手术机器人技术的应用克服了复杂腹腔镜手术技巧的限制，从而降低了重建性手术的难度，使得操作医师更容易掌握。目前 RALPN 已逐渐获得认可并广泛开。Gettman 等于 2004 年首先报道了机器人辅助腹腔镜肾部分切除术（robot assisted laparoscopic partial nephrectomy，RALPN）。Rogers 等报道 RPN 与传统腹腔镜保留肾单位手术相比，能轻松实现肾脏深层髓质和浅层皮质的双层关闭，缩短安全热缺血时间，能最大限度保护肾功能，认为 RPN 是首选的微创保留肾单位术式。

参 考 文 献

［1］邢增术，肖亚军，赵军，等. 后腹腔镜与开放手术行肾部分切除术治疗肾肿瘤的临床效果比较. 临床泌尿外科杂志，2011，26(12)：888 – 891

［2］包国昌，李春生，李海峰，等. 解剖程序化后腹腔镜肾部分切除术治疗局限性肾癌疗效分析. 内蒙古医学杂志，2017，49(08)：901 – 904

［3］魏武，龚隽，葛京平，等. 达·芬奇机器人在泌尿外科手术中的应用. 医学研究生学报，2011，24(1)：101 – 104

［4］嵇武，胡新勇，黎介寿. 手术机器人的应用进展与前景展望. 医学研究生学报，2010，23(9)：994 – 998

［5］Rogers CG，Ghani KR，Kumar RK，et al. Robotic partial nephrectomy with cold ischemia and on – clamp tumor extraction：recapitulating the open approach. Eur Urol，2013，63(3)：573 – 578

病例 16　肾嫌色细胞癌

一、病历摘要

患者，男，40 岁。

主诉：发现左肾占位 5 天。

现病史：患者 5 天前于当地医院体检发现左肾占位，无尿频尿急尿痛、无左肾区疼痛、无血尿等不适，腹部增强 CT 提示：左肾占位，性质？肾癌可能。为求进一步诊治，来我院就诊，门诊以"左肾占位"收入我科。起病来，患者精神、睡眠可，大便无明显异常，体重无明显改变。

既往史：既往体健，否认"肝炎、结核"等传染史；否认"糖尿病、高血压"病史；否认外伤史；否认输血史；否认过敏史；预防接种史不详。

个人史：无疫区居住情况，无冶游史，不嗜烟；偶有饮酒。

婚育史：适龄结婚，育有 1 子，子女体健。

家族史：家族中无同样患者。

二、体格检查

T：36.5℃，P：82 次/分，R：20 次/分，BP：130/81mmHg。发育正常，营养良好，慢性病容，表情自如，神智清楚，自动体位。步态正常，查体配合。皮肤黏膜色泽正常，无皮疹，无皮下出血。毛发分布正常，温度与湿度正常。弹性正常。无水肿，无肝掌，无蜘蛛痣。全身浅表淋巴结无肿大。头颅大小正常，无畸形，无其他异常。眼睑正常，结膜正常，眼球正常，巩膜无黄染，角膜正常，瞳孔等圆等大，对光反射正常。耳郭正常，无乳突压痛，外耳道无分泌物，无听力粗试障碍。鼻外形正常，无其他异常。无鼻旁窦压痛。唇红润，程度轻。黏膜正常，腮腺导管开口正常，舌正常。齿龈正常。齿列齐，扁桃体无肿大。咽无充血。声音正常。颈部无抵抗感，颈静脉正常，颈动脉正常，气管正中。甲状腺无其他异常。胸廓正常，无膨隆或凹陷。肺部呼吸运动正常，肋间隙正常。语颤正常。无胸膜摩擦感。无皮下捻发感。肺叩诊正常清音。呼吸规整，呼吸音正常，无啰音。语音传导正常。无胸膜摩擦音。无心前区隆起。心尖搏动正常。心尖搏动位置正常。无其他部位搏动，无震颤。无心包摩擦感。心脏相对浊音界正常。心律齐。心音：S1 正常。S2 正常；A2＞P2；A2 正常。P2 正常。S3 无；S4 无；无额外心音。无心包摩擦音。无杂音。腹部；腹部外形正常。腹式呼吸存在，脐正常。无其他异常。腹部触诊柔软，无压痛，无反跳痛，无肌紧张。液波震颤；振水音；无腹部包块。肝脏未触及。胆囊未触及。脾肋下未触及。肝浊音界存在，无移动性浊音。肠鸣音正常，无气过水声，无血管杂音。生殖器及肛门直肠正常。脊柱正常，棘突正常，活动度正常。四肢正常，无杵状指趾，无指部变形。无双下肢水肿。腹壁反射正常，四肢肌张力正常。左上肢肌力Ⅴ级；左下肢肌力Ⅴ级；右上肢肌力Ⅴ级；右下肢肌力Ⅴ级。肱二头肌反射；左正常，右正常；肱三头肌反射；左正常，右正常；膝腱反射；左正常，右正常；跟腱反射；左正常，右正常；Hoffmann 征：左（－），右（－）；Babinski 征：左（－），右（－）；Kerning 征：左（－），右（－）；Oppenhei 征：左（－），右（－）；Gordon 征：左（－），右（－）；Lasegue 征：左（－），右（－）；踝阵挛：左（－），右（－）。专科查体：双肾无隆起，未扪及包块，无压痛、叩击痛，双侧输尿管走形区无压痛，精索区无压痛，未扪及包块，耻骨上区无隆起及压痛，阴茎发育正常。入院后辅查：泌尿系超声：右肾未见明显异常，左肾下份探及大小约 4.6cm×3.7cm×3.2cm 低回声团，边界清，形态规则，其内及周围可见点状血流信号，不排除癌可能。完善相关术前常规准备后，择期行了机器人辅助腹腔镜左肾部分切除术＋左侧支架管植入术。术后常规抗感染、对症、补液治疗。术后病理诊断：上皮源性肿瘤，结合形态学及免疫表型，符合嫌色细胞癌。

三、辅助检查

泌尿系超声：右肾未见明显异常，左肾下份探及大小约 4.6cm×3.7cm×3.2cm 低回声团，边界清，形态规则，其内及周围可见点状血流信号，不排除癌可能。

四、初步诊断

左肾嫌色细胞癌

五、鉴别诊断及诊疗计划

1. 肾囊肿　超声下表现为液性暗区，可与之鉴别。

2. **诊疗计划** 泌尿外科护理常规，普食，二级护理，完善三大常规、肝肾功、凝血、ECG 等检查，完善泌尿系 CT 等检查。

六、治疗过程

手术过程：

体位：70°右侧卧位。

特殊器械使用：达·芬奇机器人手术系统。

手术过程精要：①脐水平偏上、腹直肌左侧缘插入气腹针，建立气腹，压力约15mmHg；②分别于脐水平偏上腹直肌左侧缘、左肋缘下、反麦氏点置入 12mm、8mm、8mm Trocar 作为达·芬奇摄像头和机械臂通道。安装达·芬奇机器人各机械臂和摄像头；③在直肌左侧缘与左肋缘下之间、直肌左侧缘与反麦氏点之间中点腹直肌外侧、腹中线上分别作 10mm 和 5mm Trocar，置入抓钳和吸引器，供台上助手使用；④打开左侧结肠旁沟，游离结肠脾曲，打开后腹膜、脾结肠韧带和脾肾韧带。在降结肠系膜和 Gerota 筋膜间游离。推开肠管至腹主动脉旁。打开下极 Gerota 筋膜，游离并显露左输尿管，标记之；⑤沿生殖静脉向上游离直至肾门处，显露左肾静脉。轻轻将左肾静脉向上方牵开，显露其后方的左肾动脉，分别标记之；⑥根据术前影像资料，在左肾下极打开脂肪囊，游离左肾下极，在左肾下极背外侧找到肿瘤，大小约 3.5cm。保留肿瘤表面的脂肪组织，清除肿瘤边缘的脂肪组织，确定切除范围；⑦无创动脉阻断夹阻断左肾动脉，距离肿瘤边缘 0.5cm 完整切除肿瘤。检查肿瘤切缘和基底完整。用 3-0 薇乔线缝合创面血管断端止血。再用带倒刺的可吸收缝线全层缝合创缘；⑧开放肾动脉，热缺血时间 22 分钟。检查肾脏血供良好，创面无活动性出血；⑨仔细分离、切开输尿管上段，置入双"J"管后局部缝合输尿管切口；⑩标本袋收集标本，扩大腹直肌外侧穿刺孔，取出标本。重新建立气腹，置入镜头再次观察无活动性出血和脏器损伤，留置乳胶管引流，退镜撤出机器人操作系统，缝合切口，术毕。

七、最终诊断

左肾嫌色细胞癌

八、治疗/随访效果

术后第 3 天患者肛门排气，开始进饮食。病理提示：上皮源性肿瘤，结合形态学及免疫表型，符合嫌色细胞癌。术后 3 个月返回门诊复查 KUB，拔除左侧输尿管支架管。术后患者无左侧腰腹部不适，无尿频、尿急及尿痛，无肾积水。拔除尿管、支架管后无明显不适。

九、心得体会及病例讨论

肾嫌色细胞癌（chromophobe renal cell carcinoma，CRCC）是肾细胞癌中一种少见类型，约占肾细胞癌的 3.2%，源于肾集合小管，较其他类型肾细胞癌的恶性度低、预后好，是一类低度恶性潜能的肿瘤，确诊需依赖于病理学诊断。该病治疗以根治性切除为首选方法，若行保留肾单位手术治疗时应严格掌握手术适应证，以保证患者无瘤生存为第一原则。本例肿瘤大小为 4.6cm×3.7cm×3.2cm，因术前进行了充分评估，结合患方意愿，以及达·芬奇手术机器人的优势，实施了肾部分切除手术。术后病理诊断：上皮源性肿瘤，结合形态学及免疫表型,符合嫌色细胞癌。术后随访 24 个月,未发现任何患者肿瘤复发或进展,无瘤生存。

十、主编评述

肾嫌色细胞癌是肾细胞癌的一个独立类型,缺乏典型的临床表现。B 超和 CT 等影像学检查亦缺乏特异性表现,确诊需依赖于病理学诊断,但 CT 表现与常见的肾透明细胞癌有所不同。根治性切除是其治疗的首选方法,与其他类型肾细胞癌性比,恶性度低、预后良好。掌握肾嫌色细胞癌上述特点对于肾细胞癌的诊断、治疗和预后判断具有重要的临床意义。

参 考 文 献

[1] CHEVILLE JC, LOHSE CM, SUKOVE WR, et al. Chromophobe renal cell carcinoma: the impact of tumor grade on outcome. Am J Surg Pathol, 2012, 36(6): 851 – 856

[2] PANER GP, AMIN MB, ALVARADO – CABRERO I, et al. A novel tumor grading scheme for chromophobe renal cell carcinoma: prognostic utility and comparison with Fuhrman nuclear grade. Am J Surg Pathol, 2010, 34(9): 1233 – 1240

[3] LARKIN JM, FISHER RA, PICKERING LM, et al. Chromophobe renal cell carcinoma with prolonged response to sequential sunitinib and everolimus. J Clin Oncol, 2011, 29(9): 241 – 242

[4] VOLPE A, NOVARA G, ANTONELLI A, et al. Chromophobe renal cell carcinoma(RCC): oncological outcomes and prognostic factors in a large multicentre series. BJU Int, 2012, 110(1): 76 – 83

[5] ZHAO PJ, CHEN XP, LI XS, et al. Chromophobe renal cell carcinoma: analysis of 53 cases. J Cancer ResClin Oncol, 2012, 138(3): 451 – 454

[6] 王志华,杜立环,胡志全,等.肾嫌色细胞癌临床特征分析.中华外科杂志,2011,49(4):320 – 323

[7] 李春香,陈旭升,刘素香,等.肾嫌色细胞癌临床病理特征及预后分析.中华泌尿外科杂志,2010,(10):670 – 674

[8] BECK SD, PATEL MI, SNYDER ME, et al. Effect of papillary and chromophobe cell type on disease – free survival after nephrectomy for renal cell carcinoma. Ann Surg Oncol, 2004, 11(1): 71 – 77

病例 17　Xp11.2 易位/TEF3 基因融合相关性肾癌

一、病历摘要

患者,女,32 岁,藏族,农民。

主诉:因"反复左腰背疼痛不适 3 个月,加重伴肉眼血尿 1 个月"入院。

现病史:入院前 3 个月,患者无明显原因出现左侧腰背部疼痛不适,呈阵发性胀痛不适,疼痛程度不剧烈,无放射性疼痛,无发热、寒战,无肉眼血尿,无恶心、呕吐,无头晕、乏力,无腹胀、腹痛,至当地卫生所就诊,给予对症止痛(具体不详)治疗,症状缓解。随后,患者上述症状反复发作,约 1 次/周,均至当地卫生所对症止痛(具体不详)治疗。入院前1个月，患者左侧腰背部胀痛加重，疼痛程度进行性加重，伴间隙性肉眼血尿，无放射性疼痛，无发热、寒战，无恶心、呕吐，无头晕、乏力，无腹胀、腹痛，至当地医院就诊，"B超"提示"左肾占位，大小约10cm"，建议至上级医院就诊。患者由家属陪同至我院门诊，要求进一步诊治，收入我科。

患者患病以来精神差，饮食可，小便如上述，大便无异常，睡眠可，体重减轻约5kg。

既往史：否认高血压病、糖尿病病史。

个人史：藏区生活，否认吸烟、饮酒史。

婚育史：20岁结婚，配偶体健，有1女。

家族史：父母体健，否认家族遗传性疾病病史。

二、体格检查

T：36.4℃，P：55次/分，R：20次/分，BP：126/76mmHg。慢性病容，体型消瘦，神志清楚，查体合作，自主体位。全身巩膜无黄染，浅表淋巴结未扪及肿大。心肺腹（－），双侧肋脊角对称，双肾区无红肿。局部无压痛，左肾区叩击痛阳性，双侧肾脏均未扪及，沿双侧输尿管行径区无压痛，未扪及包块。耻骨上膀胱区不充盈，无压痛。阴毛呈女性分布，外阴发育正常，尿道外口无红肿。

三、辅助检查

1. 血常规　Hb 112g/L；尿常规：RBC 1135个/μl。

2. 泌尿系增强CT　左肾不规则肿块，大小约10.0cm×6.0cm×8.2cm，密度不均匀，肿块累及肾门，与肾动静脉分界不清，突破肾包膜，累及肾后间隙，左肾筋膜未见确切异常，右肾未见异常。考虑左肾占位，肿瘤性病变可能性大（图2-46至图2-48）。

3. 超声造影检查　左肾查见大小约10cm×9.3cm不均质回声团，边界不清，形态不规则，静脉注射造影剂后，该团块与肾皮质同步增强，呈持续性、不均匀增强，内可见不规则无增强区域，上述增强区域与肾皮质同步消退，考虑癌可能性大，请结合临床及相关检查（图2-49）。

4. ECT肾动态显像　GFR（ml/min）：左肾=1.81，右肾=55.8，分肾摄取分数：左肾=3.15%，右肾=96.85%。

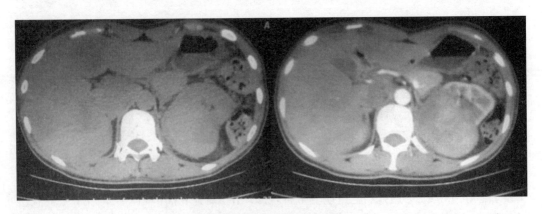

图2-46　CT平扫及动脉期

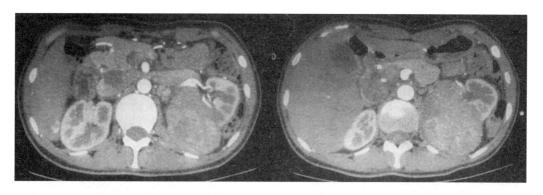

图 2 - 47　CT 动脉期

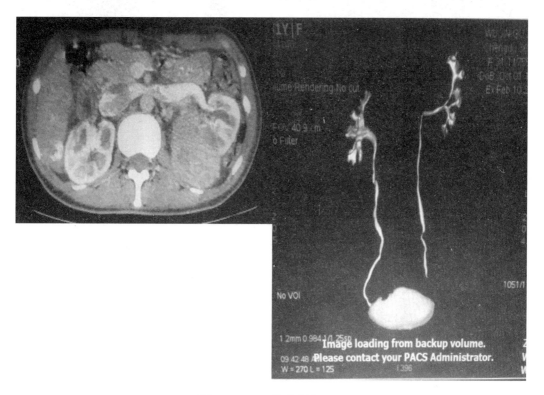

图 2 - 48　CT 静脉期及 CTU

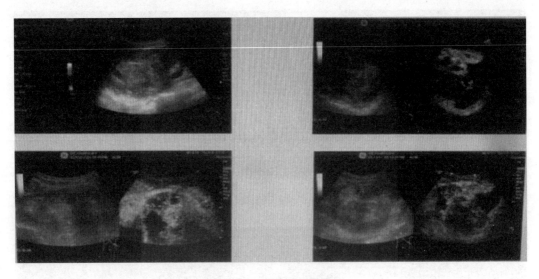

图 2 - 49　超声造影图像

四、初步诊断

1. 左肾占位: 肾癌?
2. 左肾无功能
3. 轻度贫血

五、鉴别诊断及诊疗计划

1. 鉴别诊断　与左侧肾盂癌、左肾结核、左肾错构瘤破裂出血相鉴别。

2. 诊疗计划　泌尿外科护理常规, 普食, 二级护理, 完善三大常规、肝肾功、凝血、ECG 等检查, 依据检查结果安排进一步治疗。

六、治疗过程

入院后完善术前检查, 与患者及家属积极交流病情, 经全科讨论, 全麻下行 3D 后腹腔镜左肾根治性切除术。

术中见: 左肾与周围组织粘连较重, 尤背侧为甚, 占位位于左肾中份背侧近肾门处, 左肾动脉 1 根, 左肾静脉 1 根, 上段输尿管未见异常, 脂肪囊外分离左肾, 左肾动静脉分别予 3 枚 hemolock 夹闭后剪断, 输尿管予 2 枚 hemolock 夹闭后剪断, 完整切除左肾及占位。

左肾剖面观: 占位呈黄褐色及暗红色, 分叶状, 边界清, 有不完整假包膜, 质软。(图 2 - 50)。

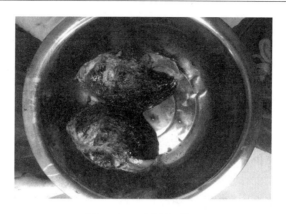

图 2-50　左肾剖面观

术后病检：左肾 Xp11.2 易位/TEF3 基因融合相关性肾癌，肿瘤大小 9cm × 8cm × 5cm，肿瘤累及肾周脂肪，输尿管断端未见肿瘤累及(图 2-51)。

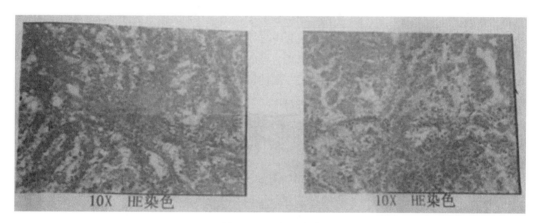

图 2-51　术后病检

七、最终诊断

1. 左肾 Xp11.2 易位/TEF3 基因融合相关性肾癌($T_{3a}N_0M_0$)

2. 左肾无功能

3. 轻度贫血

八、治疗/随访效果

术后建议进一步行化疗或生物靶向治疗，但患者及家属拒绝。

术后左侧腰背部切口甲级愈合，予以出院。

术后随访 6 个月，局部未见复发，远处未见肿瘤转移；随访 6 个月后失访。

九、心得体会及病例讨论

此病例为左肾 Xp11.2 易位/TEF3 基因融合相关性肾癌，是一种极为罕见的肾肿瘤，好发于儿童和青少年，成人少见，但成人预后较差。此类肾癌术前不易诊断，其影像学表现均为占位性病变，与肾透明细胞癌无明显区别，诊断主要依靠术后病理，常规病理结合免疫组织化学可明确诊断。对于此类病例治疗，查阅文献，主要以手术切除为主，首选根治性肾切除术，术后可辅助化疗或生物靶向治疗。此例患者为成人，文献报道成人侵袭性强，疾病进展快，预后差，由于后期患者失访，没有获得相关资料。

十、主编评述

Xp11.2易位/TEF3基因融合相关性肾癌是一种新分类的具有独特基因类型改变的肾癌独立亚型，儿童和青少年患者多见。其诊断体系尚不完善，存在较多漏诊可能。在成年人中的发病率可能被严重低估。Xp11.2易位性肾癌的影像学表现与一般肾癌相似，并无特异性的影像学表现，但是其也有一些影像学特点：①多数肿瘤起源于肾脏髓质，因而肿瘤在皮质期强化不明显，髓质期强化明显；②肿瘤在平扫CT/MRI上密度/信号不均匀，这可能与肿瘤出血、坏死、钙化、囊性变有关；③大部分肿瘤边界清楚；④该肿瘤为乏血管肿瘤，增强CT/MRI表现为轻中度强化、延迟强化；⑤钙化是该肿瘤的重要特征；⑥大部分肿瘤亦可表现出坏死和囊性变。手术是其主要治疗方式，如果存在淋巴结或远处转移，靶向药物治疗是目前有效的治疗选择，但预后较其他常见肾癌亚型差，术后密切长期随访十分必要。对于儿童或者年轻的肾脏肿瘤患者，术前应充分认识到Xp11.2易位/TEF3基因融合相关性肾癌的可能性，以及该肾癌所具有的诸多特性，这对诊治该疾病的泌尿外科和肿瘤科医师来说尤为重要。关于Xp11.2易位/TEF3基因融合相关性肾癌更多的认识以及诊断和治疗方面的突破，有待于更多的重视及深入研究。

参 考 文 献

[1] Neuzillet Y, Rioux – Leclercq N, Escudier B. Update on the different histological types of renal cell carcinoma and their specific treatment. Prog Urol, 2011, 21(Suppl 2): S23 – S26

[2] 孟庆大，李燕. Xp11.2易位/TFE3基因融合相关性肾细胞癌的临床病理学特点. 诊断病理学杂志，2011, 18(1): 45 – 47

[3] 牛越，袁帅，舒博，等. Xp11.2易位/TFE3基因融合相关性肾癌7例报告并文献复习. 临床泌尿外科杂志，2014, 29(7): 584 – 586

[4] Klaassen Z, Tatem A, Burnette JO, et al. Adult Xp11 translocation associated renal cell carcinoma: time to recognize. Urology, 2012, 80(5): 965 – 968

[5] 张雪，周胜利，苗重昌. Xp11.2易位/TFE3基因融合相关性肾癌的CT诊断及鉴别诊断. 医学影像学杂志，2015, 25(6): 1088 – 1090

病例 18　肾盏憩室伴结石

一、病历摘要

患者，女，52岁。

主诉：因"右侧腰部胀痛不适3天"入院。

现病史：入院前3天，患者无明显诱因出现右侧腰部疼痛，呈持续性胀痛，无牵涉痛，不伴尿频、尿急、尿痛，无肉眼血尿，无恶心、呕吐，无发热，无腹胀、腹痛等不适，遂于我院门诊就诊，"彩超"提示"右肾结石伴积水"，"腹平片"提示"右肾结石可能"，门诊以"右肾结石"收入我科。

起病以来，患者饮食、睡眠尚可，大小便无异常，体重无明显变化。

既往史：否认高血压病、糖尿病病史。

个人史：否认吸烟、饮酒史。

婚育史：22岁结婚，配偶体健，有1子。

家族史：父母体健，否认家族遗传性疾病病史。

二、体格检查

T：36.4℃，P：78次/分，R：19次/分，BP：123/79mmHg。急性病容，神志清楚，查体合作，自主体位。全身巩膜无黄染，浅表淋巴结未扪及肿大。心肺腹（－），双侧肋脊角对称，双肾区无红肿。局部无压痛，右肾区叩击痛阳性，双侧肾脏均未扪及，沿双侧输尿管行径区无压痛，未扪及包块。耻骨上膀胱区不充盈，无压痛。阴毛呈女性分布，外阴发育正常，尿道外口无红肿。

三、辅助检查

1. 血常规、尿常规　未见异常。

2. 静脉肾盂造影　右肾区直径约1.7cm放射状结节高密度影，右输尿管上段稍迂曲，其上输尿管及右肾稍扩张、积水（图2-52）。

3. 泌尿系CT平扫　右肾盏内见结节状高密度影，CT值为960~1200，右肾盏积水扩张（图2-53）。

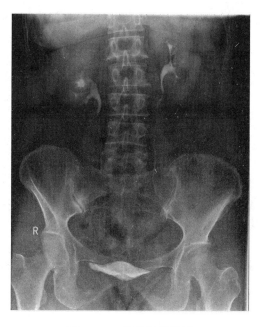

图2-52　静脉肾盂造影

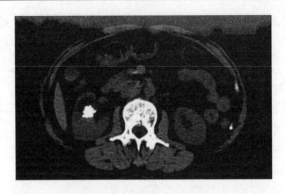

图2-53　泌尿系 CT 平扫

四、初步诊断

右肾结石伴积水

五、鉴别诊断及诊疗计划

1. 鉴别诊断　与右肾钙化灶、右肾结核、右肾盏憩室伴结石相鉴别。

2. 诊疗计划　泌尿外科护理常规，普食，二级护理，完善三大常规、肝肾功、凝血、ECG 等检查，依据检查结果安排进一步治疗。

六、治疗过程

入院后完善术前检查，与患者及家属积极交流病情，拟择期全麻下行右输尿管软镜钬激光碎石取石术治疗。术前膀胱镜下留置右侧双"J"管 1 周(图2-54)。

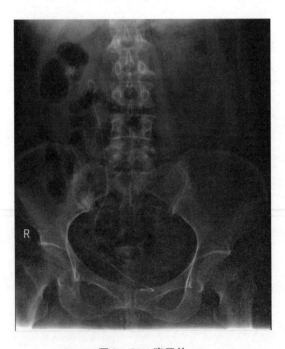

图2-54　腹平片

软镜具体操作如下：Wolf 输尿管硬镜(F8/9.8)逆行进入膀胱，拔除预留右侧双"J"管。往右输尿管开口插入斑马导丝及钛镍超滑导丝，F14 输尿管软镜内鞘及 F16 输尿管软镜外鞘分别经斑马导丝及超滑导丝扩张进入肾盂输尿管连接部，留置外鞘，输尿管软镜经外鞘进入肾盂，探视各盏，却未发现结石(图 2 - 55)。但术中 B 超提示结石仍位于右肾上极(图 2 - 56)。

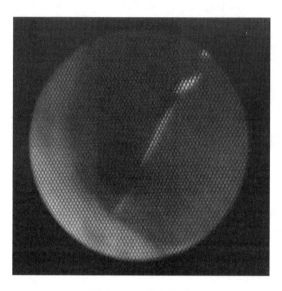

图 2 - 55　术中图像

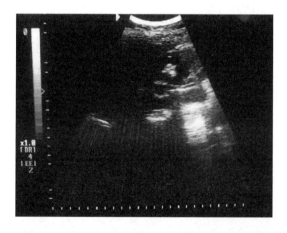

图 2 - 56　术中 B 超

请示上级医生，术中再次仔细阅片，考虑右肾盏憩室伴结石。

与患者家属交流病情，更改手术方式，B 超引导下行右侧经皮肾穿刺肾盏憩室，顺行注入造影剂，寻找憩室入口(图 2 - 57)。然后软镜监视下由穿刺针置入斑马导丝，使用钬激光切开憩室开口，发现憩室内结石，使用钬激光处理憩室内结石，通过经皮肾通道扩张憩室开口至 F16，并留置 F14 肾造瘘管及 F6 双"J"管。

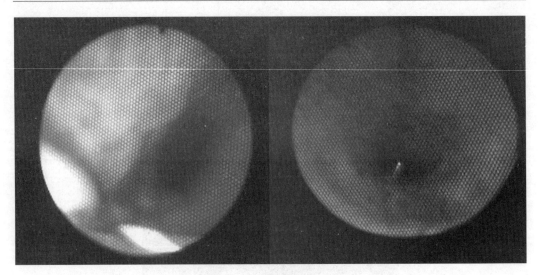

图 2 - 57　术中憩室入口

七、最终诊断

右侧肾盏憩室伴结石

八、治疗/随访效果

术后复查腹平片，提示未见阳性结石影，右侧双"J"管位置正常（图 2 - 58）。

术后第 3 天拔除右肾造瘘管。

术后第 4 天出院。

术后随访 1 年，未见结石复发。

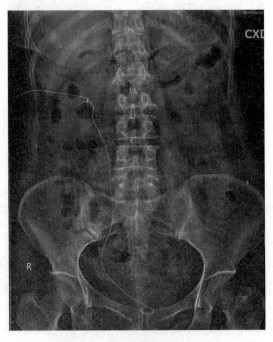

图 2 - 58　术后复查腹平片

九、心得体会及病例讨论

本例肾盏憩室伴结石术前误诊为右肾结石伴积水,术前静脉肾盂造影以及 CTU 有助于诊断。目前对于肾盏憩室伴结石,外科干预方式较多,包括:体外冲击波碎石术、开放手术、腹腔镜手术、输尿管软镜碎石术,以及经皮肾镜碎石术。本例患者术中发现肾盏憩室伴结石,调整手术方式为输尿管软镜监视下经皮肾镜钬激光碎石取石术,我们认为该术式难点在于:①肾盏憩室开口的寻找;②精准经皮肾通道的建立;③狭窄盏颈的扩张。术中我们使用 B 超定位下建立经皮肾通道,并在软镜监视下经穿刺针留置斑马导丝作为安全导丝,在安全导丝的引导下,用钬激光将盏颈切开,切开程度以可以顺利通过输尿管软镜为宜。碎石完成后,在软镜监视下,通过经皮肾通道扩张盏颈至 F16,并留置双"J"管的上端于憩室内。术后随访 1 年,未见结石复发。

十、主编评述

肾盏憩室是肾盏旁肾实质内囊性病变,肾盏憩室既无收缩功能又不具备分泌功能,尿液引流不畅,憩室内较易发生感染或结石形成。肾盏憩室结石多为草酸钙结石,大多数无明显临床症状,对于轻者可以保守治疗,但反复腰痛不适、反复泌尿系统感染、肉眼血尿等症状的患者需外科干预治疗。由于肾盏憩室解剖的复杂性,IVP 很难准确了解肾盏憩室的位置及其开口方向,应通过 IVP 和 CTU 检查来确定肾盏憩室开口的方向及与集合系统的解剖关系。目前对于肾盏憩室伴结石,外科干预方式包括:体外冲击波碎石术、开放手术、腹腔镜手术、输尿管软镜碎石术,以及经皮肾镜碎石术。体外冲击波碎石术(SWL)适用于中上极憩室内较小结石其憩室盏颈较宽的患者,但清石率最低;输尿管软镜(FURL)适用于中上极憩室结石,但对于憩室盏颈难以识别与下极憩室不适用;经皮肾镜(PCNL)适用于中下极憩室结石,还可以直接切除憩室,对上极憩室仍有效;腹腔镜手术适用于憩室结石较大,且憩室壁较薄的患者,可以直接切除憩室。本例病例采用输尿管软镜联合经皮肾镜处理肾盏憩室结石,疗效确切。标准的肾盏憩室结石的经皮肾镜碎石术包括:经皮肾通道的建立、碎石取石、狭窄盏颈的扩张,以及憩室黏膜的处理。憩室黏膜的处理目前尚存在争议,有学者认为在碎石同时应用电灼等方法来处理憩室黏膜,也有学者认为电灼会增加出血、组织损伤、输尿管穿孔及感染的风险。总之,肾盏憩室伴结石的处理要遵循个体化的资料方案,掌握好适应证。

参 考 文 献

[1] 郝宗耀,刘明,梁朝朝,等. B 超引导下经皮肾镜钬激光碎石取石术治疗肾盏憩室结石 10 例报告. 临床泌尿外科杂志, 2010, 25(10): 610

[2] 于江,张建军,陈修德,等. 经皮肾镜碎石联合钬激光治疗肾盏憩室结石(附 11 例报告). 中国内镜杂志, 2015, 21(4): 393 – 395

[3] 腾金勇,祁万峰,刘志疆,等. 经皮肾镜气压弹道联合超声治疗症状性肾盏憩室结石 15 例疗效分析, 2013, 18(4): 402 – 403

[4] Landry JL, Colombel M, Rouviere O, et al. Long term results of percutaneous treatment of caliceal diverticular calculi. Eur Urol, 2002, 41: 474-477

[5] Miller SD, Ng CS, Streem SB, et al. Laparoscopic management of caliceal diverticular calculi. J Urol, 2002, 167: 1248-1252

病例19 肾结石合并鳞状细胞癌的诊断和治疗

肾结石合并肾盂鳞状细胞癌临床上少见，占肾肿瘤的 3.4% ~18.7%，多发生于中老年，男女发病率无差异。肾结石及其导致的肾积水、肾功能损害临床上容易诊断，而肾结石合并肾盂肿瘤往往被结石临床症状掩盖而难以在早期就诊，由于肾结石合并肾积水引起肾脏集合系统结构紊乱导致影像学检查也难以在早期明确诊断，漏诊、误诊率高，有文献报道肾结石合并肾盂鳞状细胞癌漏诊率高达 57%。其恶性程度高，且大部分患者确诊时已是晚期，预后差，因此对于肾结石病史较长的患者应警惕合并肾盂鳞状细胞癌的可能。今对其诊断和治疗以两个典型病例进行讨论。

例1 左肾盂鳞状细胞癌

一、病历摘要

患者，男，48岁，农民。于 2017 年 4 月 11 日入院。

主诉：左上腹部疼痛伴发现包块 10 余天。

现病史：患者自述于 10+ 天前出现左上腹部隐痛不适，能忍受。自行发现左上腹部隆起并可触及包块，位置固定，不随体位变化。无畏寒、发热和夜间盗汗。无恶心、呕吐、呕血及血便，无吞咽困难、饥饿痛或餐后疼痛，无大便性状及习惯改变。当地医院行腹部彩超提示：左肾结石、左肾积水，未予重视及处理。但左上腹部胀痛持续性存在，进行性加重。为求治来我院，门诊彩超提示"双肾结石、左肾重度积水伴脓肿?"，而以"双肾结石、左肾积水"收入科。

既往史：10+ 年前外院诊断"左肾结石"，予以短暂中药治疗，因经济原因未定期随访和再治。无食物、药物过敏史。系统回顾无其他阳性病史。

个人史：生于原籍，农民，无疫区生活史及疫水接触史。无化学性、放射性物质及有毒物质接触史。不吸烟，偶饮酒。

婚育史：已婚已育 2 子，妻子及儿子均体健。

家族史：否认家中成员有传染病、遗传病及类似疾病史。

二、体格检查

T: 36.3℃, P: 90 次/分, R: 18 次/分, BP: 104/74mmHg。发育正常，营养中等。神志清楚，慢性病容。皮肤巩膜无黄染，全身浅表淋巴结未见肿大。头颈部未查见异常。胸廓无畸形，双侧乳头对称。双肺叩诊呈清音，双肺呼吸音清晰，未闻及干湿啰音及胸膜摩擦音。心界大小正常，心律齐，各瓣膜区未闻及杂音。左中上腹部明显隆起、压痛，无反跳痛。肝、脾肋下未触及。肠鸣音正常。肛门及外生殖器无异常。脊柱四肢无畸形和活动受限，双下肢无水肿。神经系统检查无阳性发现。专科情况：双侧腰部对称，左侧中上腹部明显隆起（图2-59，图2-60），于左侧肋下触及一表面光滑、固定、质中、轻微触痛的包块，包块下极达髂前上棘。双侧肋脊角无明显压痛，双肾区轻微叩痛。双侧输尿管走行区无压痛，膀胱区无压痛，叩浊(-)，包块区未闻及血管杂音。

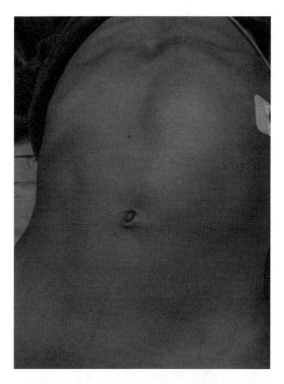

图2-59 左上腹包块正面

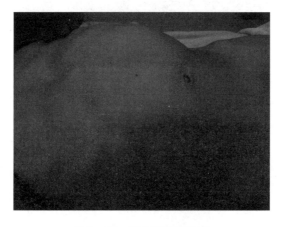

图2-60 左上腹包块侧面

三、辅助检查

术前辅助检查：

1. 血常规 （2017 年 4 月 12 日）Hb 93g/L，WBC 16.48 × 10^9/L，N% 83.3%，PLT 439 × 10^9/L。（2017 年 4 月 15 日）Hb98g/L，WBC17.02 × 10^9/L，N% 84%，PLT448 × 10^9/L。

2. 尿常规 RBC 26/μl，WBC 2/μl。

3. 尿细菌培养 无细菌生长。

4. 尿脱落细胞学检查 3 次 未查见癌细胞。

5. 肝功 γ – GGT 123U/L，余正常。

6. 血清降钙素原 （2017 年 4 月 13 日）0.04ng/ml。

7. 血糖、肾功、电解质、粪便常规未见明显异常。

8. 胸片 左下肺少许纤维化灶，余（ – ）。

9. 腹部平片 右肾区小结节状高密度影。左肾影增大，肾盂区见铸型结石，左中下腹部见多发结节状高密度影，考虑左肾结石可能性大（图 2 – 61）。

10. 静脉肾盂造影 左肾未显影，右肾显影正常（图 2 – 62）。

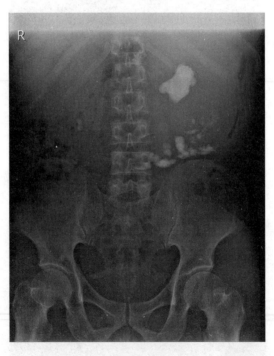

图 2 – 61 腹部平片见左肾影增大，肾盂区见铸型结石，左中下腹部见多发结节状高密度影

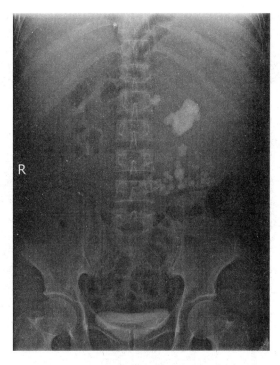

图 2 - 62　静脉肾盂造影见左肾未显影，右肾显影正常

11. 泌尿系彩超　双肾结石(左肾中下盏多个强光团，最大约 3.5cm×1.6cm，右肾下盏见一大小约 1.2cm×0.5cm 强光团)；左肾重度积水伴积脓(左肾大小约 24cm×14cm，左肾查见一大小约 20cm×12cm 无回声区)。

12. 腹部 CT 平扫＋增强示

(1)左肾占位(左肾内份可见一软组织肿块影，大小约 6.4cm×4.4cm，边界模糊，增强扫描动脉期团块强化明显，团块内可见动脉血管走行)，与左肾静脉近端分界不清，考虑恶性肿瘤伴周围侵犯可能性大。

(2)左肾多发结石(左肾盂内及部分扩张的肾盏内可见多个卵圆形高密度影，大者大小约 4.0cm×2.7cm，边界清楚，表面光滑)并重度肾积水。

(3)腹膜后多发淋巴结(腹膜后可见多发淋巴结影显示，部分稍大并强化，大者直径约 1.6cm)，不除外恶性肿瘤淋巴结转移可能。

(4)肝内多发囊肿(肝内可见数个类圆形低密度灶，增强扫描未见强化，较大一个直径约 1.4cm)。

(5)右肾结石(右肾下极内可见少许结节状高密度影，大者直径约 1.0cm)。

(6)腹腔少许积液。

(7)前列腺增生钙化(图 2 - 63 至图 2 - 65)。

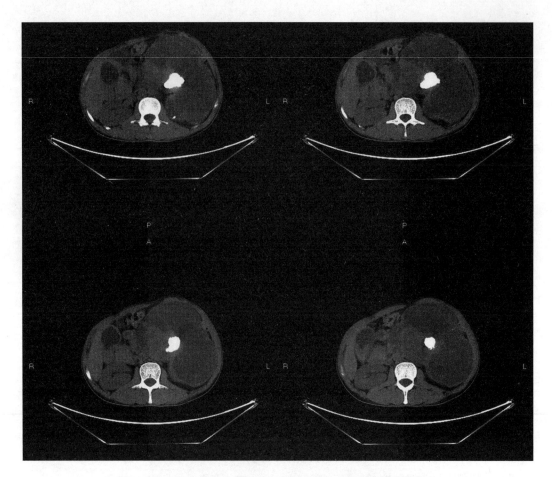

图 2 - 63　CT 平扫见左肾增大，左肾占位，左肾结石，左肾积水

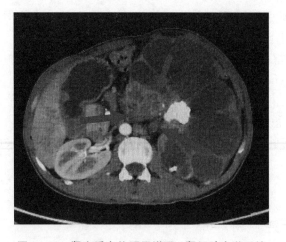

图 2 - 64　肾实质占位明显增强，肾门肿大淋巴结

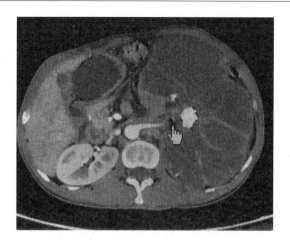

图 2 – 65　肾动脉周围肿大的淋巴结

四、初步诊断

术前诊断

1. 左肾占位性病变(肿瘤？炎性肉芽肿？)

2. 左肾多发结石伴重度肾积水

3. 左肾功能重度损害

4. 左肾积脓

5. 右肾结石

6. 轻度贫血

7. 多发肝囊肿

五、鉴别诊断及诊疗计划

(一)鉴别诊断

需要对左肾占位性质进行诊断和鉴别诊断,其余诊断根据症状、体征和辅助检查结果诊断均成立。左肾占位性质可能为:

1. 恶性肿瘤,可能性极大。

(1)支持点:①患者中年男性,48 岁。发现左肾结石 10 年多,有长期结石刺激诱因;②左上腹隐痛不适 10 余天,无尿路刺激征和畏寒发热等感染症状;③查体左上腹扪及表面光滑、固定、质中、轻微触痛的包块,包块下极达髂前上棘;④尿常规:RBC 26/μl,提示镜下血尿;⑤腹部平片和 CT 均见左肾多发结石。CT 示左肾盂结石最大约 4.0cm × 2.7cm,重度积水并明显增大的左肾内侧紧邻肾结石有一大小约 6.4cm × 4.4cm 实性占位包块,边界模糊,增强扫描动脉期包块内可见动脉血管走行,包块强化明显。肾门和腹主动脉旁多发淋巴结影显示,部分稍大并强化,大者直径约 1.6cm。以上资料符合结石合并肾盂肿瘤伴有腹膜后淋巴结转移的诊断。

(2)不支持点:①出现左上腹痛、发现左上腹包块时间仅 10 余天,病程较短;②术前 2 次血常规检查:WBC16. 48 × 10^9/L,N% 83. 3%,WBC17. 02 × 10^9/L,N% 84%,提示感染,但肾外未见感染征象,考虑左肾感染可能性大;③CT 提示占位病变 6.4cm×4.4cm,较大,并有腹膜后肿大淋巴结而患者无肉眼血尿;④尿脱落细胞学检查 3 次:未查见癌细胞。

2. 黄色肉芽肿性肾盂肾炎,虽可能性小,但不能完全排除。

(1)支持点:①发现左肾结石 10 年多,结石梗阻致肾积水感染长期炎性刺激史;②症状左上腹隐痛不适 10 余天;③查体左肾肿大、肾区触叩痛;④术前 2 次血常规检查 WBC 总数和分类中性粒细胞计数高,提示左肾感染;⑤彩超提示左肾重度积水、肾积脓征象;⑥CT 提示的左肾实质性占位,边界模糊不规则,不排除长期结石梗阻肾积水感染致肉芽肿样增生,淋巴结的肿大可能为炎性反应性增生;⑦尿脱落细胞学检查 3 次未查见癌细胞。

(2)不支持点:①虽发现左肾结石 10 年多,但无反复发热、尿路刺激征等感染症状病史,入科后连续监测体温 6 天均正常;②除结石外,无糖尿病等其他导致反复尿路感染诱发肉芽肿形成的因素;③尿常规:RBC 26/μl,WBC 2/μl,仅提示镜下血尿而无脓尿,尿细菌培养未见细菌生长;④血清降钙素原(2017 年 4 月 13 日)0.04ng/ml 不提示感染;⑤彩超示左肾大小约 24cm×14cm,肾内一大小约 20cm×12cm 无回声区。CT 所见左肾实质性占位紧邻结石,且较大 6.4cm×4.4cm,且增强动脉期有强化,其余肾实质菲薄囊性变,占位病变和肿大淋巴结强化特点更符合恶性肿瘤的特点。

因患者中年男性,一般情况好,有左肾根治性切除术指针,能耐受手术,所以术前未考虑行左肾占位穿刺活检术,根治性左肾切除术后病理检查可以明确左肾占位和肿大淋巴结的诊断,并行病理分期。

(二)诊疗计划

1. 逐步完善血常规、尿常规、大便常规、尿细菌培养 + 药敏、肝肾功、血糖、电解质、血清降钙素原等化验,行胸腹部 X 线、静脉肾盂造影、全腹部 CT 平扫 + 增强扫描、尿脱落细胞学等相关检查(结果见前面)。

2. 入科后即予以头孢他啶静脉滴注抗感染治疗 1 周,并监测生命体征均正常。

3. 积极完善术前检查和肠道准备,限期手术。因左肾巨大,囊性变为主,为确保手术中充分术野显露和无瘤技术,避免临近脏器损伤和肾脏破裂发生肿瘤种植,手术方式选择经腹入路左肾根治性肾切除手术。

4. 根据术后病理检查结果行下一步治疗。

5. 注意保护肾功,择期行右肾结石微创治疗。

六、治疗经过

手术经过:手术于 2017 年 4 月 18 日在气管插管全身麻醉下进行。手术取平卧位,左侧中上腹部长约 20cm 旁正中切口入路(图 2-66)。探查腹腔内情况,左肾可以切除后自髂血管处向上切开降结肠旁沟侧腹膜,离断脾结肠韧带、部分胃结肠韧带,钝锐性结合游离松解粘连,于左肾周筋膜外向内下游离翻转降结肠、结肠脾曲、胰腺,向内越过脊柱中线。在肾门对应处小心游离左肾静脉,将其牵引抬起,游离出其后上方的肾动脉后 7 号丝线结扎一次,钳夹离断结扎左肾静脉,再于腹主动脉发出肾动脉根部游离、钳夹、离断、结扎左肾动脉。于跨越髂总血管处游离左侧输尿管、生殖静脉后钳夹、离断、结扎。于肾周筋膜外钝锐性结合游离左肾,肾上腺临近肿瘤并粘连融合,予以一并游离完整切除(图2-67)。移出标本后以肾动脉对应处为中心,沿腹主动脉表面向上游离清扫淋巴脂肪组织至膈下,向下至髂总血管分叉处。术毕,无菌蒸馏水冲洗、浸泡手术创面后吸尽。肾窝内置血浆引流管一根,切口旁腹膜外另戳孔引出固定(图2-68)。手术历时3小时15分钟,术中失血约600ml,输红细胞悬液3U,血浆300ml。

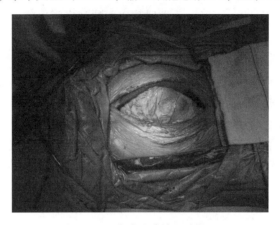

图2-66　左中上腹旁正中切口

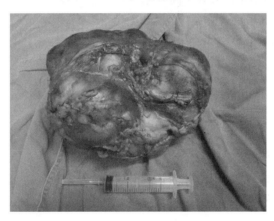

图2-67　切下左肾及肾门处淋巴结

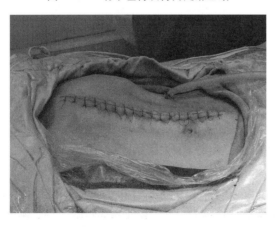

图2-68　术毕缝合切口

术后处理：术后监测生命体征正常，无发热，予以头孢噻肟钠静脉滴注防感染治疗 4 天，术后 3 天血浆引流管无液体引出予以拔除。术后第 2 天复查血常规（2017 年 4 月 20 日）Hb 91g/L，WBC 10.09×10^9/L，N% 83.5%，PLT 361×10^9/L。第 4 天复查血常规（2017 年 4 月 22 日）Hb 103g/L，WBC 4.88×10^9/L，N% 68.6%，PLT 438×10^9/L，肾功能 BUN 5.08mmol/L，Cr 88μmol/L，于术后第 7 天顺利恢复出院。

病理诊断：（肾蒂淋巴结）灰白小组织 1 块，0.7cm×0.7cm×0.3cm。（腹主动脉旁淋巴结）灰红灰黄不规则组织多块，3.5cm×2cm×1cm，其内查见灰白结节多枚，直径 0.5~1.5cm。（左肾）20cm×19cm×13.5cm，肾切面呈多房囊性，肾实质变薄，皮髓质分界不清，内含大量灰红浑浊液体及较多黄褐结石，结石直径 0.5~4.5cm，最大者呈鹿角状，嵌顿于肾盂与输尿管连接处，其旁肾盂腔内见一灰白灰红肿块，6cm×4cm×4cm，切面灰白灰红，实性，质糟脆，肾门脂肪组织中查见灰白灰红结节多枚，直径 0.5~2cm。输尿管长 9cm，直径 0.3~0.8cm，左输尿管断端未见癌累及。考虑：左肾高分化鳞状细胞癌，肾蒂淋巴结 1 枚、腹主动脉旁淋巴结 6 枚、肾门旁淋巴结 14 枚均未见癌转移。

七、最终诊断

1. 左肾盂鳞状细胞癌（$T_2N_0M_0$，高分化）
2. 左肾多发结石伴重度肾积水
3. 左肾功能重度损害
4. 左肾积脓
5. 右肾结石
6. 轻度贫血
7. 多发肝囊肿

八、治疗/随访结果

因患者家庭经济情况差，拒绝肿瘤科放化疗综合治疗，随访至今 10 个月余，未见肿瘤复发和远处转移，继续随访中。

例 2　左肾盂鳞状细胞癌

一、病历摘要

患者，女，65 岁，居民。于 2015 年 10 月 26 日入院。

主诉：左侧腰部疼痛不适 1 个月。

现病史：患者于 1 个月前无明显诱因的出现左侧腰部持续性胀痛，无他处放射，能忍受。无尿频、尿急、尿痛和肉眼血尿。无恶心、呕吐。无畏寒、发热和夜间盗汗。于我院门诊彩超检查示"左肾多发性结石伴重度肾积水"，为进一步治疗，以"左肾结石伴肾积水"收入科，患病以来精神食欲尚可，大便正常，睡眠欠佳，体重无明显变化。

既往史：平素健康状况良好，1 年前因结石性胆囊炎行腹腔镜胆囊切除术史。否认肝炎、结核或其他传染病史，无过敏史。系统回顾无重大疾病史。

个人史：无放射性物质和毒物接触史，未到过疫区。

月经婚育史：月经13岁，3~5/28~30，53岁停经。23岁结婚，孕3产2，爱人及子女均体健。

家族史：家中无遗传疾病史和类似疾病患者。

二、体格检查

T：36.2℃，P：80次/分，R：20次/分，BP：100/65mmHg。发育正常，营养中等。神志清楚，慢性病容。皮肤巩膜无黄染，全身浅表淋巴结未见肿大。头颈部未查见异常。胸廓无畸形，双侧乳房对称无异常。双肺叩诊呈清音，双肺呼吸音清晰，未闻及干湿啰音及胸膜摩擦音。心界大小正常，心律齐，各瓣膜区未闻及杂音。腹部外形正常，全腹柔软，无压痛及反跳痛，腹部未触及包块，肝、脾肋下未触及。肠鸣音正常。脊柱四肢无畸形和活动受限。双下肢无水肿。肛门及外生殖器无异常。专科情况：双侧腰部对称无隆起，皮肤无红肿。左肾肋下可触及，光滑，活动，有触痛。双侧肋脊角无压痛，左侧肾区叩痛。双侧输尿管走行区无压痛。膀胱区无隆起，无叩浊，无压痛。

三、辅助检查

1. 血常规　HGB 100g/L，WBC7.69×10⁹/L，N% 75.5%，PLT 285×10⁹/L。
2. 尿常规　WBC 1413/μl，RBC 26/μl。
3. 肾功　BUN 5.62mmol/L，Cr 93μmol/L，UA 374μmol/L。
4. 尿培养　大肠埃希菌。
5. 余肝功能、血糖、血凝、输血前四项无异常。
6. 静脉肾盂造影　左肾影增大，左肾集合系统未见显影，左肾区多发结石高密度影，右肾显影正常。腰椎骨质增生样改变（图2-69）。
7. 腹部CT平扫+增强扫描　见左肾增大，肾内多发结石，肾形态失常，肾实质菲薄，肾内积水完全囊性变，左肾周条索样增多影。增强扫描左肾集合系统未见显影，右肾正常，肾血管周围和腹膜后未见肿大淋巴结（图2-70）。

四、初步诊断

1. 左肾多发结石伴重度肾积水
2. 左肾无功能
3. 尿路感染
4. 贫血

五、鉴别诊断及诊疗计划

1. 鉴别诊断　肾盂肿瘤：患者可有肉眼血尿、晚期可出现腰腹部疼痛。尿路造影可见肾盂缺损，形状不规则。B超可见肾盂或肾盏中有低回声区。尿中可查到癌细胞。CT有助于明确诊断。

2. 诊疗计划　进一步完善检查，根据检查结果进一步完善治疗措施。

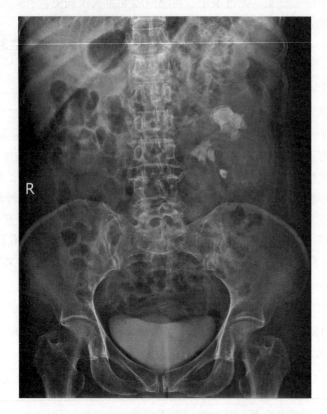

图 2 - 69　静脉肾盂造影左肾未见显影，肾区多发性结石

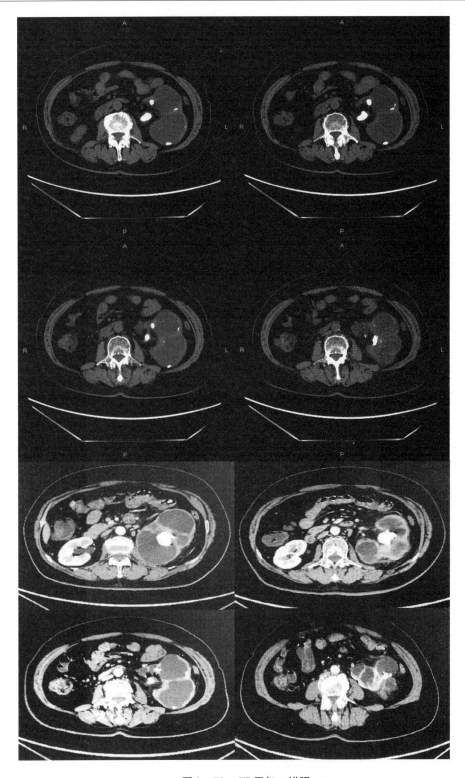

图 2 - 70　CT 平扫 + 增强

注:左肾增大,肾内多发结石,肾内积水完全囊性变。增强后左肾未显影,肾血管周围和腹膜后未见肿大淋巴结

六、治疗过程

入科后根据尿细菌培养及药物敏感实验结果选用头孢他啶抗感染治疗 5 天后在全麻下行后腹腔镜左肾切除术。手术取右侧卧腰部垫高位。左侧腋后线、腋前线、髂棘上三孔法入路，先游离出左肾动、静脉，分别 Hemolock 夹夹闭后离断，游离输尿管至髂血管处，Hemolock 夹夹闭后离断，于肾周脂肪囊内游离左肾，见左侧肾周广泛粘连，肾实质萎缩菲薄、囊性变，分离肾脏时发生破裂，肾内脓性积尿并较多脓苔形成，肾血管和腹主动脉旁无明显肿大淋巴结。术后剖视肾脏：肾实质纤维化萎缩，僵硬，肾内大量脓苔，结石嵌顿于肾盂出口及中下盏盏颈口，肉眼观未见肾内确切新生物。切下的肾脏装入标本袋内经腋后线扩大切口取出，2 小时 10 分钟完成手术。术中术后诊断：①左肾多发结石伴重度肾积水；②左肾无功能；③左肾积脓；④贫血。术后头孢他啶 + 甲磺酸帕珠沙星联合抗感染治疗 5 天，术后第 3 天血浆引流管无液体引出后拔除，术后最高体温 37.8℃，术后第 5 天后复查肾功、电解质、血常规白细胞正常，术后第 6 天伤口无红肿、疼痛，恢复顺利出院。术后病理结果：左肾重度慢性炎症伴重度肾萎缩，输尿管充血、水肿。

病情变化：术后 5 个月出现腰部腋后线切口红肿渗液，予以门诊扩创、清创换药等处理 1 个月，但切口仍不愈合，间断有液体和坏死组织排出，并出现左侧腰部切口处疼痛，为进一步诊治于 2016 年 4 月 25 日（术后近 6 个月）再次以"切口感染"收入科。入科查体：T：36.1℃，P：74 次/分，R：20 次/分，BP：98/74mmHg，W：55kg，发育正常，营养中等，慢性贫血病容。左侧腰部见一长约 6cm 手术切口瘢痕，中部一长约 2cm 未愈切口，稀薄淡黄色渗液，切口周围稍红肿。入科诊断：①左腰部切口脂肪液化伴感染；②左肾切除术后。入科后检查血常规：HGB 84g/L，WBC 21.47 × 10^9/L，N% 785.3%，PLT 247 × 10^9/L。大便常规 OB +。肝功：TP 67.1g/L，ALB 24.5g/L，AKP 531U/L，γ – GGT 232U/L，余正常。肾功：BUN 7.71mmol/L，Cr 71μmol/L，UA 329μmol/L。血糖、电解质和尿常规正常。腰部切口分泌物红细胞 + + +/HPF，白细胞 + +/HPF，抗酸染色阴性，切口渗液 Cr 65μmol/L。入科后监测体温正常，给予甲磺酸帕珠沙星静脉滴注抗感染治疗 4 天后复查血常规 HGB 68g/L，WBC 15.86 × 10^9/L，N% 79.6%，PLT 150 × 10^9/L，肝功：TP 54g/L，ALB 20.6g/L，AKP 402U/L，γ – GGT 161U/L，余正常。肾功：BUN 6.06mmol/L，Cr 62μmol/L，UA 273μmol/L。虽抗感染治疗后血常规白细胞下降，但患者精神、食欲恢复差，双下肢出现Ⅰ度压陷性水肿，腹部平片无肠梗阻征象（图 2 – 71）为了解是否为感染性左肾切除术后肾区慢性感染积脓引流不畅行上腹部 CT 平扫，CT 提示：左肾区及邻近腰背部增多的软组织密度影，密度不均匀，考虑为感染？占位？（图 2 – 72）；左侧腰大肌肿胀；肝周极少量积液，右肝小钙化灶；与 6 个月前腹部 CT 片对比新增肝脏内多发低密度灶，性质待定（图 2 – 73）；扫及右下肺脊柱旁结节状软组织密度影显示（最大截面约 2.8cm × 1.9cm 大小），性质待定；扫及双侧胸腔极少量积液伴双下肺局限性含气不良；右下肺钙化灶显示；左侧第 12 肋骨及腰 2 椎体密度减低并骨皮质显示不连续，考虑转移？继续予以抗感染和输血、白蛋白等支持治疗。因腹部 CT 提示肿瘤可能，取不愈合切口周围组织送病理检查，病理结果示：查见鳞状细胞癌。最后诊断明确：①左肾切除术后左腰背部软组织鳞状细胞癌（原左肾鳞状细胞癌术后种植）；②肝转移性鳞状细胞癌；③骨转移性鳞状细胞癌；④肺转移性鳞状细胞癌；⑤低蛋白血症；⑥中度贫血。请我院肿瘤科会诊，因患者全身情况差，不能耐受化疗，向家属交代预后较差，患者放弃治疗，回家后 15 天死于全身衰竭。

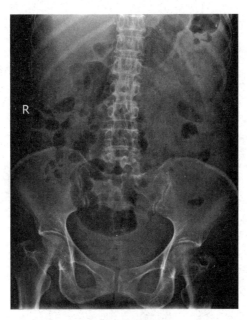

图 2 - 71　腹部平片无肠梗阻征象

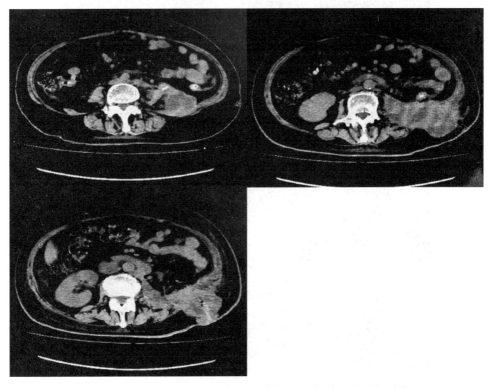

图 2 - 72　CT 平扫左侧腰背部增多的软组织影，左侧腰大肌肿胀

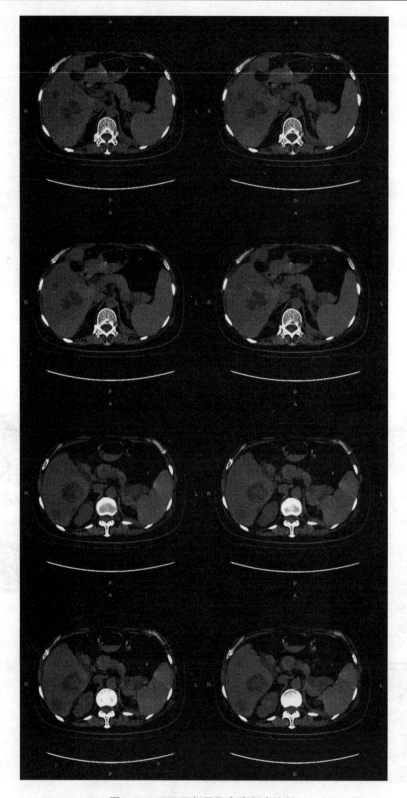

图 2-73 CT 平扫见肝多发低密度灶

七、最终诊断

综上所述患者第一次入院的术前诊断应为：

1. 左肾盂鳞状细胞癌（$T_{1 \sim 2}N_0M_0$）

2. 左肾多发结石伴重度肾积水

3. 左肾积脓

4. 左肾无功能

5. 贫血

八、心得体会及病例讨论

肾盂鳞状细胞癌发生率低,长期肾结石是诱发肾盂鳞状细胞癌的主要原因,上述 2 例患者即是如此。以"肾""鳞状细胞癌"和"肾结石""鳞状细胞癌"为题名在维普中文期刊服务平台 7.0 检索 1989 – 2017 年的文献,有关"肾盂鳞状细胞癌"的文献 36 篇,大部分为个案报道,共 116 例患者,其中肾结石合并肾盂鳞状细胞癌 106 例,占 91.38% ,表明肾结石是诱发肾盂鳞状细胞癌的主要因素,其机制,与结石较大、停留,肾功能损害,尿液流动差,肾内潴留的致癌物质持续刺激等可能相关。易于漏诊。为此,对于本病的早期确诊和根治性手术治疗是改善预后的关键。肾盂鳞状细胞癌一般不发生输尿管、膀胱的种植转移,故仅行根治性肾切除加输尿管部分切除术,术中应强调对肾周组织和淋巴结的清扫。除手术治疗外,肾盂鳞状细胞癌对放、化疗均不敏感,对于晚期病变,需要化疗、放疗等多学科联合治疗,以期改善患者预后。

九、主编评述

肾原发性鳞状细胞癌起病隐匿,常被炎症、结石、积水、先天畸形、寄生虫等病因所掩盖,因此容易漏诊,当确诊时已处于进展期,由于其对放、化疗不敏感,预后较差,因此早期诊断和早期治疗是肾原发性鳞状细胞癌治疗的关键。两个病例最后诊断都是复杂肾结石合并肾盂鳞状细胞癌,一例及时诊断、正确治疗取得了较好的近期预后;另一例由于 CT 等影像学诊断表现不典型漏诊,手术方式选择值得商榷,发生了术中尿外渗肿瘤种植,进而进展性肿瘤广泛转移快速死于肿瘤引起的全身衰竭。作者提示我们长期肾结石是引起肾盂鳞状细胞癌的高危因素,影像科医生、临床医生和病理科医生都应该提高警惕,总结了肾结石合并肾盂鳞状细胞癌漏诊的原因及早期诊断的方法。强调肾脏 CT平扫＋增强扫描检查是其首选的检查方法;术者术中及时的活检有利于早期发现,术中尽量避免尿外渗可有效防止种植转移;结石对应处等恰当多部位的取材可能有助于避免病理漏诊。一旦确诊鳞状细胞癌,应早期手术,手术方式可选择肾盂癌根治术或根治性肾切除加输尿管部分切除术,由于现有临床数据不多,随访时间不长,对两种手术方式优劣势还需要长期临床观察后进行评估。当肿瘤出现转移时,预后极差,以后需更多探索以化疗为主的多学科联合治疗。

参 考 文 献

［1］陈合群，王初阳，李深基，等．肾结石并发肾盂癌的诊治．中华泌尿外科杂志，2010，31（2）：81－83

［2］杨靖，刘红梅，彭学敏．肾盂铸型结石合并鳞状细胞癌超声表现 1 例．中国医学影像技术，2016，32（4）：642－643

［3］任胜强，刘星明，梁宇，等．经皮肾镜碎石术漏诊肾盂鳞状细胞癌的原因及诊断对策．中华腔镜泌尿外科杂志（电子版），2011，5（5）：35－37

［4］雷鸣，袁坚，刘永达，等．肾结石合并肾盂癌的诊断和治疗．中华泌尿外科杂志，2013，34（7）：485－488

［5］Jain A，MittalD，JindalA，et al. Incidentally detected squamous cell carcinoma of renal pelvis inpatients with staghorn calculi：case seres with review of the literature. ISRN Oncol，2011，620－574

［6］周高峰，吴维，柳懿鹏，等．肾结石并发肾盂鳞状细胞癌 4 例报告并文献复习．临床泌尿外科杂志，2014，29（10）：931－932

［7］陶维雄，李辉明，魏世平，等．肾结石合并肾盂鳞状细胞癌 4 例报告并文献复习．临床泌尿外科杂志，2014，29（7）：629－630

［8］倪志福，王健．肾盂癌的诊疗现状与进展．现代泌尿生殖肿瘤杂志，2015，7（2）：124－127

第三章　输尿管疾病

病例 1　输尿管结石伴肾绞痛

一、病历摘要

患者，女，54 岁，彝族，农民，已婚。入院于 2017 年 8 月 18 日。

主诉：反复右侧腰腹部疼痛 4$^+$个月，再发加重 1$^+$天。

现病史：入院前 4$^+$个月，患者无明显诱因开始出现右侧腰腹部疼痛，为隐痛、胀痛，伴肉眼血尿。无明显放射痛，伴恶心及呕吐，呕吐物为胃内容物，不伴尿频、尿急、尿痛、尿不尽，无肉眼血尿。无畏寒、发热、心慌、胸闷，无咳嗽、咳痰，无头昏、头痛。当地医院给予止痛药物治疗后缓解。1$^+$天前患者再次感右侧腰腹部疼痛，症状持续不缓解，为求明确诊断及治疗来我院，门诊行泌尿系彩超提示："右肾积水"。以"右肾积水"收入我科。

患病以来，患者精神、食欲、睡眠差，大便正常，小便如上述，体重无明显变化。

既往史：无特殊。

个人史：无特殊。

婚育史、月经史：已婚，结婚年龄 20 岁，配偶情况：体健。初潮 13 岁，周期 28～30 天，每次持续 3～5 天，47 岁已绝经，末次月经日期不详。经量适中，无痛经，经期规则，妊娠 2 次，顺产 2 胎。

家族史：否认"高血压""糖尿病""肿瘤""血友病""冠心病"等家族遗传性疾病史。

二、体格检查

T：36.5℃，P：64 次/分，R：20 次/分，BP：133/68mmHg，W：57kg。一般情况良好，体型偏胖，急性痛苦貌，面色稍白，查体合作，皮肤黏膜、浅表淋巴结、头颈部、胸部、心肺部及脊柱、神经系统均未查见明显异常，肛门、直肠未查。专科情况：全腹稍膨隆，肾区轻叩痛，右侧输尿管行径压痛明显，膀胱区无压痛，移浊阴性，肠鸣音正常。

三、辅助检查

2017 年 06 月 04 日外院胃镜提示：慢性胆汁反流性胃炎伴糜烂。2017 年 08 月 17 日我院门诊泌尿系彩超示：右肾积水。尿沉渣分析：白细胞酯酶 3＋Leu/μl，白细胞 799.30/μl，细菌 32.30/μl。

四、初步诊断

1. 右肾积水

2. 右肾绞痛

3. 胆汁反流性胃炎伴糜烂

4. 泌尿道感染

五、鉴别诊断及诊疗计划

1. 鉴别诊断

(1)急性阑尾炎：以转移性右下腹疼痛为主，且起病急，病史短，伴有明显的感染中毒症状。

(2)泌尿系结核：以尿频、尿急、尿痛、血尿为主要临床表现，伴有潮热、盗汗等结核感染中毒症状，进一步完善检查明确。

2. 诊疗计划　完善三大常规、肝肾功、凝血、泌尿系 CT 等检查，抗感染对症，择期手术治疗。

六、治疗过程

入院后给予积极完善血、尿常规、凝血、心电图、胸片、腹部平片(图 3-1)，下腹部及盆腔 CT 及心脏彩超等相关辅助检查及术前准备。泌尿系 CT(图 3-2)提示：右侧输尿管下段平髋臼上缘见一结节样致密影，考虑右输尿管下段结石伴右肾及右输尿管上段积水。心电图示：窦缓，心率 50 次/分，异位性期前收缩。进一步完善运动负荷试验示：窦性心律不齐，心率 62 次/分。心脏彩超正常。诊断：①右输尿管结石伴肾积水；②右肾绞痛；③泌尿道感染；④胆汁反流性胃炎；⑤窦性心动过缓；⑥异位性期前收缩。

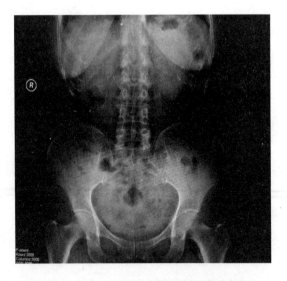

图 3-1　术前 KUB 提示右输尿管下段阳性结石

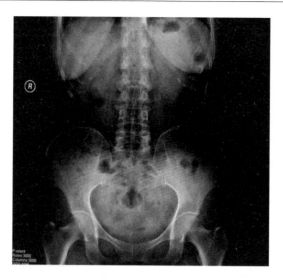

图 3 - 2　术前 CT 提示右输尿管下段结石

经抗感染治疗后复查血、尿常规正常，心内科、麻醉科会诊评估后无绝对手术禁忌，于 2017 年 8 月 24 日在全麻下行手术治疗。

手术名称：右侧输尿管镜气压弹道碎石术。

手术过程：

1. 患者麻醉满意后取膀胱截石位，会阴部常规消毒铺巾，穿无菌手术衣，戴无菌手套。

2. 经尿道外口注入润滑剂后，置输尿管镜入膀胱，膀胱内未见结石及新生物，F4 输尿管导管引导下置输尿管镜入右输尿管，术中见患者右输尿管中下段多发结石，结石直径 0.5 ~ 1.0cm，结石色黄，质松易碎，结石上方输尿管扩张积水，启动气压弹道碎石粉碎结石，上行镜检至右肾盂未见结石及新生物，置 4.7Fr 双"J"管一根于右输尿管支撑引流，保留导尿结束手术。

术后处理：抗感染、对症支持治疗。

七、最终诊断

1. 右输尿管结石伴肾积水

2. 右肾绞痛

3. 泌尿道感染

4. 胆汁反流性胃炎

5. 窦性心动过缓

6. 异位性期前收缩

八、治疗/随访效果

术后复查 KUB 未见明确阳性结石。患者无不适出院，出院后感右腰腹部胀痛不适，活动时加重，偶尔伴血尿，无畏寒发热，无尿频、尿急、尿痛不适。术后 1[+] 个月来院取出右侧输尿管内支架管，随访 1 个月，前述症状消失，无其他特殊不适。

术后 1 个月复查 KUB(图 3 - 3)未见阳性结石，双"J"管位置形态正常。

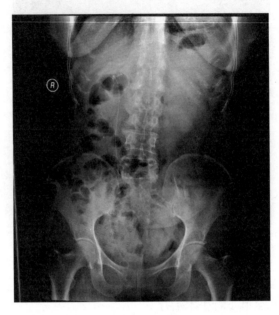

图 3 - 3　术后 1 个月复查 KUB

九、心得体会及病例讨论

输尿管结石梗阻常导致肾绞痛。肾绞痛是由肾脏包膜的肿胀及肾盏和输尿管蠕动对抗尿路梗阻所致，有报道急性输尿管梗阻是引起肾周积液的主要原因，而肾包膜持续紧张高压及尿液外渗导致肾周积液是引起顽固性疼痛的主要原因。典型的表现是突然发生的剧烈疼痛，部位可以是腰腹部、腹股沟、睾丸或阴唇等处，主要取决于梗阻的平面，典型的疼痛呈间歇性沿同侧向下放射，约 30% 的患者有肉眼血尿，因为肾脏与胃肠道拥有共同的自主神经支配，故常伴有恶心和呕吐等症状。肾绞痛一旦诊断明确，解除疼痛是首要治疗措施，而目前肾绞痛临床药物治疗尚无统一原则。邱华雄等用黄体酮联合塞来昔布治疗泌尿系结石性肾绞痛，患者临床总有效率、镇痛起效时间以及用药后疼痛程度，均与哌替啶效果一致，但是不受麻醉药品限制，临床给药方便。汤小斌等认为采用肌内注射曲马多治疗急性结石性肾绞痛，具有方便快速，起效迅速，疗效完全、复发率低、不良反应少及使用方便等特点，是治疗急性结石性肾绞痛的一种较好方法。针对输尿管结石的处理方法包括保守治疗，ESWL 及输尿管镜手术。临床上应根据具体不同的情况采用不同的处理方法。ESWL 被认为是侵袭性最小的方法。急诊 ESWL 对梗阻时间短、长径较小的输尿管结石伴肾绞痛治疗效果满意。需要引起注意的是 ESWL 可加重输尿管壁水肿，不利于结石排出而加重症状，特别是并发输尿管狭窄和感染者往往导致 ESWL 治疗失败。故 ESWL 主要适用于结石梗阻时间较短，结石直径小于 1cm，结石未导致炎性肉芽组织的形成，及泌尿系感染有效控制的情况。输尿管镜手术对于肾绞痛患者能迅速解除梗阻，缓解疼痛，尤其是对于那些反复发作、剧烈肾绞痛患者，急诊输尿管镜治疗意义重大。当结石直径大于 1cm 且位于输尿管中下段时，可考虑将输尿管镜作为首选，有报道 URSL 碎石总成功率达 98% 以上。碎石成功率随结石位置升高而呈下降趋势。输尿管镜下碎石术失败的原因包括：①上段结石部分或全部移位；②输尿管扭曲；③息肉包绕结石；④结石远端输尿管狭窄；⑤输尿管穿孔或撕脱无法找到正常管腔。此病例中，患者行泌尿系 CT 明确提示右侧输尿管下段结石伴右肾及梗阻以上输尿管扩张积水，存在泌尿道感染，给予氯诺昔康 8mg 肌内注射后疼痛明显缓解，经抗感染治疗后血、尿常规均正常，体温不高，给予择期行右输尿管镜气压弹道碎石术，手术顺利，术后恢复好。

十、主编评述

输尿管镜下技术由 Young 于 1912 年首次开展，20 世纪 70 年代末真正应用于临床。具有利用人体自然腔道进行操作，创伤小，出血少，恢复快，住院时间短等优点。目前已被广泛应用于临床。操作粗暴、镜体摆动角度过大、麻醉不全、视野不清、盲目进镜、强行进退镜体和勉强取石是导致输尿管医源性损伤的主要原因。在熟练掌握输尿管镜技术的前提下术中结石退回肾盂是 URSL 失败的主要原因。如何避免结石移位达到尽可能原位碎石成为 URSL 成功率的瓶颈。常规方法有以下几点：①采用头高足低位；②灌注压力不要太高，以免结石冲回肾盂；③碎石时不要从结石中心开始，应以冲击杆从结石一侧将结石压向对侧输尿管壁再碎石；④以套石篮固定结石后再碎石；⑤一旦结石上移，输尿管镜在低压灌注下找到结石，以取石钳将结石尽量下拖后再碎石；⑥术中使用呋塞米促进肾脏分泌尿液，增加肾盂内压，阻止结石上移。临床上治疗输尿管结石可采用单一的治疗方法，也可采用"夹心面包"治疗方法：药物排石、ESWL、输尿管镜技术、经皮肾镜技术联合应用。总的原则应根据患者具体情况和各家医院实际选择适合的治疗方法，一种或多种方法联用以取得最佳效果。

参 考 文 献

［1］李逊，何朝辉，曾国华，等．上尿路结石的现代治疗方法的探讨．临床泌尿外科杂志，2004，19：325－327

［2］Wu CF, Shee JJ, Lin WY, et al. Comparison between extracorporeal shock wave lithotripsy and semirigid ureterorenoscope with holmium：YAG laser lithotripsy for treating large proximal ureteral stones. J Urol，2004，172：1899－1902

［3］邱华雄．黄体酮联合塞来昔布治疗泌尿系结石性肾绞痛的临床观察．国外医药：抗生素分册，2013，(1)：31－33

［4］周凤昌，陈桥志，蔡先球，等．气压弹道碎石术治疗尿路结石的临床观察．临床泌尿外科志，2003，18：165－166

［5］廖国强，吴强，袁涛，等．输尿管镜下碎石术失败的原因与处理．临床泌尿外科杂志，2006，21：501－502

［6］钟锦卫．输尿管结石性肾绞痛的治疗方法选择：附 90 例报告．中华腔镜泌尿外科杂志(电子版)，2013，7(4)：31－34

[7] Kourambas J, Byrne RR, and Preminger GM. Does a ureteralaccess sheath facilitate ureteroscopy? J Urol, 2001, 165(3): 789 – 793

[8] 吴亨平, 廖东萍, 罗勇. 急性肾绞痛肾周积液的超声检查. 临床超声医学杂志, 2007, 9(8): 505

[9] 刘成山, 张鹏, 邵志强, 等. 急诊体外冲击波碎石治疗双侧输尿管结石伴肾绞痛. 南方医科大学学报, 2010, 30(1): 189 – 190

[10] Anagnostou T, Tolley D. Management of ureteric stones. Eur Urol, 2004, 45(6): 714 – 721

[11] 孙晓东, 于讳斌, 蒋向华, 等. 急诊输尿管镜治疗输尿管结石并顽固性肾绞痛的应用价值. 临床泌尿外科杂志, 2010, 25(7): 534 – 538

[12] 汤小斌. 曲马多肌肉注射在治疗急性结石性肾绞痛中的应用研究. 中国现代药物应用, 2011, 5(11): 10 – 11

病例 2　输尿管软镜碎石

一、病历摘要

患者, 女, 52 岁, 农民, 汉族。入院于 2016 年 7 月 23 日。

主诉: 左侧腰腹部疼痛 1[+] 年, 左侧输尿管内支架置入术后半个月。

现病史: 入院前 1[+] 年, 患者无明显诱因开始出现左侧腰腹部疼痛, 为隐痛、胀痛、阵发性绞痛, 疼痛剧烈, 无明显放射, 伴恶心及呕吐, 呕吐物为胃内容物, 不伴尿频、尿急、尿痛、尿不尽, 无肉眼血尿。无畏寒、发热, 无心慌、胸闷, 无咳嗽、咳痰, 无头昏、头痛, 于半个月前在我院诊断为: 左肾盂输尿管处结石、左肾结石伴积水, 并行左侧输尿管内支架置入术, 术后无不适出院, 目前为求进一步行左侧输尿管软镜钬激光碎石术来院, 门诊以"①左肾结石; ②左肾盂输尿管连接部结石; ③左输尿管内支架"收入我科。病程中精神饮食可, 小便如前述, 大便正常。

既往史: 20 年有右锁骨骨折病史, 未手术。余无特殊。

个人史: 无特殊。

月经、婚育史: 20 岁结婚, 配偶体健, 育有 2 子女, 均体健。

家族史: 否认家族遗传疾病病史。

二、体格检查

T: 36.5℃, P: 84 次/分, R: 20 次/分, BP: 130/90mmHg。一般情况良好, 神志清楚, 精神可, 皮肤黏膜、浅表淋巴结、头颈部、胸部、心肺腹部及脊柱、神经系统均未查见明显异常, 肛门直肠未查。专科情况: 左肾区轻叩痛, 右肾区无叩痛, 双侧输尿管行径区无明显压痛, 膀胱区无压痛。

三、辅助检查

无。

四、初步诊断

1. 左肾结石

2. 左肾盂输尿管连接部结石

3. 左输尿管内支架

五、鉴别诊断及诊疗计划

1. 鉴别诊断

（1）急性阑尾炎：以转移性右下腹疼痛为主，需与肾绞痛时下腹部的反射痛相鉴别，但起病急，病史短，伴有发热等明显的感染中毒症状，右下腹疼痛较局限，固定为麦氏点，伴有压痛、反跳痛及肌紧张，Rovsing's sign 阳性，尿液检查一般无异常发现，尿路平片无结石影像，放射性核素肾图和超声检查无结石征象。

（2）急性胆绞痛：表现为突发右上腹疼痛，易与右侧肾绞痛相混淆。但有右上腹局限性压痛、反跳痛及肌紧张，肝区叩痛明显，可触及肿大的胆囊，墨菲氏征阳性，尿液检查常无异常发现。

（3）肾盂肾炎：可表现为腰痛及血尿症状。多见于女性，无发作性疼痛或活动后疼痛加重的病史，尿液检查可见多量蛋白、脓细胞及其管型，尿路平片无结石影像，超声无结石强回声及声影。

（4）泌尿系结核：可表现为血尿及肾钙化。有明显尿频、尿急、尿痛，血尿多为终末血尿，尿路平片上钙化影像分布于肾实质，呈不规则斑片状，密度不均匀。有潮热、盗汗等结核感染中毒症状，多见于青壮年。

（5）肾细胞癌：表现为腰痛、血尿，尿路平片可表现为钙化影像。但为无痛性肉眼血尿，常混有血块，尿路平片上钙化局限于肿瘤区，呈现大小不等的斑点状或螺旋状，尿路造影显示肾盂肾盏受压、变形、移位或缺失。

（6）肾动脉瘤：尿路平片上也可有钙化影像。但其位于肾门周围，呈花圈样钙化；有血压升高表现；肾动脉造影显示扩张的动脉瘤影像。

（7）海绵肾：尿路平片上也可有钙化影像。但其为多发小结石，为锥体囊性扩张的乳头管和集合管内，呈簇状或放射状排列；静脉尿路造影可见肾小盏周围多发梭形小囊，呈葡萄串样排列，病变多为双侧。

（8）腹腔内淋巴结钙化：若位于肾区，可能误认为是本病，但钙化一般多发、散在，很少局限于肾区，其密度不均匀呈斑点状；尿路造影肾盂肾盏形态正常，侧位片位于肾区阴影之外。

（9）肾盂肿瘤：尿路造影肾盂表现充盈缺损，需与阴性结石鉴别。但其为不规则形；有严重的无痛性肉眼血尿；超声波可查见肾盂或肾盏光点分离，在肾盂或肾盏中出现低回声区，轮廓不整齐；尿中可查见瘤细胞。

（10）肾盂血块：在尿路造影片上也表现不规则充盈缺损。可在 2～3 周后复查，充盈缺损缩小或消失。

2. 诊疗计划　泌尿外科护理常规，二级护理，完善三大常规、肝肾功、凝血、传染病、心电图、腹部彩超及下腹部＋盆腔 CT 等检查，择期行左侧输尿管软镜钬激光碎石术。

六、治疗过程

入院后予以完善完善血、尿常规、凝血、肝肾功能及电解质、传染病，心电图、胸片均未见异常。安置支架管前 X 线(图 3 - 4)、安置支架前 CT(图 3 - 5)。

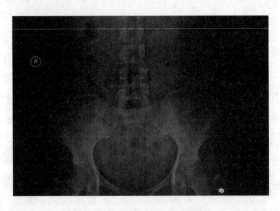

图 3 - 4　安置支架管前 X 线

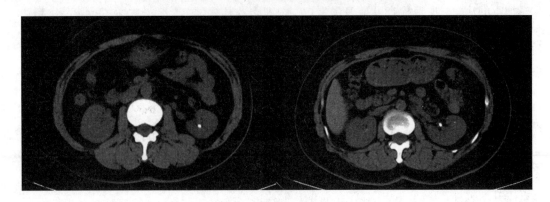

图 3 - 5　安置支架前 CT

排除手术禁忌后在全麻下行手术治疗。

手术名称:左侧输尿管软镜钬激光碎石术

手术过程:①麻醉满意后,取膀胱截石位,常规消毒铺巾;②F8/9.8 输尿管镜经尿道进入膀胱,见输尿管支架位置正常,完整拔出原双"J"管;③镜下寻及左侧输尿管开口,在 F4 输尿管导管引导下,输尿管镜进入左侧输尿管,并上行达肾盂,分别置入两根超滑导丝,沿超滑导丝置入 F14 输尿管鞘,输尿管软镜经鞘进入,镜下见:2 枚结石位于左侧肾中及下盏,最大约 1.0cm,质脆,易碎;④启动钬激光碎石,充分击碎结石,取石篮取出较大的结石,退出输尿管镜,沿导丝置入 F4.7 双"J"管;清点器械无误,保留导尿结束手术。

术后处理:抗感染、支持、对症等治疗。安置支架管后 X 线(图 3 - 6)、安置支架后 CT(图 3 - 7)。

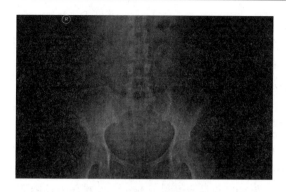

图3-6 安置支架管后X线

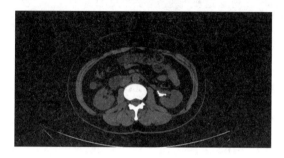

图3-7 安置支架后CT

七、最终诊断

1. 左肾结石
2. 左肾盂输尿管连接部结石
3. 左输尿管内支架

八、治疗/随访效果

随访6个月,目前左肾结石无复发,泌尿系其他部位未见新发结石。术后X线(图3-8)。

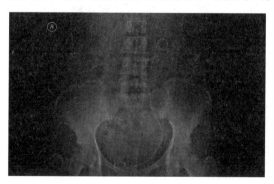

图3-8 术后X线

九、心得体会及病例讨论

结石是现代社会最常见的疾病之一,肾结石的患病率估计在1%~15%,有年龄、性别、种族和地理位置等差异。上尿路结肾结石可有多种方式治疗,对于小于10mm的患者，冲击波碎石仍是最基本的选择，结石大小在 10～20mm 的患者，冲击波碎石仍考虑作为一线治疗方案，除非结石组成、位置或肾解剖等因素提示更具有创性操作能达到的更好结果，在没有特殊指针需要应用输尿管镜情况下（例如出血体质、肥胖），结石大于20mm 的患者首先应接受经皮肾镜取石术。此例患者输尿管结石在安置支架管后被顶入肾盂内，按照肾结石处理。小于 20mm 结石在经皮肾镜碎石与输尿管软镜碎石的疗效相当，但软镜具有更快的恢复时间及更小的创伤、更少的手术并发症。结合患者情况我们选择输尿管软镜钬激光碎石术（RIRS）治疗，为提升手术清石率及减少手术时间，减少术后恢复时间及并发症发生概率，我们常规一期安置支架管，二期输尿管软镜碎石术。RIRS 的禁忌证包括：①严重的全身出血性疾病；②严重心肺功能不全无法耐受手术；③未控制的泌尿道感染；④严重的尿道狭窄腔内手术无法解决。未控制的泌尿道感染可能给患者带来致死性的损害，因此术前的尿常规、尿培养及药物敏感试验非常重要。抗生素控制感染治疗应该直到尿培养结果阴性才能停止。

术中输尿管软镜送达鞘（UAS）的放置优点有：①方便进镜；②利于术中取石、排石；③降低肾盂内压；④术中水循环好，视野清晰；⑤缩短手术时间。理想的 UAS 放置位置应该在肾盂输尿管交界部位或稍低位置。F14 的 UAS 常作为标准的 UAS 广泛使用。输尿管软镜进镜困难导致手术失败的发生率为 8%～10%，术前预置双"J"管可使放置 F14 UAS 的成功率增加 21 倍。RIRS 采用钬激光粉碎结石，碎石功率一般在 10～20W，碎石时光纤一般伸出镜身 0.2～0.3cm，以免损伤软镜。碎石的方法有低能高频"粉末化碎石"和高能低频"切割法""爆米花法"碎石，术者根据结石情况采用。较大碎石可以用无头镍钛合金取石篮取出以缩短手术时间。术后留置双"J"管 4～6 周为宜，配合口服 α 受体阻滞剂有利于排石和缓解双"J"管带来的不适症状。RIRS 单次碎石的时间应控制在 2 小时内，两次手术间隔一般是 4 周以上，累计不超过 3 次。

十、主编评述

输尿管软镜是目前治疗小于 2cm 肾结石和输尿管上段结石的一线治疗方法之一。输尿管软镜包括纤维软镜和电子软镜。有一体式软镜和可拆卸组合式软镜。孙颖浩教授研发的孙氏末端可弯输尿管硬镜兼具了输尿管硬镜和软镜的功能。钬激光是目前常用的输尿管软镜下碎石工具。由于解剖方面的因素，下组肾盏结石清石率较低，主要跟结石的大小、IP 角和下组盏的长度呈相关性。结石清除率以术后 3 个月计算，最好以 CT 扫描进行评价。全身炎症反应征象（SIRS）是输尿管软镜严重的感染相关并发症。美国胸科医师学会（ACCP）联合美国重症医学会（SCCM）共同颁布的 SIRS 诊断标准包括：①体温 >38℃ 或 <36℃；②心率 >90 次/分；③呼吸 >20 次/分或 $PaCO_2$ <32.25mmHg；④术后白细胞 >12×10^9/L 或 <4×10^9/L。4 项标准符合 2 项以上即可诊断 SIRS。输尿管软镜还是诊断上尿路疾病的理想方法，包括影像资料上的充盈缺损和其他引起单侧上尿路肉眼血尿的病因。

Danny 将输尿管软镜的适应证归纳为：①评估和定位血尿的来源；②评估和定位尿细胞学阳性患者上尿路病灶；③评估影像学资料中集合系统充盈缺损的病灶；④了解单侧上尿路尿培养阳性患者的病灶情况；⑤对于采用腔内方法治疗上尿路移形上皮细胞癌的患者定期复查上尿路。

参 考 文 献

[1] （美）魏恩（Wein，A.J.），等，著．郭应禄，周利群，译．坎贝尔－沃尔什泌尿外科学（第9版）．北京：北京大学医学出版社，2009，1441－1545

[2] 吴孟超，吴在德．黄家驷外科学（第7版）．北京：人民卫生出版社，2008，2345－2354

[3] 王昊星，乃比江，毛拉库尔班，等．术前留置双J管对输尿管软镜手术效果的影响．中华腔镜泌尿外科学杂志，2017，11（2）：41－44

[4] 李建华，姚吉，等．微创经皮肾镜取石术和输尿管软镜碎石术治疗＜2cm肾结石疗效对比．中国现代医生，2017，55（6）：53－56

[5] 沈乾，刘星明，等．输尿管软镜和微创经皮肾镜碎石术治疗肾盏结石疗效比较．现代实用医学，2017，29（3）：359－361

[6] 钱卫良，蒋小强，等．直径＞20mm肾结石分别应用经皮肾镜与输尿管软镜碎石术治疗的临床价值分析．浙江创伤外科，2017，22（2）：266－267

病例3　输尿管上段息肉突出尿道外口

一、病历摘要

患者，女，29岁。

主诉：尿痛伴尿道口组织物脱出2⁺个月。

现病史：2⁺个月前，患者无明显诱因出现间歇性尿痛，为烧灼样，小便终末时见小指大小的淡红色组织物自尿道口脱出，膀胱充盈后自行回纳，擦拭有血，伴尿频、尿不尽，不伴畏寒、发热、腰腹部疼痛，无尿急、泡沫尿等。于当地医院行止血治疗（具体不详）后未在出血。于2016年7月14日入我院。自患病以来，患者精神、饮食、睡眠可，大便正常，近期体重无明显改变。

既往史：既往身体健康，否认高血压、糖尿病等疾病史，否认肝炎、结核等传染病史，预防接种史按计划进行，否认手术史，否认外伤史，否认输血及血制品史，否认药物及否认食物过敏史。

个人史：无特殊。

婚育史：已婚，21岁结婚。妊娠1次，产1次，育有1女。

家族史：无类似疾病病史，无传染病及遗传疾病病史。

二、体格检查

T：36.3℃，P：86次/分，H：20次/分，BP：126/78mmHg。发育正常，营养中等，神志清楚，正力型体型。双侧脊肋角对称，无畸形、隆起及包块。双侧肾区无叩击痛及压痛，双侧输尿管行径区无压痛。双侧肾脏未扪及，腰部无异常血管音。膀胱不充盈，膀胱区无压痛及包块。阴毛正常女性分布。尿道外口无红肿及分泌物，未见异常结节或包块。

三、辅助检查

IVP：双肾及输尿管未见明显积水征象。全腹增强 CT（图 3 - 9）：膀胱后壁增厚，膀胱左后方膀胱三角区见不规则斑片密度增高影突向膀胱内，边界欠清，密度不均匀，可见强化，与左侧输尿管下端界限不清。输尿管镜检查：左侧输尿管开口处可见新生物，呈蛇头状，从左侧输尿管开口延伸至右侧开口平面，约 3cm（图 3 - 10A，图 3 - 10B），其蒂位于左侧输尿管内上至输尿管中段距离开口约 12cm 处，蒂呈环状（图 3 - 10C，图 3 - 10D），于蒂中央可见孔道（图 3 - 10E），向上延伸为输尿管正常黏膜，上端输尿管通畅，尿液混浊，可见少许悬浮沉淀。余无特殊。活检："左输尿管开口"符合囊性膀胱炎。

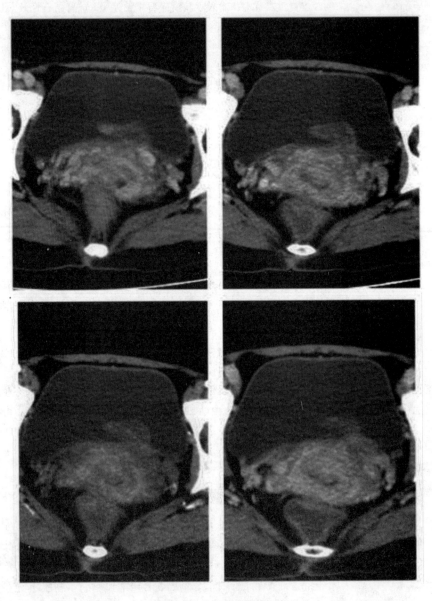

图 3 - 9　全腹增强 CT

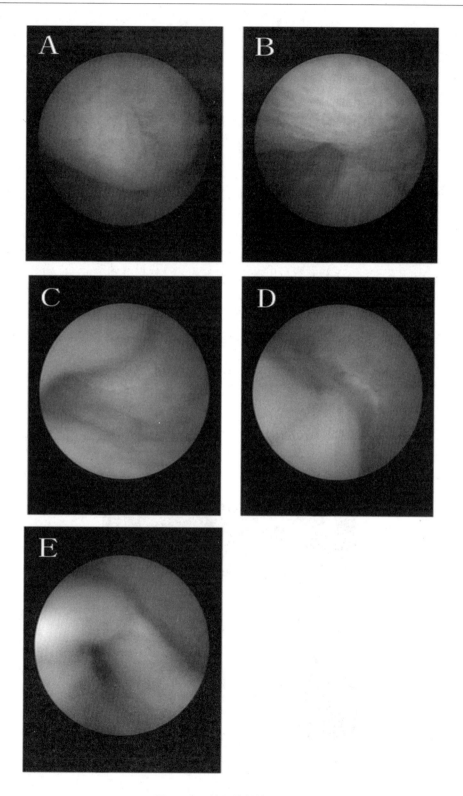

图 3-10 输尿管镜检查所见

四、初步诊断

左侧输尿管巨大息肉(囊性膀胱炎)

五、鉴别诊断及诊疗计划

1. 鉴别诊断　尿道外口息肉,本病例主要表现为尿痛伴尿道外口组织脱出,应警惕。进一步根据全腹 CT、膀胱镜或输尿管镜鉴别。

2. 诊疗计划　详细请见治疗过程。

六、治疗过程

患者于 2016 年 7 月 2 日,在全麻下行左侧输尿管上段巨大息肉及输尿管部分切除 +端端吻合术。术中见:左侧输尿管上段髂血管平面上方可见输尿管膨大,继续向上突然恢复正常,切开膨大与正常输尿管交界处,将息肉向外牵拉,逐渐完整拉出息肉,长约 20cm,附着处为一圈,向远端逐渐膨大,少许渗血,尿液清亮,附着处近、远端通畅,余无特殊。切开附着处,逐渐完整拉出息肉(图 3 - 11),然后分别于近、远端斜行切断输尿管,并将此段输尿管约 1cm 及息肉一并取出送活检;输尿管内安置 6 号双"J"管一枚。术后病理(图 3 - 12):输尿管息肉伴囊性输尿管炎。患者于术后 1 周出院,术后 1 个月拔出左侧输尿管双"J"管。3 个月、6 个月后复查泌尿系 B 超、IVP 及膀胱镜未见异常。

七、最终诊断

输尿管息肉伴囊性输尿管炎

八、治疗/随访效果

患者于术后 1 周痊愈出院,术后 1 个月膀胱镜拔出左侧输尿管双"J"管。术后 3 个月、6 个月,1 年后复查泌尿系 B 超、IVP 及膀胱镜均未见异常。左侧输尿管巨大息肉痊愈。

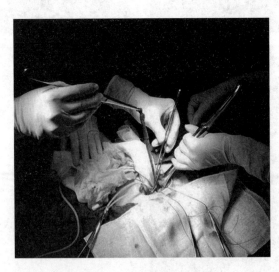

图 3 - 11　完整拉出息肉

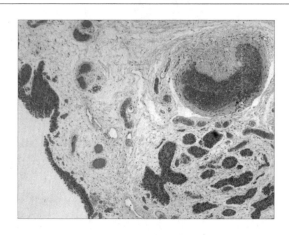

图 3-12　术后病检

九、心得体会及病例讨论

原发性输尿管息肉是来源于输尿管上皮组织的良性肿瘤，临床少见，发病率不到输尿管肿瘤的1%。目前病因尚不明确，多认为可能与先天性、梗阻、过敏、炎症、外伤等因素有关。本病以20~40岁男性多发，输尿管上段多见，可为多发或单发，多发少见。其病理特点为大体观可呈环状或菊瓣状，粉红色或灰白色，半透明状，单发或多发，分支呈丝状悬垂于输尿管腔内，分支长短不一。显微镜下为结缔组织、炎症细胞、变异上皮细胞和血管等。

原发性输尿管息肉的临床表现呈多样性，而无明显特异性。常因息肉造成输尿管梗阻，尿路不畅，出现腰痛。合并感染时可有镜下或肉眼血尿及泌尿系刺激症状，肾积水严重时可出现腰部包块，患者多以上述症状就诊。其体征亦无特异性，临床诊断多依赖于特殊检查。放射学检查，如 IVP、IVU、CTU 等是诊断输尿管息肉的主要方法。在 IVP下部分较大息肉者可见其特征性影像学表现"蚯蚓蠕动征"，即输尿管内可见蚯蚓状条索软组织影随输尿管蠕动而活动。随着输尿管镜技术的发展成熟，输尿管镜检查已成为术前诊断该病的最重要检查手段之一，它可在直视下初步区别其良恶性的同时，还可进一步通过活检确诊，对指导手术有决定意义。

本例为青年女性，输尿管上段息肉延伸至膀胱内，脱出尿道外口，伴有尿痛、出血症状，无腰痛等症状，临床上少见。患者息肉巨大，脱出尿道外口，易诊断为尿道外口息肉。但该病例中，息肉于膀胱充盈后回缩，可初步予之鉴别。入院辅助检查泌尿系B超及 IVP 检查未见输尿管、肾盂梗阻积水征象。结合输尿管镜下所见，息肉于蒂中央可见孔道，向上延伸为输尿管正常黏膜，与上端输尿管相通，故无输尿管梗阻所致病变上段输尿管及肾盂扩张积水征象。全腹增强 CT 所示膀胱左后方膀胱三角区见不规则斑片密度增高影突向膀胱内，边界欠清，密度不均匀，可见强化，与左侧输尿管下端界限不清。腹部 CT 检查可见膀胱内新生物，但无特异性，无法判断其起源。

鉴于该疾病的临床表现和辅助检查的非特异性，输尿管镜下病理活检成为确诊的标准和鉴别诊断的重要手段。输尿管镜检查可以发现病变数量、范围、基底部宽窄，以及梗阻部位，对于较小的病灶可在输尿管镜下切除以避免二次手术，较大病变或输尿管镜下全切除困难的则可行活检确诊。对于本例患者，行输尿管镜检查发现息肉巨大，基底部呈环形生长，输尿管镜下切除困难，遂用钬激光切取部分息肉组织送检。本病例无输尿管梗阻，未安置双"J"管。

十、主编评述

输尿管息肉的治疗方式主要根据息肉的大小、数量、部位、肾脏功能，以及患者全身情况而定的。在输尿管镜技术发展成熟之前，术前确诊较困难，多选择开放性手术治疗，主要根据病变位置选择不同的手术方式。随着输尿管镜技术的不断发展成熟，腔内手术治疗成为可能，其效果好、损伤小、术后恢复快。但是，由于输尿管镜下视野和操作范围的局限性，输尿管镜不适用于处理较长、较大或者基底较宽的息肉。腹腔镜手术可用于处理较长或较大的输尿管息肉，尤其适用于伴有肾积水的患者。本病例输尿管息肉位于上段输尿管，息肉较长，基底呈环形生长，无输尿管梗阻及肾积水，故选择行开放手术，完整切除息肉及息肉附着部分输尿管，妥善置入双"J"管后，行输尿管断端吻合术，术中应减少输尿管吻合口张力及保留输尿管壁血供。

参 考 文 献

[1] Ye L, Zhao LJ, Yue F, et al. Large ureteral fibroepithelial polyp lacking epithelium due to ischemic infarction. Kaohsiung J Med Sci, 2012, 28(8): 457 – 61

[2] Liu C, Liu XJ, Liu D, et al. A giant ureteral polyp mimicking as a bladdermass resected ureteroscopically by diode laser: a case report and literaturereview. Int J Clin Exp Pathol, 2015, 8(11): 14580 – 14583

[3] Hubosky SG, Bagley DH. Laser Resection of Fibroepithelial Polyps with Digital Ureteroscopy. J Endourol Case Rep, 2015, 1(1): 36 – 38

病例4　肾盂输尿管移行部梗阻

一、病历摘要

患者，男，22 岁，彝族，农民。入院于 2017 年 9 月 12 日。

主诉：反复左侧腰腹部疼痛 2+个月，再发 1 天。

现病史：2+个月前，患者无明显诱因开始出现左侧腰腹部疼痛，呈隐痛、胀痛、阵发性加重，疼痛剧烈，伴恶心及呕吐，呕吐物为胃内容物（量不详），无呕血、便血，疼痛无明显放射；不伴尿频、尿急、尿痛、血尿，无畏寒、发热，无胸闷、胸痛、呼吸困难等不适。休息后疼痛缓解，未予重视，未就诊治疗。1 天前上述症状再次发作，为求进一步诊治来我院，门诊行彩超检查提示：左肾积水并左输尿管上段扩张。血常规：WBC 10.78 ×10⁹/L，NEU% 69.5%。尿常规未见明显异常。门诊以"尿路结石"收入我科。自患病以来，患者精神饮食佳，大小便正常，体重无明显变化。

既往史：平素身体健康状况一般，否认肝炎、结核、菌痢、伤寒等传染病史，预防接种史不详，否认青霉素、磺胺类药物过敏史，否认已知食物过敏史，无外伤史，无输血史，无手术史。

个人史：出生于本地，长期居住于本地，职业为农民，无工业毒物、粉尘、放射性物质接触史，无地方病地区居住史，无特殊饮食及生活习惯，否认冶游史，否认吸烟饮酒嗜好。

婚育史：未婚，未生育。

家族史：父母健在，兄弟姐妹体健，否认"高血压""糖尿病"等家族遗传性疾病史，家族中无类似疾病患者。

二、体格检查

T：36.5℃，P：72 次/分，R：20 次/分，BP：125/69mmHg，W：56kg。全身皮肤及黏膜正常，无皮疹，未见皮下出血、皮疹及淤斑，皮肤湿度正常，弹性正常，无水肿，无肝掌及蜘蛛痣。头、颈未见异常。双肺呼吸音清晰，未闻及干湿啰音；心率：72 次/分，心律齐，未闻及杂音及心包摩擦音。全腹平坦、软，未扪及确切包块，无压痛、无肌紧张及反跳痛，左肾区轻叩击痛。脊柱外观正常，四肢肌力正常，神经系统检查未见异常。

三、辅助检查

2017 年 9 月 11 日门诊彩超：左肾积水并左输尿管上段扩张；血常规：WBC 10.78×10⁹/L，NEU% 69.5%。

四、初步诊断

1. 左肾积水待查　输尿管梗阻？
2. 泌尿道感染

五、鉴别诊断及诊疗计划

1. 鉴别诊断　主要是明确引起肾积水的原因：

（1）输尿管内病变：最常见的为结石。

（2）输尿管壁病变：包括输尿管狭窄、输尿管囊肿、输尿管瓣膜、输尿管肿瘤、炎症、子宫内膜异位症。

（3）输尿管外压迫：腔静脉后输尿管、妊娠、盆腔脂肪增多症、腹膜后纤维化，异位血管压迫等。

2. 诊疗计划　泌尿外科护理常规，普食，二级护理，抗感染治疗，完善三大常规、尿细菌培养、肝肾功能、凝血功能、ECT、心肺功能测定和胸腹部平片、泌尿系 CT，必要时行 CTU 或 KUB + IVP 检查，择期手术。

六、治疗过程

入院后完善血常规、凝血功能、肝肾功能和电解质、传染病、ECG、胸腹部平片、心功能测定和肺功能测定均未见异常。CT 检查示：左肾并输尿管上段扩张，原因待查（图 3－13）；再行 CTU 检查提示：左肾及上段输尿管扩张积液，肾外肾盂？管壁狭窄？迷走神经压迫？其他？（图 3－14）。

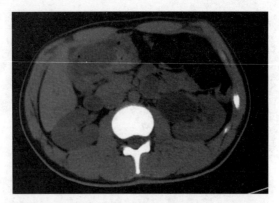

图 3-13　CT 检查结果

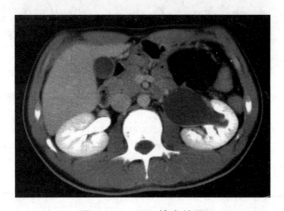

图 3-14　CTU 检查结果

考虑诊断为肾盂输尿管移行部梗阻(UPJO)，复查血常规正常后做好术前准备，于2017 年 9 月 20 日在全麻下行经腹腔镜左侧肾盂输尿管连接部成形术。

手术过程：①麻醉满意后，取右侧卧位，左腰部常规消毒铺巾；于左腋后线 12 肋下做一长约 2cm 切口，分离皮下组织及肌层，达腹膜外间隙，给予自制水囊扩张腹膜后间隙，于左髂棘上方 2cm 做一长约 1.5cm 切口，置入 10mm 戳卡，腹腔镜经此戳卡进入腹膜后间隙，于左腋前线 11 肋水平做一长约 0.5cm 切口，置入 5mm 戳卡，经右腋后线切口置入 10mm 戳卡，操作钳经后两个戳卡进入；②镜下打开肾周筋膜，分离显露左肾及肾门，术中见：左肾形态属常，肾盂呈球形扩张，约 5cm×4cm，肾盂输尿管连接部缩窄明显，狭窄段长约 0.7cm 且狭窄段输尿管不能传递肾盂蠕动波，肾盂与周围组织稍粘连，肾周未见确切肿大淋巴结(图 3-15)；③裁剪肾盂使之成漏斗状，纵行剪开输尿管直达狭窄段输尿管远端约 1cm，将裁剪好的肾盂最低处缝合于剪开输尿管的最低位，继续间断缝合剪开输尿管的后壁与肾盂，完全剪去裁剪的肾盂壁和狭窄段输尿管，于左输尿管内置 F4.7 输尿管内支架一根，继续缝合吻合输尿管前壁和肾盂前壁，连续缝合其余肾盂壁，完成吻合(图 3-16)；④彻底止血，于左肾窝留置血浆引流管一根并自髂棘处戳孔引出，清点纱布器械无误，严格执行术程安全核查无误，缝合皮肤切口，固定引流管，结束手术。

术后处理：加强引流、抗感染、支持、对症治疗。

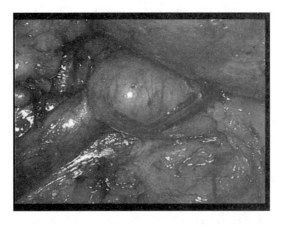

图 3 – 15　肾盂输尿管连接部缩窄

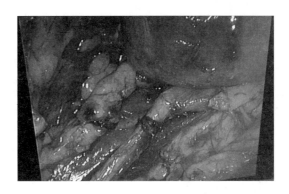

图 3 – 16　肾盂输尿管成形后图片

七、最终诊断

1. 肾盂输尿管移行部梗阻

2. 尿路感染

八、治疗/随访效果

术后 1 周拔出导尿管和血浆引流管，复查腹部 X 线：双"J"管位置形态正常。

九、心得体会及病例讨论

肾盂输尿管连接部梗阻是引起肾积水的一种常见的尿路梗阻性疾病。分为管腔内在梗阻、管腔外在梗阻和功能性梗阻等。治疗的主要目的是解除梗阻、保护患肾功能。主要包括开放性手术和腔内手术两大类。具体方法应根据患者的年龄，肾盂输尿管连接部梗阻的原因、长度，肾实质的厚度，肾盂扩张的程度、是否合并其他畸形因素，以及是否具备腔内手术条件等情况来决定。近年来，随着腔内手术器械和手术方法的改进，腔内手术治疗肾盂输尿管连接部梗阻已成为主要方式，而腹腔镜肾盂裁剪成形术是主要代表。本例患者在经过充分的检查和术前评估后，采用了后腹腔镜技术，手术顺利解除梗阻。

十、主编评述

肾盂输尿管连接部梗阻是引起肾积水的一种常见的尿路梗阻性疾病，由于肾盂输尿管连接部的梗阻妨碍了肾盂尿顺利排入输尿管，使肾盂排空发生障碍而导致肾脏的集合系统扩张。引起 UPJO 的病因甚多，通过肉眼和光镜观察可将 UPJO 的病因归纳为三类：管腔内在因素、管腔外因素、功能性梗阻。排泄性尿路造影时若积水肾或梗阻近端尿路能显影，可对梗阻部位及肾功能做出评判，尤其是对分肾功能的判断更为重要，CT 尿路容积重建（CTU）和 MRU 亦对 UPJO 的诊断有重要的临床意义。治疗上对轻度肾盂积水者，可继续随访观察 3~6 个月，定期行 B 超或静脉肾盂造影了解肾积水有无明显变化，如积水加重则需考虑手术治疗。腹腔镜肾盂裁剪成形术已成为 UPJO 手术治疗的首选方案，疗效与开放手术相当，可采用经腹途径或经腹膜外途径，镜下操作方法与开放手术基本相同，在腹腔镜下能准确地切除多余的肾盂壁，完成肾盂下部与输尿管的吻合，并能处理横跨的迷走血管以及行肾固定术等，手术成功率高达 97%。

参 考 文 献

[1] 刘萌，付站立，邱丽娟，等．利尿肾动态图显像在单侧肾盂输尿管狭窄患者的手术或保守治疗中的应用．北京大学学报（医学版），2015，4（47）：638－642
[2] 谢连根，李作青，徐华青，等．无支架离断式肾盂输尿管成形术在婴幼儿肾盂输尿管连接部梗阻中的应用．临床小儿外科杂志，2017，2（16）：169－173
[3] 李福林，马超，林阳，等．经 Trocar 腹腔内顺行插入双 J 管在儿童腹腔镜下离断式肾盂输尿管成形术中的应用．临床小儿外科杂志，2017，2（16）：164－167
[4] 徐伟，刘成倍．后腹腔镜术治疗成人肾盂输尿管交界处梗阻性病变的临床研究．检验医学与临床，2015，13（12）：1840－1844

病例 5　肾盂输尿管连接部梗阻

一、病历摘要

患者，男，61 岁。

主诉：体检发现左肾积水 2 年。

现病史：2 年前，患者体检时发现左肾积水，伴间断左侧腰部胀痛不适，无恶心、呕吐、无血尿、尿频、尿急、尿痛等，未予以系统诊治。1 天前，患者体检复查时彩超提示左肾中－重度积水，现为求进一步治疗来我院，门诊 CT 提示：左肾实质变薄，肾盂、肾盏明显扩张，左侧肾盂输尿管交界处管腔狭窄，左侧输尿管未见确切扩张，考虑左侧输尿管先天发育狭窄伴左肾积水？患者诉间断左侧腰部胀痛不适，门诊以"左肾盂输尿管连接部梗阻"收入我科。

既往史：既往体健，有"双下肢静脉曲张手术"史。无"高血压、糖尿病、心脏病"等慢性病史，无"肝炎、结核"等传染病史，无外伤史，无输血史，无食物药物过敏史，预防接种史不详。

个人史：无疫区居住史，无冶游史，不吸烟，长期饮白酒，量约100g/d。

婚育史：适龄结婚，育有3子女，均体健。

家族史：家族中无类似患者。

二、体格检查

T：36.5℃，P：79次/分，H：16次/分，BP：132/85mmHg。神志清楚，步入病房，查体合作。头颅五官无畸形，全身皮肤黏膜无黄染，浅表淋巴结无肿大，颈软，无抵抗，颈静脉无充盈、怒张，气管居中，甲状腺未扪及肿大，胸部、心脏、肺脏、腹部查体无异常，四肢肌力、肌张力正常。脊柱外观正常。神经系统查体未见异常。专科情况：双肾无隆起，未扪及包块，无压痛、叩击痛，双侧输尿管走行区无压痛，耻骨上无隆起及压痛，未扪及明显肿物，外生殖器发育正常，尿道口未见异常分泌物。

三、辅助检查

1. 一般化验检查 血常规、尿常规、血生化、凝血功能、输血全套、未见明显异常。

2. 影像学检查

（1）胸片：两肺纹理增多，未见确切斑片影；心影不大，主动脉迂曲。

（2）心电图：窦性心律，电轴不偏。

（3）彩超：左肾积水，左侧输尿管上段扩张；前列腺增大；肝脏、胆囊、胆管、胰腺、脾脏、右肾、右侧输尿管未见明显异常。

（4）全腹CT：左肾实质变薄，肾盂、肾盏明显扩张，左侧肾盂输尿管交界处管腔狭窄，左侧输尿管未见确切扩张，考虑左侧输尿管先天发育狭窄伴左肾积水？

（5）利尿肾图：左肾呈梗阻性曲线；右肾分泌功能正常，上尿路引流通畅。

（6）心脏彩超：主动脉硬化，升主动脉增宽。左房增大，左室舒张功能降低。

四、初步诊断

左肾盂输尿管连接部梗阻

五、鉴别诊断及诊疗计划

1. 鉴别诊断 主要与导致上尿路梗阻的疾病相鉴别。输尿管结石：结石可导致梗阻平面以上尿路积水，可行腹部平片及CT检查以鉴别。

2. 诊疗计划 完善术前常规检查，完善CT、肾图等了解梗阻积水情况及肾功能情况，择期手术治疗。

六、治疗过程

1. 手术适应证 左侧肾功能受损（GFR<40%），随访中发现患侧肾功能下降超过10%或B超下肾盂前后径（APD）增大，Ⅲ度、Ⅳ度肾积水。合并患侧腰痛、高血压、继发结石形成或反复尿路感染等。

2. 治疗方案 本例患者左肾重度积水，伴随左侧腰痛不适，手术指针明确，术前检查与评估未见确切手术禁忌，选择机器人辅助腹腔镜离断肾盂成形术。

3. 手术过程

(1)麻醉成功后，患者取60°～70°右侧卧位，升高腰桥，妥善固定，常规消毒铺巾、建立气腹、建立操作孔及辅助孔、连接机器人操作系统。

(2)松解术野内腹腔内粘连：沿结肠旁沟外打开侧腹膜，离断脾结肠韧带，将降结肠翻向内下，充分显露肾脏中下极。

(3)打开肾周筋膜组织和肾盂表面的组织，显露肾盂，见肾盂呈扩张状态，肾盂输尿管连接部可见一迷走血管骑跨压迫，充分游离上段输尿管、肾盂输尿管连接部、迷走血管。

(4)于迷走血管骑跨处斜形离断肾盂输尿管连接部，吸尽积水，自肾盂外下向内上弧形裁剪肾盂，向下劈开输尿管超过压迫部位2cm。

(5)4-0可吸收线于迷走血管前方将肾盂瓣的最低位和劈开的输尿管最低位缝合。裁剪肾盂壁及输尿管，先缝合吻合口后壁，再缝合肾盂开口剩余部分，经吻合口放置6F双"J"管，再缝合吻合口前壁。吻合口旁留置引流管，关闭侧腹膜。

七、最终诊断

左肾盂输尿管连接部梗阻

八、治疗/随访效果

预后及转归：术后患者恢复良好，未出现尿瘘等并发症，术后2天拔出血浆引流管，术后8天复查KUB提示双"J"管位置正常后拔出尿管，术后2个月拔出双"J"管，2周后复查泌尿系统彩超左肾未见明显积水，利尿肾图双肾分泌功能正常，上尿路引流通畅。3个月后再次随访复查泌尿系统彩超未提示左肾积水，利尿肾图双肾分泌功能正常，上尿路引流通畅。

九、心得体会及病例讨论

肾盂输尿管连接部梗阻是引起肾积水的一种常见的尿路梗阻性疾病。分为管腔内在梗阻、管腔外在梗阻和功能性梗阻等。治疗的主要目的是解除梗阻、保护患肾功能。主要包括开放性手术和腔内手术两大类。具体方法应根据患者的年龄、肾盂输尿管连接部梗阻的原因、长度、肾实质的厚度、肾盂扩张的程度、是否合并其他畸形因素，以及是否具备腔内手术条件等情况来决定。近年来，随着腔内手术器械和手术方法的改进，腔内手术治疗肾盂输尿管连接部梗阻已成为主要方式，而腹腔镜肾盂裁剪成形术是主要代表，但腹腔镜肾盂成形术需要精确的缝合技术，这是腹腔镜操作的难点，需要较长的学习曲线；随着da Vinci机器人在泌尿外科的应用，机器人肾盂成形术逐渐得到重视。手术方式与腹腔镜相似，但机器人系统拥有三维高清视野，可提供精细的局部解剖，拥有多自由度的腔内腕器械，在做缝合重建时，可提供精细灵活的缝合操作，极大提高了缝合质量，手术效果达到或超越了目前仍作为金标准的开放手术。

十、主编评述

肾盂输尿管连接部梗阻(ureteropelvic junction obstruction，UPJO)定义为由于各种先天性因素导致肾盂内尿液向输尿管排泄受阻，伴随肾集合系统扩张并继发肾损害的一类疾病。发病机制有管腔内狭窄、管腔外压迫、动力性梗阻等。主要表现为疼痛、肉眼血尿及尿路感染较常见。大量饮水后利尿引起肾盂扩张导致腰痛是该病的另一特点。B超是最常用的筛查手段，肾图是最常用的评价肾脏排泄功能受损严重程度的诊断方法，静脉肾盂造影、CTA、MRU或MRA等是常用的检查手段。治疗方法主要为手术治疗，目的在于解除肾盂出口梗阻，从而最大限度地恢复肾功能和维持肾脏的生长发育，常用肾盂输尿管离断成形术。近年来，各种微创手术逐渐被应用到UPJO手术上来，如肾盂内切开术、腔内肾盂成形术、腹腔镜肾盂成形术、机器人肾盂成形术等。

参 考 文 献

[1] Chertin B. Uer Urinary Tract Obstructions. Puri and M. Hollwarth（eds.），Pediatric Surgery：Diagnosis and Management，2009，839－846

[2] Lim DJ，Park JY，Kim JH，et al. Clinical characteristics and outcome of hydronephrosis detected by prenatal ultrasonography. J Korean Med Sci，2003，18(6)：859－862

[3] Canes D，Berger A，Gettman MT，et al. Minimally invasive aroaches to ureteropelvic junction obstruction. Urol Clin North Am，2008，35（3）：425－439

[4] Uberoi J，Disick GI，Munver R. Minimally invasive surgical management of pelvic－ureteric junction obstruction：update on the current status of robotic－assisted pyeloplasty. BJU Int，2009，10

[5] Geavlete P，Georgescu D，Mirciulescu V，et al. Ureteroscopic laser aroach in recurrent ureteropelvic junction stenosis. Eur Urol，2007，51：1542－1548

病例6　输尿管支架残留14年伴结壳（结石）

一、病历摘要

患者，女，55岁。

主诉：因"右输尿管支架置入术后14年，反复尿频、腰痛、血尿7年"入院。

现病史：患者14年前因"双侧输尿管狭窄"于北京某三甲医院行左输尿管成形＋右输尿管支架置入术（具体不详），术后恢复可，患者未返院拔除右侧输尿管支架。近7年来患者逐渐感染右侧腰痛、血尿及尿痛明显，伴反复发热、畏寒，无腹痛、腹泻，无咳嗽、咳痰，予以抗感染治疗后症状有所好转，但症状呈反复出现。今尿痛、血尿明显加重，未进一步治疗，至我院就诊，腹部平片示：右侧泌尿系双'J'管置入术后改变，右肾影及膀胱区高密度影，多系结石。尿常规：WBC 2000$^+$/μl，RBC 2000$^+$/μl。为进一步治疗，以"右输尿管支架置入术后，右侧泌尿系结石"收入我科，患病以来精神食欲欠佳，大便正常，睡眠可，体重无明显变化。

既往史：平素健康状况良好，否认肝炎、结核或其他传染病史，否认过敏史，14年前行左输尿管成形术。不嗜烟酒。

二、体格检查

T：36.5℃，P：99 次/分，R：20 次/分，BP：144/110mmHg。神志清楚，慢性病容，皮肤巩膜无黄染，全身浅表淋巴结未见肿大。颈静脉正常。心界正常，心律齐，各瓣膜区未闻及杂音。胸廓外形正常，胸廓挤压征阴性，双肺叩诊呈清音。双肺呼吸音清，未闻及干湿啰音及胸膜摩擦音。腹部外形正常，全腹柔软，无压痛及反跳痛，腹部未触及包块，肝脏肋下未触及，脾脏肋下未触及，双肾未触及。双下肢无水肿。舌质红，苔薄白，脉弦，声音平和，气息平缓，面色红润。专科情况：双侧腰部对称，局部皮肤无红肿，双肋脊角无压痛，右肾区叩痛，双肾下极未扪及，双输尿管行程区无压痛。膀胱区无明显充盈，无叩痛，有压痛。

三、辅助检查

1. 血常规　HGB 123g/L，WBC 8.79×10^9/L，N% 73.5%，PLT 207×10^9/L。

2. 肾功　Urea 6.6mmol/L，Scr 136μmol/L，UA 301μmol/L。

3. 尿常规　WBC 2070/μl，RBC 2174/μl。

4. 尿培养　奇异变形杆菌。

5. 腹部平片　右侧输尿管路径见双"J"管影，其上端卷曲于腰$_3$右侧约 13mm 处，下端卷曲于耻骨联合上方。腰$_3$右侧约 16mm 处见长径约 20mm 高密度影，盆腔膀胱区见最大径约 63mm 不规则高密度影。考虑：①右肾及膀胱区高密度影，结石？请结合其他检查确诊；②右侧输尿管路径置双"J"管，其位置详见上述及 X 线（图 3－17）。

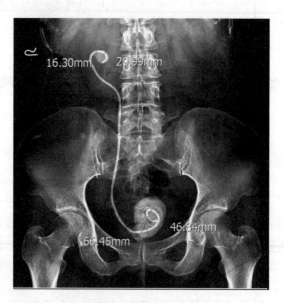

图 3－17　腹部平片

6. 泌尿系 CT 平扫（图 3－18）　右侧输尿管－膀胱内见"导管"影，其周围可见高密度影包绕，其下端较膨大、位于膀胱内（直径约 40mm），膀胱半充盈，双侧肾盂、肾盏及输尿管扩张。考虑：①上述右侧输尿管－膀胱内见"导管"影及其周围高密度灶，请结合临床病史及相关检查资料;②双肾及输尿管积水(中-重度)。

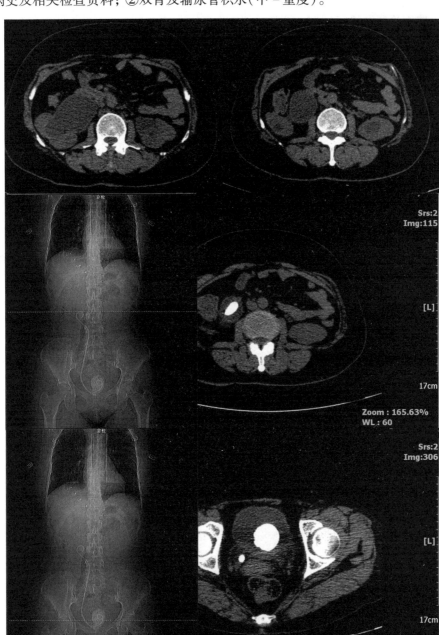

图 3 - 18 泌尿系 CT 平扫

四、初步诊断

1. 右输尿管支架残留
2. 右肾结石
3. 膀胱结石

4. 尿路感染

五、鉴别诊断及诊疗计划

1. 鉴别诊断

（1）肾盂肿瘤：患者可有肉眼血尿、晚期可出现腰腹部疼痛。尿路造影可见肾盂缺损，形状不规则。B超可见肾盂或肾盏中有低回声区。尿中可查到癌细胞。CT有助明确诊断。

（2）非特异性膀胱炎：主要系大肠埃希菌感染，多见于女性，发病突然，开始即有显著的尿频、尿急、尿痛，经抗感染治疗后症状很快缓解或消失，病程短，但易复发，尿培养可培养出细菌。

2. 诊疗计划　泌尿外科护理常规，普通饮食，二级护理常规，完善三大常规、肝肾功、凝血、ECG、下腹部盆腔CT等检查，分期行手术治疗。

六、治疗过程

1. 根据尿培养选择敏感抗生素治疗1周（头孢呋辛），复查感染基本控制后安排手术。

2. 手术（分期进行）　首选予以经膀胱穿刺造瘘口膀胱结石碎石取石，1周后经输尿管镜右肾结石碎石、右输尿管支架管取出术（图3-19）。

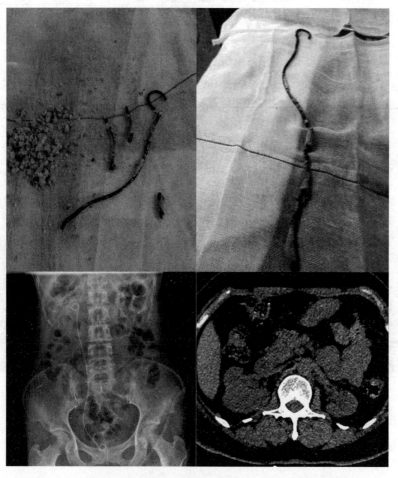

图3-19　1周后经输尿管镜右肾结石碎石、右输尿管支架管取出术

七、最终诊断

1. 右输尿管支架残留
2. 右肾结石
3. 膀胱结石
4. 尿路感染

八、治疗/随访效果

患者症状明显好转，出院前复查血常规无明显异常，无尿频、尿痛、血尿，无发热、畏寒。

九、心得体会及病例讨论

支架在泌尿外科手术中应用极为广泛，在肾结石、输尿管结石、肾积水、肾移植、肾及输尿管肿瘤、输尿管狭窄等术后，均常规留置输尿管支架管，以确保尿液从肾脏引流到膀胱，避免输尿管狭窄和尿瘘的发生，并有助于结石碎块的排出。在体外震波碎石、妇产科手术、涉及腹膜后输尿管走行区的高难度手术前也有必要提前留置输尿管支架管，能起到引流尿液、防止术中损伤输尿管的重要作用。留置输尿管内支架管是临时的，过一段时间必须拔除。依据术后保留时间的长短可分为三类：①短期：术后 1～2 周拔除，多适于产科、腹膜后手术、肾移植恢复良好的患者；②中期：术后 2～3 个月，多为泌尿系结石术后、输尿管狭窄、膀胱癌、前列腺癌术后；③长期：每 3～6 个月更换一次，多为输尿管狭窄、腹膜后纤维化、肿瘤晚期压迫上尿路的情况。

十、主编评述

泌尿外科医生在为患者拔出结壳严重的残留支架时，如操作不慎输尿管有可能撕断或者脱套。嘱患者及时复诊拔管非常重要。口头告知、手术谈话、手术记录、病程记录、出院记录上注明都是其中一部分。因工作繁忙，医生没有更多精力和时间去做全面的随访，但是随访工作至关重要。

参 考 文 献

［1］那彦群，叶章群，孙颖浩，等. 中国泌尿外科疾病诊断治疗指南（2014 版）. 北京：人民卫生出版社，2014，33－34

［2］Lienert AR，Nicol D. Renalangiomyolipoma. BJUInt，2012，110（Suppl4）：25－27

［3］Liu CC，Huang SP，Chou YH，et al. Clinical presentation of acute scrotum in young males. Kaohsiung J MedSei，2007，23（6）：281－286

［4］吴孟超，吴在德. 黄家驷外科学（第 7 版）. 北京：人民卫生出版社，2008，2481

病例 7　双"J"管残留致多发性结石形成

一、病历摘要

患者，男，55 岁，汉族，农民。入院于 2008 年 8 月 25 日。

主诉：肾盂、输尿管结石术后反复尿频、尿急、尿痛 2 年。

现病史：患者曾于 2 年前因肾盂、输尿管结石行肾盂及输尿管切开取石术，术中完整取出结石并置入双"J"管支撑引流，术后伤口愈合好，术后 10 天出院，出院后即感尿频尿急尿痛，自行给予抗感染治疗，感症状逐渐加重，但一直未返院复查及拔出双"J"管。

既往史：平素身体健康，无其他疾病史，否认肝炎、结核等传染病史，预防接种史不详，否认食物、药物过敏史，无外伤史，无输血史。手术史：2 年前行肾盂及输尿管切开取石术。

个人史：出生地四川省凉山州布拖县，长期居住四川省凉山州布拖县，农民，无工业毒物、粉尘、放射性物质接触史，无地方病地区居住史，无特殊饮食及生活习惯，无冶游史，不吸烟，不饮酒。

婚育史：已婚，结婚年龄 22 岁，配偶情况：体健，育 3 女 2 子，体健。

家族史：父母及兄弟姐妹体健，否认"高血压""糖尿病"等家族遗传性疾病史，家族中无类似疾病患者。

二、体格检查

T：36.3℃，P：83 次/分，R：23 次/分，BP：122/80mmHg，W：72kg。腹部外形正常，脐正常，腹壁静脉无曲张，无胃肠型及蠕动波，腹部未见明显包块。全腹软，右输尿管行径区压痛，无肌紧张及反跳痛，膀胱区无压痛，未扪及确切包块，腹部无波动感，无振水声，肝脾未触及，Murphy 征阴性。肝浊音界存在，肝上界位于右锁骨中线第 5 肋间，移动性浊音阴性，右肾区明显叩痛。肠鸣音正常，无血管杂音。

三、辅助检查

我院门诊泌尿系彩超：膀胱结石、右肾结石、右输尿管内可见导管。

尿常规：WBC 4 +，RBC 4 +。

四、初步诊断

1. 右肾盂输尿管内双"J"管残留

2. 膀胱结石

3. 右肾盂结石

4. 右肾盂积水

5. 泌尿道感染

五、鉴别诊断及诊疗计划

1. 鉴别诊断　本例患者结合既往结石病史及手术史，诊断明确。

2. 诊疗计划　根据检查和评估结果，确定处置时间和方式，保障患者安全。

六、治疗过程

入院后完善各项检查，结果如下：

B 超检查提示：膀胱结石（直径约 3.9cm），右肾结石，右肾盂积水。

KUB 示：膀胱结石（直径约 4cm），双"J"管残留并结石形成（图 3-20）。

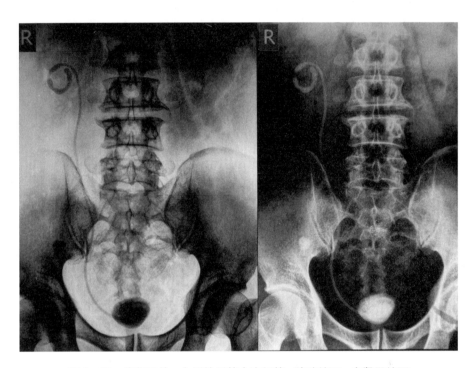

图 3-20　腹部平片：右侧输尿管内支架管、膀胱结石、右肾盂结石

CT 提示：膀胱结石（3.87cm×4.18cm），右肾结石，右肾积水（图 3-21）。

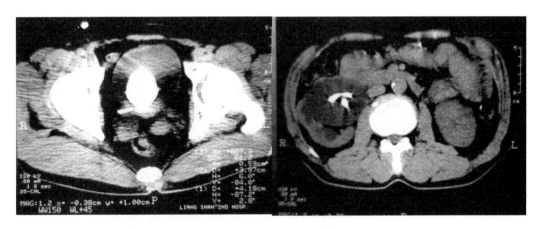

图 3-21　膀胱结石、右肾结石，结石包绕支架管，右肾积水

入院后诊断明确：①右肾盂输尿管内双"J"管残留；②膀胱结石；③右肾盂结石；④右肾盂积水；⑤泌尿道感染。积极完善胸片、心电图及凝血、肝功能等检查，抗感染治疗，控制感染后，积极完善术前准备，在全麻下行膀胱镜检气压弹道碎石取石术＋右侧经皮肾镜气压弹道碎石、双"J"管取出术，术中见：膀胱内结石一枚，直径约4cm，淡黄色，质松脆，包裹远端双"J"管，予行气压弹道碎石，清除膀胱内结石及附着于双"J"管表面结石后，行右侧经皮肾镜，镜下见肾盂内双"J"管表面大量结石形成，予行气压弹道碎石，清除结石后，顺利拔出双"J"管，可见取出的双"J"管腔内结石堵塞。术毕重新置入双"J"管于肾盂输尿管内支撑引流。术后复查X线未见残余结石，术后1周出院，1个月后拔出双"J"管。

七、最终诊断

1. 右肾盂输尿管内双"J"管残留
2. 膀胱结石
3. 右肾盂结石
4. 右肾盂积水
5. 泌尿道感染

八、治疗/随访效果

术后1个月复查无残余结石，泌尿系统无感染，拔出支架管，3个月及半年后复查泌尿系彩超未见异常。

九、心得体会及病例讨论

该病例为典型的支架管滞留导致结石形成的病例，其膀胱内形成一巨大结石，肾盂内也形成结石包绕支架管，若要拔出支架管，必须要先处理结石，故治疗过程中，先处理完膀胱结石，因肾盂内结石包绕支架管，故无法经膀胱取出支架管，进而行经皮肾镜碎石术，将肾盂内结石清除后，经造瘘口取出支架管。

双"J"管由于其支架和内引流作用，能解除输尿管炎症、水肿造成的暂时性梗阻，防止术后伤口漏尿和输尿管狭窄，是泌尿外科常用和有效的治疗手段之一。随着科技的发展，内支架的特性日趋完美，特别是具有良好的组织相容性。但是，任何异物滞留于尿路都不可避免的形成结石。结石在长期存留的输尿管支架管中并不罕见，也是双"J"管置入最严重的并发症之一。有学者对299根从结石患者术后取出的内支架进行分析发现，在留置期少于6周者中，结垢者为9.2%(6/65)；6~12周者47.5%(57/120)结垢；超过12周者，结垢达76.3%(87/114)。预防支架管结垢与结石形成的最好方法是增加水分的摄入量，酸化小便，定期X线复查，及时换管与拔管。一旦双"J"管周围结石形成，可导致拔管困难甚至输尿管断裂残留等严重并发症，此时不要盲目拔除，经系统辅助检查后选择最优治疗方案。输尿管镜下气压弹道碎石、经皮肾镜气压弹道碎石是解决输尿管支架管长期滞留结壳不能拔除等问题的安全而有效的方法。

根据以上分析我们认为：应强调对留有支架患者的登记随访，以免留置延期甚至遗忘。术后应根据手术情况决定双"J"管留置时间，一般4~6周为宜，如果确需延长留置时间，最长不要超过3个月即要更换，并建议3个月需密切复查泌尿系彩超等了解管壁有无结石附着。

十、主编评述

输尿管支架长期滞留导致巨大结石形成的病例不多见，我们对于需要留置支架管的患者，手术前后应同患者及家属反复强调体内有双"J"管的存在，出院时应交代定期拔管和复查，并加强跟踪随访，确认双"J"管是否按时拔除，对需要长期置管的患者，应选用材质较好的双"J"管，并定期复查腹部平片和更换双"J"管。一旦双"J"管周围结石形成，可导致拔管困难甚至输尿管断裂残留等严重并发症，此时不要盲目拔除，经系统辅助检查后选择最优治疗方案。

参 考 文 献

[1] 何秉勋，张勋柱，欧阳波，等．双J管内引流在泌尿外科的应用．临床泌尿外科杂志，2003，12（18）：26 – 27

[2] 吴阶平．吴阶平泌尿外科学．济南：山东科学技术出版社，2006，1941 – 1946

[3] 侯飓，赵谦，宋飞，等．长期留置双J管周围结石形成的治疗体会．现代泌尿外科杂志，2005，9（6）：311 – 412

病例 8　双侧输尿管梗阻、急性肾衰竭

一、病历摘要

患者，女，45 岁，彝族，干部。入院于 2017 年 8 月 10 日。

主诉：发现右肾、左输尿管结石 3 年，右侧腰腹部疼痛 5 天。

现病史：入院前 3 年，患者体检即发现右肾及左输尿管结石，无明显腰腹部疼痛及畏寒、发热等不适，院外行体外碎石及利尿排石等治疗，但未排出过结石，未再做进一步诊治，5 天前无明显诱因开始出现右侧腰腹部疼痛，为阵发性绞痛，疼痛剧烈，无明显放射，伴恶心及呕吐，呕吐物为胃内容物，不伴尿频、尿急、尿痛、尿不净，无肉眼血尿，自诉 24 小时尿量 200ml 左右，院外予止痛、对症治疗，以上症状未缓解，遂到我院门诊行彩超检查提示："双侧输尿管结石伴双肾积水、双肾结石"。

既往史：平素身体健康，无其他疾病史，否认肝炎、结核等传染病史，预防接种史不详，否认食物、药物过敏史，无外伤史，无输血史，无手术史。

个人史：出生地西昌市，长期居住西昌市，干部，无工业毒物、粉尘、放射性物质接触史，无地方病地区居住史，无特殊饮食及生活习惯，无冶游史，不吸烟，不饮酒。

婚育史、月经史：已婚，结婚年龄 26 岁，配偶情况：体健，育 1 女，体健。初潮 13 岁，周期 30 天，每次持续 4 ~ 5 天，末次月经日期：2017 年 8 月 3 日，无痛经，经期规则，妊娠 3 次，顺产 1 胎，流产 2 胎。

家族史：父母及兄弟姐妹体健，否认"高血压""糖尿病"等家族遗传性疾病史，家族中无类似疾病患者。

二、体格检查

T：36.3℃，P：113 次/分，R：23 次/分，BP：142/100mmHg，W：72kg。腹部外形正常，脐正常，腹壁静脉无曲张，无胃肠型及蠕动波，腹部未见明显包块。全腹软，右输尿管行径区压痛，无肌紧张及反跳痛，膀胱区无压痛，未扪及确切包块，腹部无波动感，无振水声，肝脾未触及，Murphy 征阴性。肝浊音界存在，肝上界位于右锁骨中线第 5 肋间，移动性浊音阴性，右肾区明显叩痛。肠鸣音正常，无血管杂音。

三、辅助检查

我院门诊泌尿系彩超：双侧输尿管上段结石、双肾积水。

四、初步诊断

1. 双侧输尿管结石伴双肾积水
2. 急性肾衰竭

五、鉴别诊断及诊疗计划

1. 鉴别诊断　本例患者结合泌尿系彩超检查诊断双侧输尿管结石梗阻、双肾积水明确，既往患者无慢性肾脏病等疾病，故其肾衰竭考虑双侧输尿管梗阻所致肾后性肾衰竭。

2. 诊疗计划　密切观察肾脏功能变化，积极完善影像学（CT）、功能学（肾图等）及血液相关指标检查，视情况及时手术。

六、治疗过程

患者入院后根据：①发现右肾、左输尿管结石 3 年，右侧腰腹部疼痛 5 天，24 小时尿量 200ml 左右；②入院查体：T：36.3℃，P：113 次/分，R：23 次/分，BP：142/100mmHg，W：72kg。腹部外形正常，脐正常，腹壁静脉无曲张，无胃肠型及蠕动波，腹部未见明显包块。全腹软，右输尿管行径区压痛，无肌紧张及反跳痛，膀胱区无压痛，未扪及确切包块，腹部无波动感，无振水声，肝脾未触及，Murphy 征阴性。肝浊音界存在，肝上界位于右锁骨中线第 5 肋间，移动性浊音阴性，右肾区明显叩痛。肠鸣音正常，无血管杂音；③辅助检查：血常规 WBC 11.04×10^9/L，中性粒细胞百分数 78.1%；血沉 15.30mm/h；肾功、电解质：Crea 224.0μmol/L，UA 459.6μmol/L，K^+ 3.42mmol/L；泌尿系 CT（图 3 - 22）：双肾及双侧输尿管上段结石、双肾积水。

入院后诊断明确：①双侧输尿管结石伴双肾积水；②急性肾衰竭；③低钾血症；④泌尿系感染，积极完善胸片、心电图及凝血、肝功能等检查，积极完善术前准备，急诊在全麻行双侧输尿管镜钬激光碎石术＋双侧输尿管支架置入术，术中见结石梗阻于输尿管上段，予钬激光击碎结石并留置支架管，术后予抗感染、改善肾功能及利尿、排石等治疗，术后第 2 天复查肾功能及电解质均正常，术后患者排出多枚结石碎块。术后 1 个月返院复查，肾功能正常，泌尿系 CT 未见残余结石，予拔出支架管。

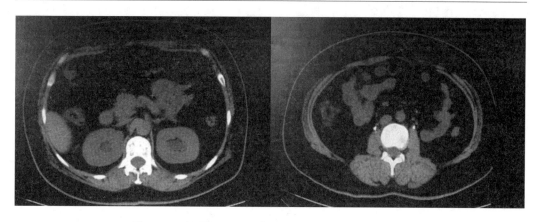

图 3 - 22 泌尿系 CT：双肾积水、双侧输尿管上段结石

七、最终诊断

1. 双侧输尿管结石伴双肾积水
2. 急性肾衰竭
3. 低钾血症
4. 泌尿系感染

八、治疗/随访效果

术后第 2 天复查肾功能及电解质均正常，术后患者排出多枚结石碎块。术后 1 个月返院复查，肾功能正常，泌尿系 CT 未见残余结石，给予拔出支架管。

九、心得体会及病例讨论

双侧上尿路同时存在结石约占结石患者的 15%，传统的治疗方法一般是对两侧结石进行分期手术治疗，随着体外碎石、腔内碎石设备的更新与泌尿外科微创技术创伤小、成功率高、术后并发症少等优点，对于部分一般状况较好、结石清除相对容易的上尿路结石患者，可以同期微创手术治疗双侧上尿路结石，解除梗阻，通畅引流，挽救肾功能。

本例患者双侧输尿管结石均不超过 1cm，肾功能 Crea 224.0μmol/L，血常规：WBC 11.04×10⁹/L，中性粒细胞百分数 78.1%；血沉 15.30mm/h，对于手术的耐受性良好，故予行双侧输尿管镜钬激光碎石，并留置支架管，术后肾功能很快恢复正常，并自行排出结石。

十、主编评述

输尿管结石是泌尿外科的常见病，若为单侧梗阻，一般不会导致急性肾衰竭，若同时出现双侧输尿管结石梗阻，双侧输尿管完全梗阻（bilateral ureteral obstruction，BUO）后 1.5~7 小时，肾脏血流量下降至正常水平以下，肾内阻力显著增高，输尿管内的压力进行性增高；双侧输尿管完全梗阻 7 小时以后，输尿管内的压力仍持续升高，同时肾小管内的压力也从 1.88kPa 增加至 3.86kPa，使得静水压梯度下降，有效滤过压降低，肾小球滤过率明显下降，双侧输尿管完全梗阻后 24 小时，肾小球滤过率下降至正常的 20%。因此为挽救肾功能，双侧输尿管梗阻为泌尿需急诊处理。双侧输尿管结石所致肾衰竭治疗原则为尽快解除梗阻，通畅引流，挽救肾功能。其处理方式有多种，比如：双肾造瘘、双侧输尿管支架植入、双侧输尿管镜碎石、双侧输尿管切开取石等，需要根据患者生命体征、肾功能等情况综合考虑，对于一般情况较好，手术耐受性良好的患者，可同时行双侧输尿管镜碎石，尽可能一次手术解除梗阻并取出结石。对于一般情况差、不能耐受手术，或医疗条件不足以采用手术解除梗阻时，可考虑行肾造瘘或支架管置入，先解除梗阻，待肾功能恢复后再处理结石。对于输尿管切开取石等开放手术，目前在泌尿外科已不作为常规手术方式。

参 考 文 献

［1］那彦群，叶章群，孙颖浩，等．2014 版中国泌尿外科疾病诊断治疗指南．北京：人民卫生出版社，2013，129 – 165

［2］吴阶平．吴阶平泌尿外科学．济南：山东科学技术出版社，2004，539 – 540

［3］Al – Ghazo MA, Ghalayini IF, Al – Azab RS, et al. Emergency ureteroscopic lithotripsy in acute renal colic caused by ureteral calculi: a retrospective study. Urol Res, 2011, 39(6): 497 – 501

［4］邓月云，李秀宁，等．输尿管镜在急性梗阻性肾功能衰竭中的效果分析．中国当代医药，2017，24(7): 88 – 90

第四章 膀胱疾病

病例 1 膀胱及左侧输尿管软斑病

一、病历摘要

患者,女,58 岁,退休教师。

主诉:因"发现双肾积水伴间断肉眼血尿 1 个月余"入院。

现病史:患者 1 个月余前在当地医院体检时,行泌尿系彩超检查提示:左输尿管末端结石并扩张;右输尿管上段扩张;双肾积水;膀胱壁毛糙、增厚。进一步行腹部增强 CT 检查提示双侧输尿管扩张;膀胱弥散性病变。其后患者间断出现肉眼血尿,伴尿频、尿急及尿痛,无畏寒、发热,无腹部及腰部疼痛,予以抗炎对症处理,患者病情无明显好转,为求进一步检查治疗,遂入住我科。患者自患病以来,精神体力尚可,体重无明显下降,大便正常。

既往史:患者既往"糖尿病"病史 14 年,现以胰岛素控制血糖;"高血压"病史 10 余年,现以"苯磺酸氨氯地平、氯沙坦氢氯噻嗪、富马酸比索洛尔"控制血压;27 年前曾行"双侧输卵管结扎术"。

生育史及家族史:适龄结婚,生育 1 子 1 女,无家族性遗传病史。

二、体格检查

患者一般情况尚可,生命体征平稳,心肺(-),腹部未见明显异常,双肾区无隆起,左肾区叩击痛(+),右肾区叩击痛(-),双侧输尿管走行区无压痛,膀胱区无压痛。

三、辅助检查

1. 腹部彩超 左肾积水,左侧输尿管全程扩张,膀胱壁增厚欠光滑。

2. 磁共振尿路水成像(MRU)(图 4-1) 左侧输尿管多发结石并左肾、左输尿管积水、扩张,左输尿管上段走形迂曲;右输尿管中上段轻度积水,右输尿管上段走形迂曲。

3. 全腹部 CT 左输尿管上段迂曲、扩张伴左肾积水、左肾盂输尿管移行处及输尿管下段壁增厚,可疑软组织密度影伴不均匀强化,膀胱壁不均匀增厚伴明显强化。

4. 肾动态显像 总肾 GFR 37.0ml/min;左肾 GFR 15.4ml/min;右肾 GFR 21.6ml/min。

5. 血常规示 Hb 73g/L、WBC 3.18×10^9/L、PLT 71×10^9/L。

6. 尿常规示 BLD3+、WBC3+、PRO3+。

7. 血生化示 肌酐 391μmol/L、尿素 12.21mmol/L、胱抑素 C 3.23mg/L。

8. 尿液细菌培养未培养出细菌。

9. 胸片（﹣）。

10. PPD 试验弱阳性。

11. 尿液结核杆菌 PCR（﹣）。

12. 结核杆菌 γ﹣干扰素释放试验（﹣）。

13. 三次晨尿细胞学检查未见肿瘤细胞。

14. 免疫系统检查　Coombs 试验（﹣）；抗核抗体（＋）；抗线粒体抗体（M2）（＋）。

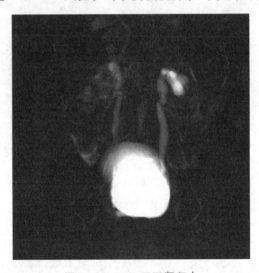

图 4﹣1　MRU 示双肾积水

四、初步诊断

双肾积水

五、鉴别诊断及诊疗计划

1. 鉴别诊断

（1）泌尿系结石：主要症状是绞痛和血尿，常见并发症是梗阻和感染。通过病史、体检、必要的 X 线和化验检查，多数病例可确诊。

（2）输尿管肿瘤：按肿瘤性质可分为良性和恶性。良性输尿管肿瘤如息肉、恶性肿瘤如移行细胞癌、移行细胞合并鳞状上皮癌、黏液癌等。临床可表现为间歇性无痛性肉眼血尿、肿瘤梗阻可发生患肾积水、血块下行可引起肾绞痛。输尿管镜检查新生物取活检可明确诊断。

（3）泌尿系结核：大多继发于肺结核。结核病变主要侵犯肾脏引起肾结核，但往往蔓延至膀胱时才出现典型的临床症状：尿频、尿急、血尿或脓尿，可伴有低热、体重减轻、乏力和贫血等。肾结核晚期可见肾内有广泛的干酪坏死空洞，呈大而不规则的造影剂可充盈的破坏灶，此种空腔在增强的 CT 图像中显示更为清楚，腔内积脓液，呈水样密度，且不增强。广泛的肾结核破坏，同时有修复作用，大量钙盐沉积在肾干酪坏死灶，可成无功能的肾，称"自截肾"。膀胱结核多由于上尿路结核下行蔓延引起。在膀胱输尿管交界处出现模糊不清边缘不整现象，容积也减少，痉挛及纤维化，出现"小膀胱征"。有时可见膀胱壁上出现片状钙化灶。若膀胱结核累及健侧膀胱输尿管口，引起括约肌闭锁不全，发生尿回流现象,即形成健侧肾积水现象。影像学可辅助诊断;尿液中找到结核杆菌或活检病理可确诊。

2. 诊疗计划 完善相关检查,明确积水原因后决定下一步治疗方案。

六、治疗过程

患者入院后完善相关无创检查后行膀胱镜检查,检查所见(图4-2,图4-3):膀胱内尿液浑浊,反复冲洗后见膀胱三角区、两侧壁及顶壁黏膜多处呈结节样改变,双侧输尿管开口正常,未见喷血尿,取结节样新生物送病理检查。新生物病理示:膀胱黏膜慢性活动性炎,间质见大量组织细胞、淋巴细胞、浆细胞浸润,病变符合软斑病。免疫标记:LCA(+)、CK(-)、Ki-67(+,1%)、CD68(+)、CD163(+)、CK20(-)、P63(-)、CDX-2(-)、CD138(+)。特殊染色:PAS(+)、抗酸(-)。

查阅相关资料后给予调整抗生素抗感染治疗:环丙沙星0.2g,静脉滴注,1次/12小时,用药1周后复查膀胱镜及输尿管镜,见膀胱内尿液清亮,结节样新生物明显缩小;右侧输尿管迂曲扩张,未见新生物,左侧输尿管内见多个结节样隆起,伴输尿管全程扩张,再次取膀胱及左侧输尿管结节样新生物送病理检查。病理提示符合软斑病。继续用药2周后复查膀胱镜及输尿管镜,见膀胱内结节较前缩小,左侧输尿管内新生物较前变化不明显,考虑梗阻明显,遂给予左侧输尿管新生物钬激光切除术,术后留置输尿管支架管。术后继续给予口服环丙沙星。

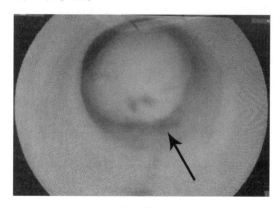

图4-2 输尿管腔内新生物

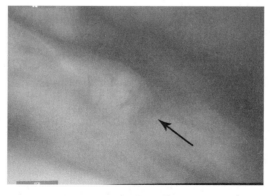

图4-3 膀胱镜下结节性隆起

七、最终诊断

膀胱及左侧输尿管软斑病

八、治疗/随访效果

术后 2 个月来院复查,行膀胱镜及输尿管镜检查,见膀胱内结节样新生物已不明显,尿液清亮,左侧输尿管内创面愈合良好,无明显隆起新生物。

九、心得体会及病例讨论

软斑病是一种罕见的非特异性肉芽肿性疾病,好发部位为泌尿生殖系统、消化系统,可单发或多发,呈瘤样。发生于泌尿生殖系统者女性多于男性,多发生于膀胱,其次是肾和输尿管。发生于消化系统者主要在下消化道,以降结肠以下多见。迄今为止,其病因仍不十分明确,目前多数学者认为其是免疫反应缺陷和感染因素相互作用的结果。治疗主要是经验性的,缺乏多中心随机对照的循证医学的依据,主要包括药物和手术。药物治疗的原则主要是保持尿液的无菌性,文献报道喹诺酮类药物对大多数患者有效,甲氧苄啶(TMP)可协同喹诺酮类药物杀菌,常用于长期的治疗中。手术治疗对于部分进展性患者和明显占位性表现(本例患者)则显得十分重要。

十、主编评述

泌尿系统软斑病是临床一种十分罕见的疾病,其发病机制目前仍不十分明确,其临床表现与炎症及肿瘤相似,因此误诊率较高。对于该病的诊断主要依据病理学,M - G 小体为其特异性病理学表现,对于该种疾病的诊断尤为重要。目前研究表明喹诺酮类药物对多数软斑病治疗有效,对部分进展的患者,药物治疗效果欠佳者可考虑手术切除。部分软斑病具有自限性,多数预后较好。

参 考 文 献

[1] Kohl SK, Hans CP. Cutaneous malakoplakia. Arch Pathol Lab Med, 2008, 132(1):113 –117

[2] Kang YJ, Kim SW, Lee KS, et al. Malacoplakia of the Epididymis. Korean Journal of Urology, 2013, 54 (4):274 –276

[3] Angele MK, Schneider CP, Chaudry IH. Bench – to – bedsidereview:Latest results in hemorrhagics hock. Cri tical Care, 2008, 12(4):218 –231

病例 2　宫内死胎娩出致膀胱、阴道联合撕裂伤

一、病历摘要

患者,女,44 岁,彝族,农民,已婚。入院于 2017 年 8 月 17 日。

主诉:腹痛伴阴道流血 12$^+$ 小时,剖腹探查取胎 + 子宫全切术后 4$^+$ 小时。

现病史：入院前 12$^+$ 小时，患者因"停经 39^{+1} 周，阴道流血伴胎儿一手脱出于阴道口 7$^+$ 小时"入住当地县医院，诊断"子宫破裂，宫内单死胎"，给予补液抗休克并急诊行"剖腹探查取胎＋子宫全切术"，术中探查见"膀胱破裂，后腹膜广泛渗血，出血不止，修补困难，给予填塞大方纱 2 张压迫止血，全层缝合关闭腹腔并包扎"后中止手术，由救护车紧急送来我院，患者术中及来院途中共计输注"红细胞悬液 1000ml，血浆 900ml"，血压尚稳定，急诊科以"失血性休克、膀胱破裂"收入重症监护室。

既往病史：平素身体健康，无高血压、糖尿病等疾病史，无肝炎、结核、菌痢、伤寒等传染病史。

个人史：无预防接种史，无已知药物、食物过敏史，无外伤史，无输血、手术史。

家族史：无特殊。

婚育史：结婚年龄 20 岁，生育 1 子 3 女，妊娠 5 次，顺产 4 胎。

二、体格检查

T：36.5℃，P：92 次／分，R：22 次／分，BP：86/52mmHg。神志尚清楚，精神差。面色苍白，颜面部水肿明显。全身皮肤黏膜无黄染及淤斑淤点，结膜、口唇及甲床苍白。颈软，颈静脉不怒张，胸廓正常，双肺叩诊呈清音，双肺呼吸音粗，未闻及散在湿啰音，心律齐。下腹部正中见长约 15cm 的纵向切口，对合整齐，7 号丝线全层缝合，伤口敷料血染，腹部受压时可见暗红色血性液从切口渗出，院外带入尿管，引出液呈血性。

三、辅助检查

急诊血常规：白细胞计数 10.25×10^9/L，血红蛋白 80g/L，血小板 104×10^9/L，血细胞比容 22.3%。

四、初步诊断

1. 膀胱破裂

2. 子宫全切术后

3. 失血性休克

五、鉴别诊断及诊疗计划

1. 鉴别诊断　医源性输尿管、膀胱损伤：医源性输尿管损伤是妇产科、泌尿外科及普外科手术的严重并发症，发生率为 0.5%～1%，膀胱撕裂伤和膀胱阴道瘘也较常见，其中妇产科手术引起者居多，该患者急诊行子宫全切术，术中出血多，粘连重，解剖层次不清晰，应考虑医源性输尿管及膀胱损伤可能，主要靠术中探查明确。

2. 诊疗计划　完善血尿常规、肾功电解质、凝血、心电图检查，补液抗休克、抗感染对症，急诊手术治疗。

六、治疗过程

入院后给予补液、抗休克对症，积极完善血常规、尿常规、凝血等相关辅助检查及术前准备，于 2017 年 8 月 17 日急诊手术。

手术名称：剖腹探查＋膀胱修补＋阴道前壁修补术。

手术过程：

1. 患者取仰卧位，麻醉成功后常规消毒铺巾，术中见下腹部正中由耻骨上至脐下长约 15cm 的切口，对合整齐。

2. 拆除皮肤缝线，从原切口逐层进入腹腔，术中见腹腔内大约有 500ml 淡血性液体，完整取出腹腔内填塞大方纱 2 张，条纱 1 张，盆腔内、腹膜后可见多处活动性出血点，给予缝扎止血后仔细探查腹腔。术中见：子宫全切后改变，膀胱及阴道前壁撕裂，膀胱裂口位于膀胱后壁，约 4cm×3cm，不规则，距右侧输尿管开口约 1cm，距左侧输尿管开口约 3cm，膀胱内可见留置之尿管；左侧后腹膜完整，左输尿管全程未见明显损伤，右侧后腹膜呈打开状态，右侧输尿管位于腰大肌前方筋膜下，探查右输尿管未见断裂及明显瘘口；肠管未见损伤。

3. 给予 1-0 可吸收线连续锁边缝合分别修补膀胱、阴道前壁破口，彻底止血。1-0 可吸收线缝合关闭后腹膜，温生理盐水冲洗腹腔，再次检查出血点并彻底止血，留置血浆引流管一根于盆腔膀胱裂口附近，另戳孔从右下腹引出，清点纱布、器械无误，逐层关闭腹腔。

术中麻醉满意，术中查血气分析示：血红蛋白 40g/L，血细胞比容 18%；给予积极补液抗休克及输血，输注红细胞悬液 800ml，血浆 300ml，麻醉中生命体征尚平稳。术中出血约 200ml，术后返回重症监护室。术后肝功示：总蛋白 47.4g/L，白蛋白 23.1g/L，前白蛋白 102.7mg/L，球蛋白 24.3g/L；给予输注人血清蛋白 25g/d，连续 2 天，并尽早、逐步恢复正常饮食，加强营养，及时换药，术后 8 天拆线，术后 2 周拔除尿管，切口甲级愈合，复查腹部彩超未见明显腹腔积血、积液，病情好转出院。

七、最终诊断

1. 膀胱阴道联合撕裂伤
2. 失血性休克
3. 子宫全切术后
4. 重度贫血
5. 低蛋白血症

八、治疗/随访效果

出院后给予电话随访，患者诉无阴道漏尿，无尿频、尿急、尿痛等不适，恢复良好。

九、心得体会及病例讨论

该病例患者因死胎分娩致子宫、阴道、膀胱撕裂。在基层医院行剖宫取胎术，因出血不止行子宫全切术，术中出现难以控制活动性出血，行纱布填塞压迫止血后转上级医院治疗。治疗上关键是积极补充血容量，预防 MODS 的发生，在纠正休克、保障患者生命安全的前提下及时手术终止活动性出血，修补损伤。考虑到不同术者手术经验有非常大的差异，手术中除了及时止血、处理膀胱、阴道撕裂伤外，还要警惕医源性输尿管损伤的可能，一经发现，需及时修补，避免二次手术为患者带来的巨大生理、心理创伤。

患者来院时主要表现为失血性休克，所谓失血性休克，是指因血管损伤破裂而导致的有效循环血量与心排血量减少、组织灌注不足、细胞代谢紊乱和功能受损的病理生理过程，是最具有代表性的低血容量性休克。对于失血性休克危重患者的诊治，须果断、迅速，有手术指征时应在抗休克的同时及时手术，手术控制住活动性出血是治疗的关键。对于出血部位明确、存在活动性出血的休克患者，应尽快进行手术或介入止血，不可等待血流动力学稳定而丧失手术时机。在出血未被有效制止前，应尽快将伤员转送到有手术条件的医院，液体复苏只在即将手术前才开始进行，在出血未被有效控制的情况下，大容量液体复苏和提升血压可导致持续出血、血液稀释和体温下降，进而造成氧输送不足、凝血功能障碍和低体温，构成所谓"死亡三角"。手术的主要目的是止血、引流外渗尿液及缝合修补破裂膀胱。当血红蛋白降至 70g/L 时应考虑输血。对有活动性出血的患者、老年人及有心肌梗死风险者，血红蛋白保持在较高水平更为合理。临床常把神志改善、心率减慢、血压升高和尿量增加等传统临床指标作为复苏目标。然而，在机体应激反应和药物作用下，这些指标往往不能真实反映休克时组织灌注的有效改善。新的复苏目标应是在 24 小时内使心脏指数、氧输送、氧消耗、血乳酸、碱缺失、胃黏膜内 pH 等反映组织灌注的指标恢复到正常值水平。此病例中患者来院途中一直行大量补液、输血抗休克治疗，入院时血压、心率等指标尚平稳，急查血常规血红蛋白 80g/L，但随后在术中复查红蛋白随即降到 40g/L，HCT：18%，术中及时止血并输血后各项生命体征才转为平稳，术后积极对症治疗，恢复顺利。

血清清蛋白是机体营养状况的指标之一，营养状况低下引起低白蛋白血症可造成创面愈合不良，因此低白蛋白血症组患者易出现切口裂开、吻合口瘘等并发症。营养不良患者免疫功能低下，易继发肺部、腹腔、切口感染和结核病复发等，这些并发症又使蛋白丢失与分解增加，低白蛋白血症进一步加重。进一步可出现低血压状态。血浆胶体渗透压下降，还易出现组织水肿和浆膜腔积液，表现为腹腔积液、胸腔积液、肢体及颜面部水肿，严重低白蛋白血症可引起肺水肿。危重患者行营养支持时，应首先考虑肠内营养，当肠内营养不能耐受时，才考虑肠外营养。

膀胱是储存尿液的肌性囊状器官，其壁的肌层较厚，伸缩性大。女性膀胱后方与子宫相邻。位置较男性靠前和较低，脐尿管以下的膀胱壁直接与腹前壁相接触，无腹膜覆盖。膀胱破裂大多发生于膀胱充盈时，在临床上可分为腹膜内型、腹膜外型和混合型，根据致伤原因分为外伤性膀胱破裂、医源性膀胱破裂、自发性膀胱破裂和锐器所致的膀胱穿通伤，其中外伤性膀胱破裂是最常见的类型，本例为难产所致膀胱破裂。膀胱破裂的患者由于常以其他脏器损伤的症状为首发表现，如骨盆骨折、难产、腹膜炎等，合并伤的伤势往往比膀胱破裂本身更为严重，因而易造成诊治上的困难和遗漏。目前主要采用膀胱造影、膀胱注水实验、诊断性腹腔穿刺，配合彩超、CT 检查结果进行诊断。膀胱破裂多为复合伤，因而治疗上首先积极抗休克治疗，在病情平稳后及时剖腹探查。先处理内脏的各种损伤后再修补膀胱并造瘘。对于此病例，在明确患者为膀胱破裂合并失血性休克后，我们在输注红细胞悬浊液、血浆抗休克治疗的同时，积极进行剖腹探查，先处理盆腔腹膜后活动性出血，探查明确有无输尿管、肠管合并损伤，最后再修补膀胱及阴道破口。膀胱破裂的处理主要是关闭膀胱裂口、膀胱造瘘及有效的尿外渗的引流。

十、主编评述

膀胱破裂是泌尿外科急症，常合并其他脏器的破裂，临床上易漏诊，如不及时处理，死亡率较高。据国内外有关报道，膀胱损伤占泌尿系损伤的 11% ～30.6%。膀胱破裂大多发生于膀胱充盈时，如下腹部受到外力作用有可能导致膀胱破裂。空虚的膀胱位于骨盆深处，除骨盆骨折或贯通伤外，一般不易受损伤，因此临床上大部分膀胱破裂的患者均并发有其他器官的损伤。对有下腹部外伤史或手术史，特别是伴有骨盆骨折的病例，如果导尿管能顺利插入膀胱而无尿液或仅有少量血尿时，应考虑有膀胱损伤的可能性。随着经尿道的各种腔内微创手术、腹腔镜手术的普遍应用，医源性膀胱破裂的发生也逐渐增多，越来越常见膀胱造影检查确诊率可达 85% ～100%，是诊断膀胱破裂的可靠方法，其他诸如膀胱注水实验、诊断性腹腔穿刺，彩超、CT 检查亦是可行的诊断方法。膀胱破裂的治疗包括非手术治疗和手术治疗，对于膀胱破口大、并发腹膜炎、腹腔内脏器损伤、输尿管或尿道损伤者多选用手术治疗，手术原则是修补裂口，充分引流外渗尿液，膀胱内留置尿管。对于膀胱裂口较小、尿外渗不严重的病例可给予留置尿管引流。膀胱破裂如若延误诊治，预后差，病死率高。早期确诊、及时治疗是治愈本病的关键。

参 考 文 献

[1] 张文武，黄子通．失血性休克的处理策略．中华实用诊断与治疗杂志，2010，24(01)：6－8
[2] 郑影，张宏景，熊杰．膀胱破裂 38 例的诊治体会．云南医药，2017，38(02)：134－135
[3] 周国超，杨大刚．低蛋白血症的研究进展．贵州医药，2015，39(03)：279－281
[4] Angele MK, Schneider CP, Chaudry IH. Bench－to－bedsidereview：Latest results in hemorrhagics hock. Cri tical Care, 2008, 12(4)：218－231
[5] 中华医学会重症医学分会．低血容量休克复苏指南(2007)．中国实用外科杂志，2007，27(5)：581－587

病例 3　息肉样膀胱炎

一、病历摘要

患者，女，30 岁，汉族，职员，已婚。已入院于 2017 年 8 月 14 日。

主诉：发现膀胱新生物 1 年，排尿困难 10⁺天。

现病史：入院前 1 年，患者体检发现膀胱新生物，未重视未治疗。10⁺天开始出现排尿困难，以排尿费力，排尿不畅为主。无肉眼血尿，不伴尿频、尿急，无明显尿痛，无恶心、呕吐，无畏寒、发热。在当地医院行彩超提示"膀胱内新生物"，为求进一步诊治来我院门诊。以"膀胱新生物"收入我科。自患病以来，患者精神、食欲，睡眠可，大便正常，体重无明显变化。

既往史：平素身体健康，否认高血压、糖尿病病史，否认其他重大疾病史，否认结核、肝炎、菌痢、伤寒等传染病史，有预防接种史，具体不详，无青霉素、磺胺类、庆大霉素、链霉素、头孢类药物过敏史，无已知食物过敏史，否认外伤史、手术史，无输血史。

个人史：出生地山西省。长期居住四川省西昌市。无地方病地区居住史，无冶游史，无嗜烟饮酒史。无血吸虫疫水接触史及其他疫水接触史，无工业毒物、粉尘、放射性物质接触史。

婚育史、月经史：已婚，结婚年龄 20 岁，配偶情况：体健。初潮 13 岁，周期 28～30 天，每次持续 3～5 天，末次月经 2017 年 8 月 5 日。经量适中，无痛经，平时经期不规则，妊娠 2 次，顺产 2 胎。

家族史：父母健在，兄弟姐妹均身体健康，否认"高血压""糖尿病""肿瘤""血友病""冠心病"等家族遗传性疾病史。

二、体格检查

T：36.6℃，P：89 次/分，R：24 次/分，BP：99/66mmHg，W：56kg。心肺未见异常，腹部平软，全腹未见胃肠型及蠕动波，下腹部深压痛，无反跳痛及肌紧张。双肾区无叩痛，双侧输尿管行经区无压痛。

三、辅助检查

2017 年 8 月 14 日我院彩超示：膀胱内占位性病变，尿潴留。

四、初步诊断

1. 膀胱占位

2. 尿潴留

五、鉴别诊断及诊疗计划

1. 鉴别诊断

（1）膀胱癌：主要表现为血尿，通常表现为无痛性、间歇性、全程肉眼血尿，可自行减轻或停止，膀胱三角区及膀胱颈部的肿瘤可梗阻膀胱出口而出现排尿困难的症状。

（2）腺性膀胱炎：病因和发病机制目前尚未完全明确，好发于三角区及膀胱颈部，临床表现无特异性，可表现为难治性的尿频、尿急、尿痛、镜下血尿，部分患者可表现为肉眼血尿，诊断主要靠膀胱镜检及组织活检。

（3）前列腺增生：好发于老年男性，主要表现为下尿路梗阻症状，如排尿困难、尿频、尿急、尿不尽、小便滴沥，夜尿增多等症，本例为女性患者不予考虑。

（4）泌尿道感染：起病急骤，以下尿路刺激症状为主要表现，好发于女性。尿常规可见大量白细胞，彩超膀胱内无占位性病变，可排除。

2. 诊疗计划　入院后给予积极完善血常规、凝血、腹部平片、盆腔 CT 等相关辅查及术前准备。

六、治疗过程

术前 CT（图 4-4）提示膀胱占位。于 2017 年 8 月 17 日在腰硬联合麻下行经尿道膀胱肿物电切术。术中见膀胱颈 5 点钟方向约 3cm×4cm 大小新生物，向膀胱内凸起，基底部较宽大，双侧输尿管开口正常，膀胱底、顶、两侧壁未见异常，给予等离子电切切除新生物达膀胱浅肌层，仔细止血，冲洗出新生物碎块，F18 三腔硅胶尿管保留导尿，NS 持续膀冲，结束手术。术后病检结果回示："膀胱"移行上皮稍增厚，黏膜水肿，血管充血扩张，慢性炎细胞浸润，符合息肉状膀胱炎改变。

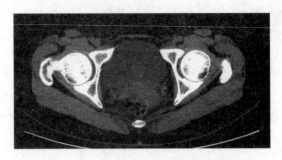

图 4 - 4　术前盆腔 CT 提示膀胱占位

七、最终诊断

1. 息肉样膀胱炎
2. 尿潴留

八、治疗/随访效果

术后恢复良好，留置尿管 1 周后拔除，患者排尿通畅，无血尿，无尿频、尿急、尿痛等不适，顺利出院，目前随访中。

九、心得体会及病例讨论

女性膀胱颈梗阻在女性排尿异常疾病中占 2.7% ~ 8.0%，其病因、发病机制较为复杂。主要表现为膀胱颈纤维组织增生、肌肉肥厚、硬化，以及尿道周围腺体增生等，致使排尿时膀胱以下部位尿路梗阻。临床上以进行性排尿困难、尿频为主要症状。息肉样膀胱炎大体表现有的呈密布、广基、圆形石子状，又称大疱性膀胱炎；有的呈纤维乳头状，称乳头状膀胱炎。息肉样膀胱炎呈肿瘤样生长，但属良性反应性疾病，常侵犯膀胱三角区的上后壁，有时累及全膀胱，其病因尚未明了，研究结果表明常继发于长期的导尿管刺激。主要临床表现为尿频、尿急、尿痛的尿路刺激症状、反复的尿路感染，在男性还可表现为阴茎头疼痛，该病例中，患者无长期导尿史，因体检时彩超发现膀胱占位，无明显自觉症状，未引起重视，因肿物堵塞尿道内口出现下尿路梗阻症状后才入院就诊。本病临床表现不典型，与膀胱乳头状瘤、乳头状腺性膀胱炎等鉴别困难，有赖于膀胱镜及活组织病理检查确诊。治疗上，大多数学者认为息肉样膀胱炎是良性的炎性改变，是膀胱黏膜对损伤反应的结果，类似于乳头状尿道上皮肿瘤，切除达黏膜下层即可达到根治目的。

十、主编评述

息肉样膀胱炎又称乳头状膀胱炎（papillary cystitis），是指膀胱黏膜的固有层发生炎症和水肿，导致黏膜表面形成息肉样或乳头状突起。膀胱镜下可见到膀胱黏膜隆起呈息肉状，表面光滑，显微镜下表现为黏膜下固有层的慢性炎症、组织水肿和血管充血。类似的器官损害可发生于整个泌尿系统腔道，当出现在输尿管、尿道和肾盂时，被称为息肉样输尿管炎、息肉样尿道炎和息肉样肾盂炎。息肉样膀胱炎的病因尚未明了，研究结果表明常继发于长期的导尿管刺激，长期放置导尿管可导致广泛的息肉样膀胱炎。大多数患者的病变在拔管后 6 个月内消失。由肠憩室、克罗恩病、结肠癌，以及阑尾炎所引起的膀胱瘘患者常伴有息肉样膀胱炎。留置导尿管3个月为发病高峰，少数病例留置导尿管的时间较短，有的病例与放射治疗、恶性肿瘤伴发有关。大多数学者认为息肉样膀胱炎是良性的炎性改变，通过手术方式切除膀胱被病变即可达到根治目的，也有学者认为需要辅以膀胱内化疗药物灌注。

参 考 文 献

[1] 陈虎，赖建生，赵国平，等. 息肉样膀胱炎的诊治. 中国医师进修杂志(外科版)，2009，32(4)：58-60

[2] 王宁，叶章群，陈志强. 腺性膀胱炎的新认识. 中华泌尿外科杂志，2017，38(3)：235-237

[3] 廖肇州，袁野，杨帆. 经尿道电切治疗女性膀胱颈梗阻36例分析. 重庆医学，2009，38(3)：334-335

病例4　膀胱癌

一、病历摘要

患者，男，40岁，汉族，农民。于2016年9月24日9时30分入院。

主诉：血尿伴下腹疼痛1个月。

现病史：1个月前，患者无明显诱因开始出现血尿，为全程肉眼血尿，伴尿频、尿痛，夜尿增多，无明显尿急，无血凝块，无畏寒、发热、潮热、盗汗，在当地医院行输液治疗(具体不详)，患者入院我科行尿道膀胱镜检活检示：膀胱尿路上皮癌，分化较差。建议患者手术治疗，患者要求出院，于昨日又再次入院要求手术治疗入住我科。患病以来，患者精神饮食尚可，大便正常，小便同前述，体重无明显变化。

既往史：平素身体健康，否认肝炎、结核、菌痢、伤寒等传染病史，既往无特殊疾病史，预防接种史不详，否认链霉素、庆大霉素、青霉素、头孢菌素、药物、已知食物过敏史，否认外伤史，否认输血史。

个人史：无工业毒物、粉尘、放射性物质接触史，无地方病地区居住史，无特殊饮食及生活习惯，否认冶游史，否认吸烟，否认嗜酒。

家族史：否认家族遗传疾病病史。

二、体格检查

T：36.9℃，P：72次/分，R：20次/分，BP：118/93mmHg，W：64kg。一般状况良好，皮肤黏膜、浅表淋巴结、头部及器官、颈部、胸部、肺部、心部、生殖器、肛门直肠、脊柱四肢、神经系统等未见明显异常，腹平坦，未见胃肠型及蠕动波，全腹软，无压痛及肌紧张、反跳痛，双侧输尿管无压痛，双肾区无叩痛，膀胱区轻压痛。

三、辅助检查

血常规：未见明显异常；尿常规：尿隐血2+，白细胞33.20/μl；大便常规、凝血四项、血糖、肝肾功、电解质、传染病、胸片、心电图、心脏彩超未见明显异常。

下腹＋盆腔CT平扫（图4-5）示：双肾形态正常，左肾下极见一小囊状低密度影；双侧输尿管行径区未见确切异常密度影；膀胱充盈欠佳，右侧壁增厚，呈大小约5.3cm×3.2cm，边缘见小斑片状、线状致密影；前列腺不大；盆腔内未见确切肿大淋巴结。考虑：①膀胱占位，考虑膀胱癌？②左肾小囊肿。

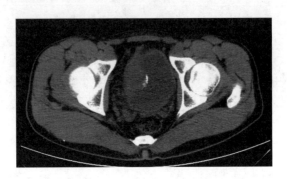

图4-5 下腹＋盆腔CT平扫

2016年9月20日病检示：膀胱尿路上皮癌，分化较差。

四、初步诊断

1. 膀胱癌
2. 泌尿道感染
3. 左肾囊肿

五、鉴别诊断及诊疗计划

1. 鉴别诊断

（1）肾、输尿管肿瘤：膀胱肿瘤的血尿与肾、输尿管肿瘤相似，均可为间歇性、无痛性血尿，且可同时存在，但膀胱肿瘤90%单独存在，膀胱肿瘤血尿可能伴有尿路刺激症状或影响排尿，血尿开始或终末加重，可能有血块或坏死组织。肾、输尿管肿瘤无膀胱刺激症状，亦不影响排尿，血尿全程均匀，亦可能有条索状或输尿管铸形血块、无坏死组织。

（2）肾结核、膀胱结核：血尿在长期尿频以后出现，终末加重，尿量少。可伴午后潮热、盗汗、消瘦等症状。尿常规检查可能查到结核杆菌。膀胱内的结核性肉芽肿有时可能误诊为膀胱肿瘤。但经组织活检可以确诊。

（3）非特异性膀胱炎：已婚女性较为多见，血尿突然发生，但血尿发生在尿频、尿急、尿痛等尿路刺激症状之后。

（4）腺性膀胱炎：临床表现与膀胱肿瘤相似，需经膀胱镜检查及活组织检查鉴别。

（5）尿路结石：主要症状为疼痛性血尿，一般血尿较轻。膀胱结石有明显尿路刺激症状，并有典型排尿中断症状。

（6）放射性膀胱炎：盆腔脏器肿瘤经放射治疗后可能出现放射性膀胱炎。患者均有放疗病史。膀胱炎多在放疗后 2 年出现，但也有少部分在多年后出现。

（7）前列腺增生：由于前列腺增生后造成排尿不畅或继发感染，可出现与膀胱癌相似的症状，同时尿潴留可以成为膀胱癌的诱因。经过细胞学检查或膀胱镜检查可以确诊。前列腺增生一般男性自 45 岁开始缓慢增大，突入膀胱的超大增生前列腺常见高龄男性。

（8）前列腺癌：侵入膀胱可出现尿血、排尿困难等症状，经 B 超、CT 扫描、MRI 扫描，以及直肠指诊可以明确诊断。

（9）其他：肾炎、药物刺激、出血性疾病等均可出现血尿。

2. 诊疗计划　限期为患者行膀胱根治性切除术＋回肠膀胱术。

六、治疗过程

术前准备：①心血管系统及肝肾功能检查，排泄性尿路造影；②改善患者一般情况，如存在水、电解质平衡失调、严重贫血等，应先纠正，必要时输血；③术前 3 天口服抗菌药物准备肠道，驱虫治疗，术前 2 天进半流质饮食，术前 1 天进流质饮食，并从静脉补充营养；④术前一晚及手术前行清洁灌肠；⑤手术野皮肤清洁、消毒，保留导尿持续引流尿液；⑥患者配戴接尿器，在腹部适当部位画好皮肤造口位置。一般中点位于髂与脐连线的中点处，切口为圆形，直径 3cm。若使用粘贴皮肤的尿袋，造口处亦可位于麦氏点；⑦备血。

手术方式：根治性膀胱切除术＋回肠膀胱术。

手术简要经过：麻醉满意后，患者取平卧位，常规消毒铺巾，取脐下纵向切口逐层入腹，术中见患者膀胱肿瘤位于右侧壁，累及右侧膀胱颈，未侵及膀胱全层及膀胱周围组织，腹膜，精囊腺，前列腺，双侧输尿管开口未侵及，手术沿右侧输尿管跨髂外动脉处分离侧腹膜，游离右侧输尿管，同法处理左侧，先行清扫双侧盆腔淋巴结，双侧髂总动脉淋巴结，髂外动脉淋巴结，髂内动脉淋巴结，闭孔淋巴结，依次清扫，未见确切肿大淋巴结，沿右侧盆壁游离膀胱右侧壁，沿直肠膀胱陷凹游离膀胱至左侧壁，遇髂内动脉分支结扎并切断，游离膀胱至后尿道前列腺尖部，结扎离断前列腺侧韧带，7 号丝线缝扎阴茎背深静脉，离断耻骨前列腺韧带，于前列腺尖部离断尿道，完整切除膀胱及前列腺，游离双侧输尿管，分别置单"J"管一根于左右输尿管内，手套包裹防止尿液污染伤口，盆底仔细止血，盐纱压迫。寻及阑尾，未见异常，切除阑尾，距回盲部 15cm 处离断长约20cm 回肠一段，游离系膜，放置备用，注意保护系膜血管弓，使用直线切割吻合器将近远端回肠断端行侧侧吻合，并关闭肠系膜裂孔防内疝，将离断回肠左侧缝合封闭为新膀胱，将双侧输尿管分别与新膀胱吻合，于右侧麦氏点行回肠膀胱造口，将双侧输尿管单"J"管引出造瘘口，妥善固定，仔细检查创面，未见明显出血后，置血浆引流管一根于盆底，一根于腹腔回肠吻合处，一根于回肠膀胱内，妥善固定，清点器械纱布无误，逐层关腹，皮肤切口使用一次性皮肤吻合器缝合，纱布敷料覆盖，术顺，术毕患者安返病房。组织送病检，止血，抑酸，抗感染补液对症支持治疗。

术后诊断：①膀胱癌；②泌尿道感染；③左肾囊肿。

术后处理措施：止血，抑酸，抗感染补液对症支持治疗。

术后应当特别注意观察的事项：监测生命体征，观察血浆引流管引流情况。

七、最终诊断

1. 膀胱癌(低分化尿路上路癌 3 级)

2. 泌尿道感染

3. 左肾囊肿

八、治疗/随访效果

出院时情况:切口生长愈合良好,无腹胀,大便通畅,尿量正常,输尿管支架位置正常。长期随访患者术后性功能保护良好。

九、心得体会及病例讨论

膀胱全切术是治疗肌层浸润膀胱癌或复发高危膀胱癌患者的金标准,其术后总体 5 年生存率为 54.5%~68%,淋巴结阴性患者 5 年生存率可达 62%~89%。但是由于 RC 手术难度大、创伤大、术后并发症多,Trulson 等调查 3232 例大于 80 岁 T_2 期以上膀胱癌患者中,仅有 4.8% 接受了 RC 术。Froehner 等文献回顾发现 RC 术后早期并发症发生率 37%~64%,而围手术期死亡率为 0~5%,近年来腹腔镜手术、机器人手术在膀胱癌根治中的应用不断增加,其对于降低 RC 术后并发症有一定意义。Lin 等前瞻性随机对照研究 RCT 发现 LRC 与 ORC 术后并发症发生率分别为 57.1% 和 68.6%,Khan 等则发现机器人辅助腹腔镜手术较 ORC 能够显著降低术后并发症的发生率(42% VS71%)。

手术操作较为复杂,必须满足:需要切掉的部分要尽量全面清除,需要避免损伤的部分要仔细分离,需要保留功能的部分要尽量保留。本例患者,在充分的术前准备和评估后,采取积极措施,实施了根治性手术,随访满意。

十、主编评述

膀胱全切加盆腔淋巴结清扫已成为肌层浸润性膀胱癌的最佳治疗选择。膀胱癌的预后与盆腔淋巴结清扫密切相关,如何进行适当的淋巴结清扫,已成为泌尿外科医生所关注的主要问题。①标准的淋巴清扫:包括双侧髂总动脉淋巴结、髂外动脉淋巴结、闭孔肌淋巴结和髂内动脉淋巴结。清扫范围:上界为髂总动脉远端,外界为生殖股神经,下界为腹股沟韧带,内界为膀胱壁;②扩大淋巴结清扫范围:上界可至腹主动脉分叉以上,包括骶骨前淋巴结,下界为骨盆底;③姑息性淋巴结清扫:对于体质虚弱,无法耐受长时间手术的患者,以及曾经做过盆腔手术或曾做过放疗、化疗的患者,可选择姑息性淋巴结清扫,清扫范围仅包括闭孔肌淋巴结和髂内动脉淋巴结。许多作者认为在进行根治性膀胱切除时,无论肿瘤分期如何,至少应清扫 10~14 枚淋巴结,才能提高肿瘤分期的准确性,清扫多于 16 枚淋巴结患者术后生存率明显提高。此外,淋巴结密度较以往的病理学分期,更能准确地预测疾病的生存率和局部复发率,成为评价肌层浸润性膀胱癌预后的一个重要因素。20 世纪 50 年代至今,回肠膀胱术广泛用于尿路尿流改道,近期效果良好,经历了半个世纪的临床随访观察,学者们发现此种腹壁尿流改道方法远期并发症发生率较高。一组 131 例平均随访 98 个月的患者 66% 发生并发症。最常见的并发症与肾功能及形态改变有关占 27%,与造口相关占 24%,症状性尿路感染 23%,与输尿管回肠膀胱吻合口相关 9%,45% 患者并发症发生于术后 5 年内,发生于 10 年、15 年和大于 15 年各占 50%、54% 和 94%。在最后一组中 50% 上尿路有改变,38% 存在尿路结石,可见回肠膀胱患者的术后应长期随访。

参 考 文 献

[1] 那彦群，叶章群，孙颖浩，等．中国泌尿外科疾病诊断治疗指南（2014 版）．北京：人民卫生出版社，2014，33 - 34

[2] 曾蜀雄，宋瑞祥，张振声，等．高龄患者行膀胱癌根治术后的诊疗分期及预后危险因素探讨．临床泌尿外科杂志，2014，29(8)：666 - 669

[3] Khan MS, Challacombe B, Elhage, et al. A dualcentre, cohort comparison of open, laparoscopic and robotic - assisted radical cystectomy. Int J Clin Pract, 2012, 66(7)：656 - 662

病例 5　浅表性膀胱肿瘤

一、病历摘要

患者，男，21 岁，彝族。于 2016 年 10 月 25 日 16 时 30 分入院。

主诉：发现膀胱占位 5$^+$天。

现病史：入院前 5$^+$天，患者因腰痛至外院检查时偶然发现膀胱内占位病变（具体性质不明），无尿频、尿急、尿痛及肉眼血尿，无畏寒、发热，无咳嗽，无咳痰，无呼吸困难，无腹泻，无血大便，院外未行任何治疗。为求进一步诊治，遂来我院就诊，门诊彩超提示："膀胱三角区占位"，以"膀胱占位"收入我科。患病以来，患者精神饮食尚可，大便正常，小便同前述，体重无明显变化。

既往史：平素身体健康，否认肝炎、结核、菌痢、伤寒等传染病史，既往无特殊疾病史，预防接种史不详，否认链霉素、庆大霉素、青霉素、食物、头孢菌素、药物、已知食物过敏史，否认外伤史，否认输血史，否认手术史。

个人史：无工业毒物、粉尘、放射性物质接触史，无地方病地区居住史，无特殊饮食及生活习惯，否认冶游史，否认吸烟，否认嗜酒。已婚。20 岁结婚，育有一女。

家族史：父母健在，兄弟姐妹及子女体健。否认"高血压""糖尿病"等家族遗传性疾病史。

二、体格检查

T：36.5℃，P：80 次/分，R：20 次/分，BP：128/83mmHg，W：60kg。一般状况良好，皮肤黏膜、浅表淋巴结、头部及器官、颈部、胸部、肺部、心部、腹部、生殖器、肛门直肠、脊柱四肢、神经系统，均未见明显异常。

三、辅助检查

血常规未见明显异常；尿常规：红细胞 24.70/μl；大便常规未见明显异常；凝血四项、血糖、肝肾功、电解质、传染病八项、胸部平片、心电图、心脏彩超未见明显异常。

门诊泌尿系彩超提示（2016 年 10 月 24 日）：膀胱三角区占位。

下腹＋盆腔 CT 平扫示：胆囊、胰腺、双肾、双侧肾上腺、膀胱、前列腺、精囊腺、扫描所见脾脏未见确切异常密度影；肝脏见斑点样高密度影；膀胱直肠陷凹内未见确切积液征象；腹膜后未见确切淋巴结肿大。影像诊断：肝内钙化灶。

四、初步诊断

膀胱占位

五、鉴别诊断及诊疗计划

1. 鉴别诊断

（1）肾、输尿管肿瘤：膀胱肿瘤的血尿与肾、输尿管肿瘤相似，均可为间歇性、无痛性血尿，且可同时存在，但膀胱肿瘤 90% 单独存在，膀胱肿瘤血尿可能伴有尿路刺激症状或影响排尿，血尿开始或终末加重，可能有血块或坏死组织。肾、输尿管肿瘤无膀胱刺激症状，亦不影响排尿，血尿全程均匀，亦可能有条索状或输尿管铸形血块、无坏死组织。

（2）肾结核、膀胱结核：血尿在长期尿频以后出现，终末加重，尿量少。可伴午后潮热、盗汗、消瘦等症状。尿常规检查可能查到结核病菌。膀胱内的结核性肉芽肿有时可能误诊为膀胱肿瘤。

（3）非特异性膀胱炎：已婚女性较为多见，血尿突然发生，但血尿发生在尿频、尿急、尿痛等尿路刺激症状之后。

（4）腺性膀胱炎：临床表现与膀胱肿瘤相似，需经膀胱镜检查及活组织检查鉴别。膀胱镜检活检可鉴别。

（5）放射性膀胱炎：盆腔脏器肿瘤经放射治疗后可能出现放射性膀胱炎。患者均有放疗病史。膀胱炎多在放疗后 2 年出现，但也有少部分在多年后出现。应用膀胱镜等检查可以鉴别。

（6）子宫颈癌：肿瘤侵入膀胱也可出现血尿，经妇科检查即可鉴别。

2. 诊疗计划　完善三大常规、肝肾功、凝血、下腹部＋盆腔 CT 等检查，进一步明确诊断，根据诊疗流程（图 4 - 6），明确诊断后准备行 TURBT。

六、治疗过程

术前准备：①常规性尿道膀胱镜检查及活检，了解膀胱肿瘤的大小、部位、多少、是否有蒂，以及与输尿管开口和膀胱出口的距离，活检了解肿瘤的分级和浸润的深度，初步判断肿瘤浸润深度及手术的难易度；②盆腔 CT 或 MRI 有助于了解膀胱肿瘤的大小、浸润膀胱壁的深度及是否侵犯临近器官和有无盆腔淋巴结转移，以决定手术方式；③肺部 X 线摄片，泌尿系彩超和静脉尿路造影检查，了解有无远处转移和肾积水，并排除上尿路肿瘤。

手术方式：TURBT。

手术简要经过：经尿道置入电切镜，尿道镜检未见异常，进入膀胱见膀胱三角区一带蒂菜花样新生物（图 4 - 7），大小约 1.0cm × 0.8cm，双侧输尿管开口正常，膀胱底、顶、两侧壁、膀胱颈未见异常，等离子电切切除新生物达膀胱深肌层，仔细止血，冲洗出该新生物。退镜，F18 三腔硅胶尿管保留导尿，NS 持续膀胱冲洗，结束手术，患者安返病房，组织送病检。

(一)膀胱癌的诊断策略

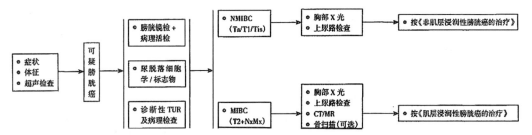

(二)非肌层浸润性膀胱癌的治疗

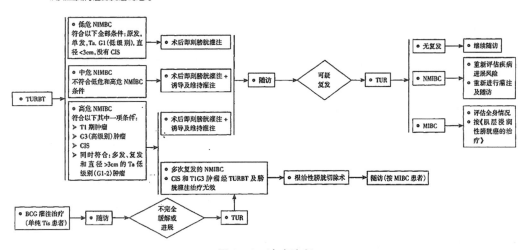

图 4 - 6 诊疗流程

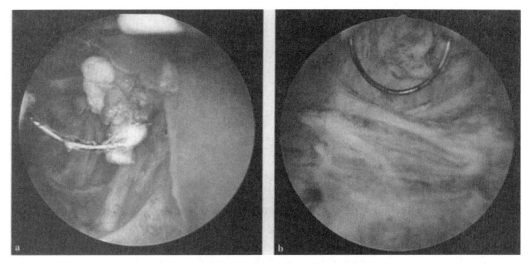

图 4 - 7 膀胱三角区一带蒂菜花样新生物

术后诊断:膀胱肿瘤。

术后处理措施:止血抗感染对症支持治疗。

术后应当特别注意观察的事项：保持尿管通畅。

七、最终诊断

膀胱乳头状癌

八、治疗/随访效果

定期吉西他滨膀胱化疗。目前随访未见复发。

九、心得体会及病例讨论

膀胱肿瘤电切前应全面仔细地检查膀胱，了解肿瘤的大小、部位、形态、是否多发，以及肿瘤与膀胱颈和输尿管口之间的关系。关于膀胱肿瘤的部位、浸润深度不同，手术方法亦不相同，手术难度也有较大差别。一般三角区、底部的肿瘤操作起来比较容易，侧壁的肿瘤要注意闭孔神经反射，顶部的肿瘤如切穿可导致腹膜内穿孔。膀胱肿瘤电切时液体灌注要缓慢，因为灌注时膀胱持续不断变形，距离不断改变，不但增加电切手术的困难，而且由于膀胱内压力不断变化，膀胱壁厚度变薄，容易引起膀胱穿孔，膀胱内的灌注液量控制在 150～200ml，使膀胱保持在较低的压力状态下，以膀胱黏膜皱襞刚刚展开为佳。

膀胱肿瘤电切是指用电切环将肿瘤连同其基底部一起切除，包括其周边 1～2cm 范围的正常膀胱组织在内，深度应达到深肌层，甚至切除全部肌层，而不是肿瘤电灼术。电灼组织的碳化层能保护肿瘤的根部不受损害，术后患者残存的肿瘤很快复发，接受刺激后肿瘤恶性程度会升级，加速恶化转移。膀胱肿瘤电切方法，因为肿瘤的部位、大小、基底宽窄，有无蒂而不同。如果是多发性浅表肿瘤，应先切除不易到达的如前壁或顶部肿瘤，而膀胱底部或三角区的肿瘤可最后切除。

不同部位膀胱肿瘤切除方法和技巧：

1. 如瘤体较小、有蒂、基底较窄，则采用顺行切除法，直接用电切环将其切除，范围应包括肿瘤全部及肿瘤基底部的肌肉层，切除后再将基底部予以电灼止血。

2. 肿瘤前壁肿瘤电切，可用手在耻骨联合上方腹部向下压迫膀胱前壁，使该部位的肿瘤下移而便于切除。调节手术台的高低与前后倾斜度也很有助于完成手术。如膀胱内气泡较多影响操作时，应及时将其排出。

3. 膀胱肿瘤位于输尿管开口附近，此时也可电切肿瘤和输尿管壁内段，以达到完整切除肿瘤。但切除的输尿管壁内段不应超过总长度的 1/3，而且应尽量避免烧灼，以免引起输尿管口狭窄。如有必要可留置输尿管支架。

4. 膀胱顶部肿瘤电切，可先用手将电切环由直角变成钝角，然后将电极伸出一定的长度后采用侧向移动或上下移动进行切割，电极的移动应与膀胱顶部的弧形轮廓相适应。由于这部分的膀胱壁由腹膜覆盖，膀胱穿孔时就可能进入腹腔，严重者甚至导致腹腔脏器损伤。

5. 膀胱多发肿瘤，应先切除小的或电切环不易到达部位的肿瘤，再切除大的肿瘤，最后电切容易切除部位的肿瘤。如先切除大的肿瘤，可因为出血较多、切除时间长或者出现其他并发症，影响其他部位肿瘤切除或遗漏小肿瘤。侧壁肿瘤一般在手术快结束时切除，因先切除两侧壁肿瘤，可能因为闭孔神经反射导致膀胱穿孔而影响其他部位肿瘤的切除。

6. 膀胱肿瘤电切方法(图4-8),肿瘤体积较小,小于1cm,且有蒂,可将电切环伸至瘤体蒂的下方,直接从基底部切除肿瘤,如瘤体较大,即使蒂较小,此时不宜直接从基底切除,以免过早切穿膀胱而被迫终止手术。电切时先从肿瘤顶部依次切除,然后再切除基底部,直到深肌层。如肿瘤较大,基底较宽,估计肿瘤血供比较丰富,先切肿瘤体表面可能引起出血较多,导致视野模糊影响手术操作,此时可先切除瘤体边缘基底部,阻断肿瘤血供,再从瘤体顶部逐渐切除至基底部。

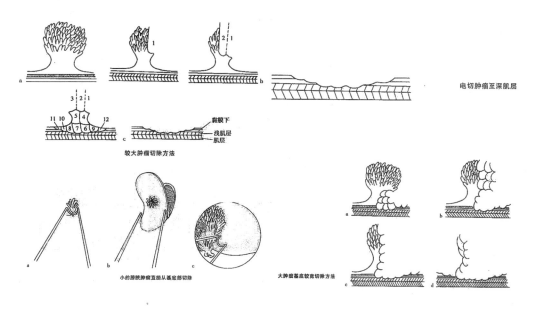

图4-8　膀胱肿瘤电切方法

术后复查:不管采用何种方法预防复发,膀胱肿瘤的复发率仍然较高,因而定期复查膀胱镜是必不可少的。膀胱镜下可见上次手术瘢痕,如果在该瘢痕周围形成肿瘤,表明上次切除范围和深度不够。一般1年内每3个月复查一次膀胱镜检查,如无复发,改为每半年复查一次,持续3年,以后则每年复查一次,期间如果再次出现肉眼血尿,随时复诊。

十、主编评述

TURBT 主要适应证是浅表性膀胱癌,它是浅表性膀胱癌的主要治疗手段,术后病理报告为 T_1 的膀胱肿瘤,应于术后1个月后再次行 TURBT,以降低术后复发的概率。肿瘤复发率之所以高,主要是切除不完全,以及微小病变不能发现而漏切有关。近年来发展的荧光引导 TURBT 可以更好地显示膀胱内原位癌等微小病变和手术边缘切除的彻底性,从而能更准确的检测和切除膀胱内的肿瘤组织,减少残余肿瘤,提高根治率。膀胱穿孔主要与操作不熟练、出血引起视野不清而盲目切割,以及闭孔神经反射引起股内收肌突然收缩而致。为了防止膀胱穿孔术中应注意防止膀胱过度充盈;切除膀胱肿瘤应按常规有序地进行操作,仔细止血,保持视野清晰,切除侧壁肿瘤时,可调低电流强度,同侧闭孔神经封闭或采用全麻来避免闭孔神经发生反射。术后24小时内即刻膀胱灌注化疗,可减少术后脱落癌细胞扩展种植扩散复发。TURBT术后定期膀胱灌注化疗及膀胱镜检查也是浅表性膀胱癌治疗的重要措施。

参 考 文 献

[1] 那彦群，叶章群，孙颖浩，等. 中国泌尿外科疾病诊断治疗指南(2014版). 北京：人民卫生出版社，2014，57-59

[2] 姜振明，孔垂泽，宫大鑫，等. T_1 期膀胱癌需要行再次经尿道膀胱肿瘤电切术吗？国医科大学学报，2011，40(9)：800-802

[3] Kaufman SD, Shipley UW, Feldman SA. Bladdercaneer. Lancet, 2009, 374(5): 239-249

病例6 膀胱异物并膀胱结石形成

一、病历摘要

患者，男，14岁，汉族，学生。于2016年4月15日入院。

主诉：尿道损伤后尿频、尿急、尿痛2+个月。

现病史：患儿自诉2+个月前骑自行车后不慎损伤会阴部，伤后感觉会阴部疼痛不适，未见明显活动性出血，伴尿频、尿急、尿痛及肉眼血尿，无恶心、呕吐，无畏寒、发热。于当地县医院行输液治疗以上症状未见明显缓解，尿痛进一步加重。故来我院求治，门诊行腹部彩超提示："膀胱结石"。以"骑跨伤后、膀胱结石"收入我科进一步治疗。

既往史：无特殊。

婚育史：未婚、未育。

家族史：无特殊。

二、体格检查

T：36.5℃，P：78次/分，R：20次/分，BP：111/64mmHg，W：33.5kg。一般情况尚可，皮肤黏膜，浅表淋巴结，头部及器官，颈部，胸部，心肺部，生殖器，肛门直肠，脊柱四肢，神经系统未见异常。专科情况：腹稍膨隆，全腹软，无压痛及肌紧张、反跳痛，膀胱区轻压痛，会阴部轻压痛，余无特殊。

三、辅助检查

门诊腹部彩超提示：膀胱结石。CT提示：膀胱异物，骑跨伤后。尿沉渣分析2；白细胞酯酶3+Leu/μl，白细胞1247.80/μl；血细胞分析1+C反应蛋白：白细胞计数，9.95×10^9/L。

四、初步诊断

1. 膀胱异物

2. 泌尿道感染

3. 骑跨伤后

五、鉴别诊断及诊疗计划

1. 鉴别诊断

(1)良性前列腺增生：主要表现为排尿不畅和尿频，夜尿次数增多，也可有排尿疼痛和血尿。但主要发生于老年人，病史长，呈渐进性发展。肛门指检可发现前列腺增大。B 超检查显示前列腺体积增大，向膀胱内突出。可同时伴有膀胱结石。

(2)尿道结石：可表现为排尿困难、尿痛、排尿中断等症状，容易与膀胱结石混淆。体格检查时男性前尿道结石在阴茎或会阴部可摸到硬结和压痛，后尿道结石可经直肠摸到，女性患者可经阴道触及。用尿道探条探查可有与结石相遇的摩擦感和声响。尿道 X 线平片也可显示尿道部位的致密影。尿道镜检查可明确诊断并发现同时存在的其他尿道病变。

(3)尿道狭窄：表现为排尿困难、尿线变细。多有尿道外伤、尿道炎症、经尿道检查或操作、留置导尿等病史。尿道扩张时探杆受阻。尿道造影可显示狭窄的部位和程度。尿道镜检查可见尿道内径突然变细呈小孔。

2. 诊疗计划　泌尿外科护理常规，普食，完善三大常规、肝肾功、凝血、ECG、胸片、泌尿系 CT 等检查，抗感染治疗，待感染控制后择期手术治疗。

六、治疗过程

入院后完善血常规、凝血、肝肾功及电解质、传染病、心电图、胸片、心脏彩超、泌尿系 CT。腹部平片提示：膀胱结石。泌尿系 CT 提示：膀胱异物并结石形成。尿沉渣分析：白细胞酯酶 3 + Leu/μl，白细胞 1247.80/μl。诊断：①膀胱异物并结石形成；②泌尿道感染；③骑跨伤后，给予控制感染后行手术治疗。

术前腹部平片提示：膀胱结石(图 4 - 9)。

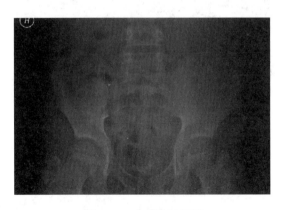

图 4 - 9　术前腹部平片

泌尿系 CT 提示：膀胱异物并结石形成(图 4 - 10)。

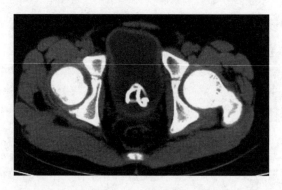

图 4 - 10　泌尿系 CT

手术名称：经尿道膀胱结石碎石 + 膀胱异物取出术。

手术过程：①麻醉满意后，取膀胱截石位，常规消毒铺巾；②输尿管镜经尿道顺利进入膀胱；③术中见：膀胱容量及膀胱黏膜正常，膀胱内一橡胶性条状异物，异物表面长满结石，结石呈淡黄色，质中，启动气压弹道充分击碎附着于异物表面的结石，取出异物及结石。

术后处理：保留尿管、给予止血、抗感染治疗。

术后腹部平片提示：未见明显阳性结石(图 4 - 11)。

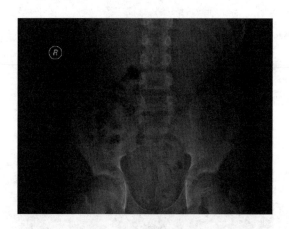

图 4 - 11　术后腹部平片

七、最终诊断

1. 膀胱异物伴结石形成

2. 泌尿道感染

3. 骑跨伤后

八、治疗/随访效果

随访 1 年，膀胱无结石复发。

九、心得体会及病例讨论

膀胱异物结石的诊断并不困难，其临床表现主要为尿频、尿痛、血尿等膀胱刺激征，排尿不畅、排尿中断或下腹疼痛等。膀胱异物的慢性刺激亦是膀胱肿瘤、特别是鳞癌的诱因之一。膀胱异物女性多于男性,如膀胱异物较细、柔软,一般可于膀胱镜下顺利取出,如经尿道膀胱镜下未能取出异物者必须行开放性手术。膀胱异物的患者常常隐瞒自慰史,进一步行膀胱镜检查、腹部平片等有助于明确诊断。必要时可行 CT 或磁共振检查鉴别血尿原因。膀胱异物应及早治疗以预防膀胱结石、膀胱穿孔、膀胱周围脓肿,严重时甚至可引发生肾盂肾炎、膀胱阴道瘘、腹膜炎、败血症等危及生命。Methfessel 报道一位女性患者,35 岁时应用子宫托插入尿道自慰,导致膀胱异物,66 岁时因发生阴道瘘后才予以取出。膀胱异物最常见的并发症是膀胱结石形成和膀胱炎。异物刺激膀胱壁,日久可穿出膀胱壁或直接导致膀胱穿孔,常可造成膀胱阴道瘘、膀胱周围炎、腹膜炎等。膀胱异物的诊断较易,对可疑患者应仔细询问病史,以免患者隐瞒病史而贻误治疗。对久治不愈、反复发作的泌尿系统感染,尤其是青壮年患者,应高度警惕膀胱异物的可能。经腹部膀胱超声及 X 线检查均能确诊。也可行膀胱镜检查后证实。延误诊断的原因包括:患者因羞耻感隐瞒、伪造病史;接诊医师临床经验不足,考虑问题不全面,对尿频、尿急、血尿、排尿困难的患者满足于泌尿系感染的诊断,未能详细询问病史及进行必要的检查。膀胱尿道异物应首先考虑腔道手术治疗,行膀胱镜检时,宜动作轻柔,钳取异物时要轻、快、准、稳,尽可能减少异物对膀胱黏膜及尿道的损伤。对金属类较大异物,强行取出时对膀胱及尿道损伤较大,膀胱镜不能成功取出异物时,应考虑椎管内麻醉下膀胱切开取出异物,术后常规留置三腔导尿管、膀胱造瘘管。要加强对青少年的文化教育及性教育,培养正常的性心理及性格,加强自我保护意识。另外,医护人员需提高自身的技术水平,加强责任心,详细了解患者心理及病史,根据膀胱异物的种类进行个体化治疗。

十、主编评述

膀胱异物并结石的治疗必须遵循两个原则:一是取出异物及结石,二是纠正形成结石的原因和因素。治疗方案:一是微创取出异物及结石,二是开放手术。术前评估后选取最佳的治疗方案。腔内手术对直径较小异物、质地较疏松的结石可采用经尿道膀胱镜下碎石术。碎石的方法有机械、液电、超声、气压弹道、激光等。可根据医疗单位具体器械条件及操作者的喜好自行选择。由于器械直径过大,容易造成尿道黏膜损伤,故所谓的大力钳碎石已很少被使用。目前,临床上使用最多的是气压弹道碎石和钬激光碎石。术者需加强对术式操作的熟练度,避免不必要的损伤;术中尽量击碎结石,取出异物并将结石碎片冲洗干净。一般残余结石直径为 1~2mm 即能确保其自行排出。术后需加强抗感染治疗,同时嘱患者多饮水以促进结石排出。体外冲击波碎石(ESWL)对于异物伴结石形成,虽能击碎结石但不能去除异物,目前较少采用。对异物形成结石较大或需同时处理膀胱其他疾病者,可行耻骨上膀胱切开取石术。其指征是:①异物形成结石体积过大;②合并前列腺增生症或尿道狭窄等需要开放手术治疗;③膀胱憩室内的结石,尤其是巨大膀胱憩室者;④合并需要开放手术治疗的膀胱肿瘤;⑤因为种种原因无法进行腔镜手术者等。

参 考 文 献

[1] 张振声，许传亮，杨庆，等．五例膀胱异物的处理．中华腔镜泌尿外科杂志（电子版），2008，2 (2)：180 - 181
[2] 耿杰，许景东，项华，等．泌尿系统异物 26 例分析．中国误诊学杂志，2012，12(3)：679
[3] 吴意光，刘萃龙，关维民，等．性自慰导致特殊膀胱异物 4 例报道．中国性科学，2014，7：13 - 15
[4] 李强，李留法．膀胱异物 64 例治疗分析．现代医药卫生，2002，18(8)：683 - 684
[5] (美)魏恩，等，著．郭应禄，周利群，译．坎贝尔泌尿外科学(第 9 版)．北京：北京大学医学出版社，2009，2800

病例 7　小儿膀胱结石

一、病历摘要

患者，男，2 岁 6 月，彝族。入院于 2016 年 3 月 7 日。

主诉：反复排尿困难 3$^+$个月。

现病史：入院前 3$^+$个月，患者无明显诱因出现小便不能自解，伴下腹疼痛，为胀痛，不伴恶心、呕吐，无畏寒、发热、咳嗽、咳痰等症状，改变体位后小便可解出。患儿家属未重视，未行诊疗，今为进一步治疗来我院，门诊行彩超检查后以"膀胱结石"收入我科。病程中精神饮食可，小便如前述，大便正常。

既往史：无特殊。

个人史：无特殊。

婚育史：男性，未婚未育。

家族史：否认家族遗传疾病病史。

二、体格检查

T：36.5℃，P：112 次/分，R：22 次/分，W：12kg。一般情况良好，神志清楚，精神可，皮肤黏膜、淋巴结、头颈部、胸部、心肺腹部及脊柱、神经系统均未查见明显异常，肛门直肠未查。专科情况：双肾区无叩痛，双侧输尿管行径区无压痛，膀胱区无压痛，外生殖器未见异常。

三、辅助检查

门诊彩超(2016 年 3 月 7 日)示：膀胱结石

四、初步诊断

膀胱结石

五、鉴别诊断及诊疗计划

1. 鉴别诊断

（1）膀胱异物：可有类似症状。有膀胱异物置入史。膀胱镜检是主要鉴别手段，可以直接看到异物的性质、形状和大小。膀胱区平片对不透光的异物，有鉴别诊断价值。

（2）前列腺增生：可有类似症状。但多发于老年人，排尿困难的病史长，逐渐加重，开始尿线细而无力，渐成滴沥以致发生尿潴留。直肠指检可触及增生前列腺向直肠内突入，中间沟消失。膀胱区平片无不透光阴影。

（3）后尿道瓣膜：常见于小儿，可有排尿困难。膀胱区平片无不透光影。但排尿期尿道造影可见瓣膜以上尿道扩张、增长，瓣膜以下尿道正常。尿道镜检可诊断。

（4）尿道结石：可有类似症状。主要表现还是尿道疼痛，X平片可见不透光影位于尿道内，排尿困难不随体位改变而改变，按摩尿道可能会有结石排出。尿道镜检可鉴别。

2. 诊疗计划　泌尿外科护理常规，普食，二级护理常规，完善三大常规、肝肾功、凝血、ECG、泌尿系CT等检查，择期手术治疗。

六、治疗过程

入院后予以完善血常规、凝血、肝肾功能及电解质，心电图、胸片均未见异常。腹部X线（图4-12）提示阴性。传染病八项：乙肝表面抗原（化学发光），>250.0IU/ml，乙肝e抗原（化学发光），>250.0NCU/ml，乙肝核心抗体（化学发光），0.05NCU/ml；尿沉渣分析：白细胞酯酶－，尿隐血阴性，白细胞6.70/μl，红细胞3.60/μl，管型0.43/μl，细菌29.50/μl。泌尿系CT（图4-13）提示：膀胱结石。

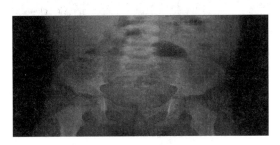

图4-12　术前X线（阴性）

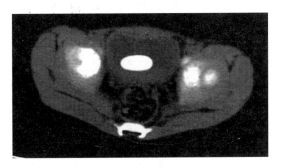

图4-13　术前泌尿系CT

排除手术禁忌后在全麻下行手术治疗。

手术名称：经皮膀胱穿刺造瘘气压弹道碎石取石术。

手术过程：①麻醉满意后，取膀胱截石位，常规消毒铺巾；②经尿道顺利置入F8/9.8

输尿管镜,术中见:膀胱内结石一枚,约1.8cm×2cm大小,表面光滑,双侧输尿管开口正常,膀胱内尿液混浊;③镜下窥及膀胱前壁,于脐与耻骨联合之间做一长约1cm切口,肾穿刺针经切口穿刺,镜下见穿刺针进入膀胱,退出针芯,置入斑马导丝,沿导丝予F24肾筋膜扩张器扩张切口,镜下见扩张器进入膀胱,并置入F20剥皮鞘镜,肾镜经剥皮鞘进入膀胱,寻及膀胱结石,启动气压弹道碎石,充分击碎结石,并经剥皮鞘冲洗出结石碎块;④仔细检查,无残余结石,清点器械无误,经剥皮鞘置入F16尿管做膀胱造瘘,并退出剥皮鞘,术毕。

术后处理:抗感染、支持、对症等治疗。

七、最终诊断

1. 膀胱结石
2. 泌尿道感染

八、治疗/随访效果

随访1年,膀胱结石无复发,泌尿系其他部位未见新发结石(图4-14)。

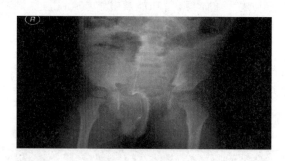

图4-14 术后X线

九、心得体会及病例讨论

原发性小儿膀胱结石多为代谢性原因(本例未做结石成分分析实为遗憾之处),相对较大,无法自行排出,故需手术处理。结合小儿尿道狭窄细长,碎石镜鞘频繁进出可能损伤尿道,为尽可能减少手术创伤,缩短住院时间,兼顾清石率及手术时间、远期并发症(如尿道狭窄),故选择经皮膀胱穿刺碎石取石。

采用该法我们体会到:①术中先使膀胱充盈有助于将腹膜反折向上推移,减少穿刺时进入腹腔的可能;②电切镜或输尿管镜在膀胱内直视下进行穿刺,可准确掌握穿刺部位及穿刺、扩张的深度,确保膀胱顶精确穿刺,能更有效的避免损伤膀胱后壁及穿刺进入腹腔;③造瘘通道—膀胱—电切镜/输尿管镜三者之间形成持续灌注循环通道,有效的控制膀胱内冲洗液的量,有效保证了膀胱适度充盈、视野清晰。气压弹道碎石时利用脉冲式高压水流冲洗,使碎石、排石、取石同时进行,手术过程更清晰、简便、快捷,明显缩短手术时间;④经造瘘口碎石,居高临下,能有效地将结石固定于膀胱后壁,减少结石活动度,提高碎石效率;⑤成人膀胱结石必要时还可使用电切环在直视下勾出较大结石,碎石不需过小,能进入电切镜外鞘即可被勾出,缩短了碎石取石时间;⑥与单纯行经尿道碎石术相比较,避免了内镜系统反复进出尿道,减少了尿道损伤、术后尿道感染及狭窄的可能;⑦直视下经Peel-way鞘置入尿管,并能确保导尿管及水囊进入膀胱;

⑧与其他手术方式相比较，该手术方式手术时间明显缩短；⑨对于合并有严重心肺疾病，麻醉耐受力差的患者，可在局麻下完成手术，降低了麻醉风险；⑩本法还可与 TURP 术同时进行，膀胱结石、前列腺增生能一期手术完成，缩短住院时间，减少医疗费用。

十、主编评述

尿路结石是人体的一种病理性矿化现象，一般分为上尿路结石和下尿路结石。这种区分不仅是由于结石发生的部位不同，还在于它们在病因、年龄、性别、结石成分和预后等方面都有很大差别。发达国家、发达地区小儿膀胱结石罕见，而在贫困边远地区依然常见。这主要与当地居民的营养状况密切相关。充分依据说明小儿膀胱结石与成人肾结石是两种不同类型的疾病。在贫困地区，婴儿以碳水化合物和低动物蛋白食物喂养，婴儿缺少生长所需蛋白质，造成营养不良性酸中毒，尿呈强酸性，膀胱内容易造成尿酸盐沉淀发生膀胱结石，男性儿童尿道细而长，更易发生结石。小儿膀胱结石多以尿酸盐结石为主，结石取出后很少复发。膀胱结石通过超声、腹部平片多可明确诊断。纯尿酸结石在 X 线上可不显影。膀胱憩室内结石在膀胱镜检查时也可能漏诊。术前 CT 更能明确结石数目、大小和位置并了解是否合并膀胱病变，从而有利于制定最佳手术策略。

参 考 文 献

[1] （美）魏恩（Wein, A. J.），等，著. 郭应禄，周利群，译. 坎贝尔 - 沃尔什泌尿外科学（第9版）. 北京：北京大学医学出版社，2009，1441 - 1545、2797 - 2804

[2] 吴孟超，吴在德. 黄家驷外科学（第7版）. 北京：人民卫生出版社，2008，2481

[3] 高志勇. 经皮膀胱碎石术治疗男性小儿膀胱结石. 中国现代医生，2014，52（23）：155 - 157

[4] 冯勋强. 经皮膀胱穿刺弹道碎石与经尿道膀胱碎石治疗小儿膀胱结石对照研究. 河北医学，2016，22（3）：372 - 374

[5] 袁超英，闫东，黄苏溪，等. 小儿膀胱结石两种治疗方法比较. 武警医学，2016，27（10）：1006 - 1008

[6] 王平，刘屹立，王侠，等. 复杂上尿路结石手术中输尿管镜技术的应用. 中华泌尿外科杂志，2001，22（3）：179

[7] 赵启华，何秉勋，许亚宏，等. 输尿管镜下气压弹道碎石术治疗男性尿道结石27例. 四川医学，2005，26（10）：1066 - 1067

病例 8 膀胱间叶性软骨肉瘤

一、病历摘要

患者，男，62岁，农民。

主诉：进行性排尿困难2年加重伴尿频、尿急、尿痛1个月。

现病史：2 年前，患者无明显诱因出现排尿困难，尿线无力，尿流变细，无血尿，夜间小便 3～5 次，白天 1～2 小时小便 1 次，每次尿量无增加，以冬天较重，未引起重视，未到医院检查治疗，近 1 个月来，排尿困难逐渐加重，有时呈点滴状排出小便，并感尿急、尿痛，自己在药店买"前列康"口服后无好转。

既往史：平素体检，否认心脏病、糖尿病史，否认乙肝、结核等传染病史，否认外伤及手术史、无输血史，无食物、药物过敏史。

个人史：生于原籍，未到过疫区，无烟酒嗜好。

婚育史：20 岁结婚，妻子体健。非近亲结婚。爱人、孩子均健在。

家族史：父母体健，家族中无相关疾病记载，否认家族中传染病及遗传病史。

二、体格检查

T：36.6℃，P：72 次/分，H：19 次/分，BP：155/90mmHg。发育正常，营养中等，正力体型，步入病房，正常面容，自动体位，查体合作。皮肤红润，温、湿度适中，弹性好，无水肿、发绀、黄染、淤斑、皮疹、蜘蛛痣、肝掌及匙状指（趾）。耳后、颌下、颈部、锁骨上、腋下、肘部、腹股沟等处淋巴结均未触及。头颅大小形态正常，五官无畸形，眉毛无脱落，无倒睫及眼睑下垂，眼球运动自如。结膜无充血，巩膜无黄染，角膜透明，瞳孔等大形圆，直径约 0.25cm，对光反射灵敏。听力良好，外耳无畸形，耳道无溢液，乳突无压痛。鼻腔通畅，无畸形，无鼻翼翕动及鼻窦区压痛。口唇红润，无龋牙及龈血，舌淡红，无黏膜溃疡及出血，咽无充血，扁桃体无肿大。颈软，气管居中，甲状腺不大，颈静脉无怒张。胸廓对称，无畸形，肋间隙无增宽及变窄；两侧呼吸动度对称，节律规则；双肺呼吸音清，无干、湿性啰音。心前区无隆起，心率 72 次/分，心律齐，心音强，各瓣膜区无病理性杂音。腹平坦，未见蜘蛛痣及腹壁静脉曲张，未见胃肠型及蠕动波，腹软，全腹未扪及包块，无压痛、反跳痛及肌紧张，双侧肾区无隆起，移动性浊音阴性，肠鸣音正常；外阴、肛门无畸形，脊柱、四肢活动自如；生理反射正常，病理征未引出。专科情况：双侧肾区皮肤无红肿、隆起，双侧肾区及输尿管走行区无叩痛，耻骨上区无隆起、压痛。成年男性外阴，阴毛分布正常，尿道外口无红肿及异常分泌物。阴囊无肿胀，双侧睾丸、附睾均无触痛，前列腺中度增生，表面光滑，未扪及结节，无触痛。

三、辅助检查

1. 泌尿系彩超　前列腺：大小约 6.6cm×6.5cm×6.5cm，形态失常，包膜光滑，实质回声部均匀，向膀胱突出 4.2cm，CDFI：内部可见血流信号。

2. 前列腺特异抗原　（TPSA、FPSA、FPSA/TPSA）总前列腺特异抗原（TPSA）1.630ng/ml，游离前列腺特异抗原（FPSA）0.301ng/ml；FPSA/TPSA = 0.185。

3. 尿常规　外观：淡黄。白细胞（WBC）110.00/UL，红细胞（RBC）200.00/UL，白细胞团（WBCC）0.00/UL，透明管型（HYAL）0.00/LPF，病理管型（UNCC）0.00/LPF。

4. 血常规示　白细胞数目 6.2×10^9/L，淋巴细胞数目 0.90×10^9/L，中性粒细胞数目 4.6×10^9/L，中性粒细胞百分比 74.2%，血小板数目 78×10^9/L，血红蛋白浓度 118.0g/L。

5. 肝肾功及电解质　谷丙转氨酶 28.9U/L，谷草转氨酶 37.2U/L，谷草/谷丙 1.29，白蛋白 40.9g/L,钾 3.58mmol/L,钠 139.4mmol/L,钙 2.29mmol/L,葡萄糖 5.63mmol/L。

6. 胸部 DR 未见异常。

四、初步诊断

1. 前列腺增生

2. 低蛋白血症

3. 轻度贫血

五、鉴别诊断及诊疗计划

1. 鉴别诊断 前列腺癌:老年男性,病史长,进行性排尿不畅入院,直肠指检前列腺增大;但其质中、表面光滑、无结节,可进一步行 PSA 及穿刺活检排除。

2. 诊疗计划 计划在腰硬联合麻醉下行耻骨上经膀胱前列腺切除术。

六、治疗过程

入院后完善辅助检查,在腰硬联合麻醉下行耻骨上经膀胱前列腺切除术,术中见:前列腺中叶未见增生,见膀胱内实性占位,有蒂,位于左侧输尿管开口外上方约 3.0cm处,术中予膀胱部分切除术,术后定期膀胱灌注化疗及门诊随访,术后病检报告:膀胱间叶性软骨肉瘤。

七、最终诊断

膀胱间叶性软骨肉瘤

八、治疗/随访效果

术后定期膀胱灌注化疗及门诊随访,目前各项检查暂未见明显异常。

九、心得体会及病例讨论

1. 间叶性软骨肉瘤多发部位为下颌骨、肋骨、椎骨、骨盆、股骨,最多发骨外部位为脑脊膜,其次为下肢,在胰腺、肺、纵隔、乳腺等器官均有病历报道,发生在膀胱内的间叶性软骨肉瘤比较罕见。

2. 发生在膀胱内的实性占位,特别是老年男性患者,应该与前列腺中叶增生鉴别。

3. 老年男性患者,如彩超检查发现前列腺中叶增生明显,建议予泌尿系 CT 检查,必要时予泌尿系增强 CT,鉴别来源于膀胱的实性肿瘤。

十、主编评述

间叶性软骨肉瘤是一种含有原始间叶组织及软骨组织的恶性肿瘤,1959 年由 Lichtenstein 和 Bernstein 首次描述,是骨及骨外组织的一种极为罕见的恶性肿瘤,其发生于骨外的间叶性软骨肉瘤更少,约占间叶性软骨肉瘤的 1/3。骨外间叶性软骨肉瘤常见于壮年,无明显性别差异,好发于脑膜、脊膜及下肢,也可见于眼眶、后腹膜及内脏器官等少见部位。报道较为少见,多需手术及综合治疗。

参 考 文 献

[1] 李建中, 刘龙, 李昕. 膀胱间叶性软骨肉瘤 1 例. 临床泌尿外科杂志, 2011, 26(08): 586
[2] 侯君, 纪元, 谭云山, 等. 膀胱间叶性软骨肉瘤 1 例. 临床与实验病理学杂志, 2010, 26(03): 379 - 381

病例 9 　膀胱阴道瘘

一、病历摘要

患者, 女, 44 岁, 汉族, 农民。入院于 2017 年 5 月 26 日。

主诉: 子宫全切术后 1^+ 个月, 阴道流液 20^+ 天。

现病史: 入院前 1^+ 个月, 患者因子宫肌瘤于当地医院行子宫全切术, 术后好转出院。入院前 20^+ 天, 患者无明显诱因出现阴道流液, 量少, 不伴尿频、尿急、尿痛、尿不净, 无肉眼血尿, 无畏寒、发热, 无心慌、胸闷, 无咳嗽、咳痰, 无头昏、头痛, 患者未做特殊治疗。病程中患者发现阴道流液量增多, 特别是在站立位时明显, 并感会阴和外生殖器瘙痒、疼痛, 于当地医院就诊考虑输尿管阴道瘘, 今为求进一步治疗到我院门诊就诊。门诊以"输尿管阴道瘘"收入我科。自患病以来, 患者精神及饮食可、睡眠稍差, 小便如上述, 大便正常, 体重下降。

既往史: 平素身体健康, 否认肝炎、结核等传染病史, 预防接种史不详, 否认磺胺类药物、青霉素过敏史, 没有外伤史, 否认输血史。

个人史: 出生于本地, 职业为农民, 无工业毒物、粉尘、放射性物质接触史, 无地方病地区居住史, 无特殊饮食及生活习惯, 否认冶游史, 无烟酒嗜好。

婚育史、月经史: 21 岁结婚, 配偶体健。育 1 儿 1 女, 均体健。初潮 14 岁, 周期 28 天, 每次持续 5 ~ 6 天, 末次月经时间 2017 年 3 月 5 日, 经量正常, 经期规则, 妊娠 3 次, 顺产 2 胎, 流产 1 胎, 早产 0 胎, 死产 0 胎。

家族史: 父母健在, 兄弟姐妹健在, 否认"高血压""心、脑疾病"等家族遗传性疾病史, 家族中无类似疾病患者。

二、体格检查

T: 36.7℃, P: 81 次/分, R: 20 次/分, BP: 143/96mmHg, W: 65kg。全身皮肤及黏膜正常, 无皮疹, 未见皮下出血、皮疹及淤斑, 皮肤湿度正常, 弹性正常, 无水肿, 无肝掌及蜘蛛痣。头、颈未见异常。双肺呼吸音清晰, 未闻及干湿啰音; 心率: 81 次/分, 心律齐, 未闻及杂音及心包摩擦音。全腹平坦、下腹部可见一长约 10cm 横行切口瘢痕, 愈合良好, 腹软, 未扪及确切包块, 无压痛、无肌紧张及反跳痛; 脊柱外观正常, 四肢肌力正常, 神经系统检查未见异常; 外生殖器和大腿根部皮肤红肿, 局部皮温不高, 稍触痛; 阴道口形态未见异常, 内有清亮液体流出。

三、辅助检查

院外彩超提示(2017 年 5 月 25 日)：泌尿系未见异常。

四、初步诊断

1. 膀胱阴道瘘
2. 泌尿道感染
3. 高血压病

五、鉴别诊断及诊疗计划

1. 鉴别诊断

(1)压力性尿失禁：鉴别方法是在膀胱充盈状态下取截石位观察，令患者咳嗽，若有尿液自尿道溢出，可将中、示指伸入阴道做膀胱颈抬高实验，再次令患者咳嗽，溢尿现象消失，即可诊断为压力性尿失禁。

(2)充盈性尿失禁：由脊柱裂、脊髓肿瘤或外伤，以及盆腔大手术等原因引起的下尿路梗阻或膀胱麻痹，有尿潴留，但检查是不能发现瘘孔，排尿后仍可导出大量尿液。

(3)膀胱痉挛：膀胱容量 <50ml，向膀胱内再注入液体会出现尿液由尿道口溢出或膀胱痛，而不出现阴道溢尿，即可鉴别。

2. 诊疗计划　泌尿外科护理常规，普食，二级护理，保留导尿，完善三大常规、尿细菌培养、肝肾功能、凝血功能、ECT、胸腹部平片，心肺功能测定等检查，做膀胱镜检查，手术时机成熟时择期手术。

六、治疗过程

入院后完善血常规、凝血功能、肝肾功能和电解质、传染病，ECG，心功能测定和肺功能测定均未见异常。尿常规：白细胞 + +；腹部彩超：未见异常；胸腹部平片未见异常；膀胱镜检查见：膀胱三角区有一约 0.8cm 大小瘘口，与输尿管开口均有一定的距离，将膀胱镜置入阴道见其近端闭合，腹侧有一线头，取掉线头可见一瘘口。

膀胱镜于膀胱及阴道内所见(图 4 - 15)。

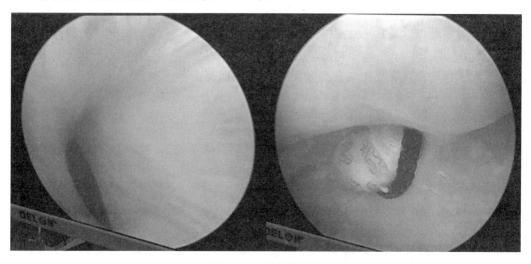

图 4 - 15　膀胱镜所见

做好术前准备后于 2017 年 9 月 29 日(子宫全切术后 5 个月余)在全麻下行膀胱阴道瘘修补术,手术过程如下:

①麻醉满意后,取膀胱截石位,更换尿管,会阴部及阴道内消毒,阴道内填塞条纱一张;②变换体位为平卧位,术区常规消毒铺巾,取下腹原横行切口长约 12cm,逐层切开皮肤、皮下至腹直肌前鞘,沿上、下分离粘连,沿腹白线纵行切开;术中见膀胱与腹膜粘连重,仔细分离粘连,游离膀胱;③纵行切开膀胱壁,钝性撕开,辨识尿道内口、双侧输尿管开口无误,寻及膀胱阴道瘘口,术中见瘘口位于膀胱后壁输尿管间嵴之间,距双侧输尿管开口约 2cm,直径约 0.5cm,周围瘢痕组织增生;④从瘘口处插入 F12 硅胶尿管一根,水囊内注水 5ml,上提、固定瘘口,用小圆刀切除瘘口边缘周围约 0.2cm 瘢痕组织,分别游离膀胱肌层及阴道前壁,游离范围距瘘口边缘约 1.5cm,给予 3 - 0 可吸收线分别间断缝合阴道前壁、膀胱肌层及黏膜层,各层缝合方向交错垂直;观察双侧输尿管开口喷尿正常后留置膀胱造瘘管一根另戳孔由左下腹引出,可吸收线全层缝合关闭膀胱前壁并缝合浆肌层加强;⑤彻底止血,清点纱布、器械无误,分层间断缝合切口,取出阴道内填塞的条纱,结束手术。

术后处理:加强引流、抗感染、支持、对症治疗。

七、最终诊断

1. 膀胱阴道瘘
2. 泌尿道感染
3. 高血压病

八、治疗/随访效果

术后 10 天拔出膀胱造瘘管,术后 2 周拔出导尿管,患者未出现尿瘘情况,临床痊愈出院。

九、心得体会及病例讨论

膀胱阴道瘘,即指膀胱与阴道间有瘘道相通,为最常见的女性泌尿生殖瘘,常见原因为分娩损伤、手术损伤和其他疾病因素,如放射性损伤、盆腔恶性肿瘤。根据瘘管的病因、部位、大小、瘢痕程度及其与输尿管口的关系选择治疗方案,除个别情况可采取非手术方法,一般以手术治疗为主,主要包括经阴道和经腹开放手术修补、腹腔镜下经膀胱或腹腔入路膀胱阴道瘘修补等。首先考虑简单手术式,因复杂手术时间长,出血多,感染机会多,这些因素均可以影响瘘孔的愈合。同时,也要结合技术条件,如何能有利于患者,本例患者系手术损伤:子宫全切术后 1$^+$ 个月,阴道流液 20$^+$ 天确诊。经充分评估后,采取开放手术方式实施修补,取得成功。

十、主编评述

膀胱阴道瘘,即指膀胱与阴道间有瘘管相通,为最常见的女性泌尿生殖瘘。膀胱阴道瘘的常见原因为分娩损伤、手术损伤和其他疾病因素,如放射性损伤、盆腔恶性肿瘤。膀胱阴道瘘的临床表现为阴道内尿液的持续溢出。尿瘘的发生可出现在损伤时或损伤后数天和数周内。尿瘘的严重程度取决于瘘管的大小和位置。临床辅助检查常用的有亚甲蓝试验、靛胭脂试验、膀胱镜检查及静脉肾盂造影等。治疗时应根据瘘管的病因、部位、大小、瘢痕程度及其与输尿管口的关系选择治疗方案,除个别情况可采取非手术方法,一般以手术治疗为主。手术时机:一般术中或术后 24 小时内发现泌尿道损伤应立即修补手术。术后数天或数周之内发生的尿瘘有明显的炎症和水肿,即刻手术困难,应延迟 3~6 个月后再进行修补。除经阴道和经腹开放手术修补外,腹腔镜下经膀胱或腹腔入路膀胱阴道瘘修补术也是安全可行的,具有微创、恢复快等优点。

参 考 文 献

[1] 江长琴,梁朝朝,施浩强,等.膀胱阴道瘘的治疗体会.临床泌尿外科杂志,2016,2(31):143-144

[2] 王林,撒应龙,金重睿,等.阴道-膀胱联合径路修补膀胱阴道瘘的临床观察.现代泌尿外科杂志,2017,2(22):108-111

[3] 吕文为,霍庆祥,张寒,等.腹腔镜下经膀胱入路膀胱阴道瘘修补术的安全性与疗效分析(附21例报告).中国继续医学教育,2016,2(8):80-82

[4] 李亚飞,杨彦峰,魏金星,等.医源性膀胱阴道瘘 53 例临床分析.临床泌尿外科杂志,2015,4(30):322-324

病例 10 膀胱癌

一、病历摘要

患者,男,50 岁,居民。

主诉:肉眼血尿 5 天,发现膀胱占位 1 天。

现病史:5 天前患者无明显诱因突发肉眼血尿,伴尿频,无尿痛,无排尿中断、无排尿困难,无腰部胀痛,无发热、畏寒,无腹痛、腹胀,未行特殊治疗,血尿稍好转。1 天前当地医院就诊,行泌尿系彩超示:膀胱占位,肿瘤?小便常规:红细胞(++++),未行特殊治疗。今日患者遂来我院,门诊以"膀胱占位"收入我科。患者自本次发病以来,食欲睡眠正常,大便正常,精神尚可,体重无明显下降。

既往史:平素身体良好,否认高血压、糖尿病、冠心病等病史,否认传染病史,预防接种史常规,否认过敏史,否认外伤史,否认手术史,否认输血史。

个人史:无地方地区居住情况,无冶游史,不嗜酒,不嗜烟。

婚育史:未婚未育。

家族史:家族中无同样患者。

二、体格检查

T:36.7℃,P:86 次/分,R:20 次/分,BP:127/76mmHg。发育正常,营养良好,无病容,表情自如,神智清楚,自动体位。步态正常,查体配合。色泽正常,轻度,无皮疹,无皮下出血。毛发分布正常,温度与湿度;正常。弹性正常。无水肿,无肝掌,无蜘蛛痣。

全身浅表淋巴结无肿大。头颅大小正常，无畸形，无其他异常。眼睑正常，结膜正常，眼球正常，巩膜无黄染，角膜正常，瞳孔等圆等大，对光反射正常。耳郭正常，无乳突压痛，外耳道无分泌物，无听力粗试障碍。鼻外形正常，无其他异常，无鼻道窦压痛。唇红润。黏膜正常，腮腺导管开口正常，舌正常。齿龈正常，齿列齐。扁桃体无肿大。咽无充血。声音正常。无抵抗感，颈静脉正常，颈动脉正常，气管正中。肝颈静脉回流征。甲状腺正常。胸廓正常，无膨隆或凹陷。乳房正常对称。呼吸运动正常，肋间隙正常。语颤正常。无胸膜摩擦感，无皮下捻发感。正常清音。呼吸规整，呼吸音正常，无啰音。语音传导正常。无胸膜摩擦音。无心前区隆起，心尖搏动正常，心尖搏动位置正常，无其他部位搏动，心尖搏动正常，无震颤。无心包摩擦感。心脏相对浊音界正常，心律齐。心音：S1正常；S2 正常；A2＞P2；A2 正常，P2 正常。S3 无；S4 无。无额外心音。无心包摩擦音，无杂音。腹部外形正常，腹式呼吸存在，脐正常。无其他异常。腹部触诊柔软，无压痛，无反跳痛。无肌紧张。液波震颤，振水音，无腹部包块。肝脏未触及，胆囊未触及。脾肋下未触及，肾未触及。无输尿管压痛点。肝浊音界存在，无移动性浊音。无肾区叩痛。肠鸣音正常，无气过水声，无血管杂音。脊柱正常，棘突正常，活动正常。四肢正常。无杵状指趾，无指部变形。无双下肢水肿。生理反射存在，病理反射未引出。专科情况：双肾未触及，双肾区无压痛及叩击痛，双侧输尿管走行区无压痛及叩痛，膀胱区无压痛，肛门及外生殖器未见明显异常。

三、辅助检查

1. 血常规　暂缺。

2. 小便常规　红细胞（＋＋＋＋）尿胆原（URO）＋／－，蛋白（＋），白细胞（LEU）＋／－，白细胞 14.4/μl。

3. B 超　泌尿系彩超示：膀胱占位，肿瘤？

4. 胸片　暂缺。

四、初步诊断

膀胱占位

五、鉴别诊断与诊疗计划

1. 鉴别诊断　膀胱结石，患者为中年男性，可出现突发血尿，可完善膀胱镜、腹部增强 CT 检查予以明确。

2. 诊疗计划

（1）泌尿外科护理常规、二级护理、普通饮食。

（2）完善血常规、尿常规、小便脱落细胞检查、肝肾功能、电解质、凝血、输血全套、血型、胸片、心电图、腹部增强 CT、膀胱镜检查等。

（3）待上级医师查房后再行下一步治疗。

六、治疗过程

1. 住院第一天（首次病程记录）　患者，男，50 岁，因"肉眼血尿 5 天，发现膀胱占位 1 天"入院，其病例特点如下。

（1）中年男性，起病急，病程短。

（2）现病史：5 天前患者无明显诱因突发肉眼血尿，伴尿频，无尿痛，无排尿中断、无排尿困难，无腰部胀痛，无发热、畏寒，无腹痛、腹胀，未行特殊治疗，血尿稍好转。1 天前当地医院就诊，行泌尿系彩超示：膀胱占位，肿瘤？小便常规：红细胞（＋＋＋＋），未行特殊治疗。今天患者遂来我院，门诊以"膀胱占位"收入我科。患者自本次发病以来，食欲睡眠正常，大便正常，精神尚可，体重无明显下降。

（3）既往史：平素身体良好，否认高血压、糖尿病、冠心病等病史，否认传染病史，预防接种史常规，否认过敏史，否认外伤史，否认手术史，否认输血史。

（4）入院查体：T：36.7℃，P：86 次/分，R：20 次/分，BP：127/76mmHg。神清，步入病房，查体合作，头颅五官无畸形，皮肤无黄染，浅表淋巴结无肿大，巩膜无黄染，睑结膜无苍白，双侧瞳孔等大等圆，对光反射灵敏，颈软，无抵抗，颈静脉无充盈、怒张，气管居中，甲状腺未扪及肿大，胸廓正常，听诊双肺呼吸音清晰，未闻及干湿啰音及哮鸣音。心界不大，律齐，各瓣膜听诊区未闻及病理性杂音，腹部外形平坦，无压痛、反跳痛、肌紧张，肝脾肋下未扪及，未触及包块，无胆囊压痛，肝颈静脉回流征（－），移动性浊音（－），无肝区叩痛，肠鸣音无增强及减弱，双下肢无水肿，神经系统查体未见明显异常，生理反射存在，病理征未引出。

（5）专科查体：双肾未触及，双肾区无压痛叩击痛，双侧输尿管走行区无压痛及叩痛，膀胱区无压痛，肛门及外生殖器未见明显异常。

（6）辅助检查：同上。

（7）入院诊断：膀胱占位。诊断依据：患者因"肉眼血尿 5 天，发现膀胱占位 1 天"入院，院外泌尿系彩超示：膀胱占位，肿瘤？

（8）鉴别诊断：膀胱结石，患者为中年男性，可出现突发血尿，可完善膀胱镜、腹部增强 CT 检查予以明确。

（9）诊疗计划：①泌尿外科护理常规、二级护理、普通饮食；②完善血常规、尿常规、小便脱落细胞检查、肝肾功能、电解质、凝血、输血全套、血型、胸片、心电图、腹部增强 CT、膀胱镜检查；③待上级医师查房后再行下一步治疗。

2. 第二天 刘××主治医师查看患者后指出：病史查体无补充，患者因"肉眼血尿 5 天，发现膀胱占位 1 天"入院。入院查体：生命体征正常，神志清楚，心肺腹查体较前无特殊变化，双肾无隆起，未扪及包块，无压痛、叩击痛，双侧输尿管走行区无压痛，精索区无压痛，未扪及包块，耻骨上区无隆起及压痛，阴茎发育正常，阴囊及其内容物未扪及异常。结合病史及院外辅助检查，目前诊断考虑为：膀胱占位，进一步完善腹部增强 CT，膀胱镜检查，待检查结果回示后决定下一步治疗方案。

3. 手术治疗 治疗经过（包括手术所见）。入院后行膀胱镜检查，提示膀胱左侧壁可见一大小约 3cm×4cm 菜花状新生物，行病检示：低级别尿路上皮癌。腹部增强 CT 提示：膀胱左侧壁肿瘤大小 3.2cm×4.1cm，基底累及浅肌层，盆腔淋巴结未见肿大。余检查未见明显异常。诊断为：膀胱癌；完善术前准备，排出手术禁忌证，由于患者对术后生活治疗要求高，拒绝膀胱全切＋盆腔淋巴结清扫术，要求保留膀胱；于 2017 年 10 月 19 日在全麻下行机器人辅助下腹腔镜膀胱部分切除＋盆腔淋巴结清扫术。术中见：膀胱左侧壁可见一大小约 3cm×4cm 菜花状新生物，未累及左侧输尿管开口，盆腔未见淋巴结增大，手术顺利，术后予以头孢西丁 1g，每 12 小时 1 次，静脉滴注抗感染、补液等治疗。术后病理活检提示：“膀胱”：送检组织符合低级别尿路上皮癌，累及浅肌层，盆腔淋巴结未见累及。详细的手术过程：①患者仰卧位，头低脚高 30°，肩托固定，髋关节稍外展、屈曲，双上肢内收于躯体旁；②常规建立气腹及机器人操作系统，以气腹针经切口正中穿刺入腹腔，充入 CO_2 气腹压力 15mmHg，置入 10mm 穿刺套管并由此通道放入腹腔镜，监视下分别穿刺置入穿刺套管；③先后游离膀胱前壁，膀胱侧壁，后向膀胱内注入生理盐水 240ml；④切开膀胱前壁，术中见如上所述，距膀胱肿瘤边界 2cm 切除部分膀胱及肿瘤组织，缝合膀胱，再次注入生理盐水 200cm，观察无漏尿；⑤先后沿着左侧髂总动脉、髂外动脉、髂内动脉、闭孔血管清扫周围淋巴，右侧同前；⑥撤出机器人操作系统后留置盆腔引流管，清点器械无误，关闭切口。

七、最终诊断

膀胱尿路上皮癌

八、治疗/随访效果

围手术期常规处理，手术后 10 天拔除尿管，患者自行排尿顺畅，无特殊不适。术后给予常规膀胱灌注（吡柔比星），随访半年，膀胱及双侧肾脏均未见复发征象。

九、心得体会及病例讨论

肌层浸润性膀胱癌的标准手术方式是膀胱全切＋盆腔淋巴结清扫术，膀胱癌膀胱黏膜病变常是多灶性的或原位癌的存在，故切除部分膀胱壁并不能治愈和防止其他部位的黏膜病变，因此需在手术过程中需距肿瘤边缘＞2cm 膀胱壁全层切除及盆腔淋巴结清扫，术后需规律膀胱局部化疗；对于身体条件不能耐受根治性膀胱切除或不愿意接受根治性膀胱切除的患者，膀胱部分切除、盆腔淋巴结清扫术＋术后膀胱局部化疗有助于降低肿瘤的复发率。由于腔镜技术的不断发展及进步，机器人辅助腹腔镜技术运用于膀胱部分切除，能更好地切除肿瘤及周围淋巴结，该技术是一种可靠、安全、不错的治疗方案，在临床工作中应合理利用。

十、主编评述

根治性膀胱切除术同时行盆腔淋巴结清扫术，是肌层浸润性膀胱癌的标准治疗，是提高浸润性膀胱癌患者生存率、避免局部复发和远处转移的有效治疗方法。该手术需要根据肿瘤的病理类型、分期、分级、肿瘤发生部位、有无累及邻近器官等情况，结合患者的全身状况进行选择。对于身体条件不能耐受根治性膀胱切除术，或不愿接受根治性膀胱切除术的肌层浸润性膀胱癌患者，可以考虑行保留膀胱的综合治疗。肌层浸润性膀胱癌保留膀胱的手术方式有两种：经尿道膀胱肿瘤切除术和膀胱部分切除术。手术应最大限度切除肿瘤。膀胱部分切除术联合化疗：不到 5% 的肌层浸润型膀胱癌可通过膀胱部分切除达到治愈的目的。可使约 27% 的患者避免全膀胱切除手术。由于单一的治疗手段难以达到理想的保留膀胱的效果，所以目前保留膀胱的治疗多采取手术、化疗和放疗的三联综合治疗。该治疗方案的选择指征必须严格控制，而且患者必须具有良好的依从性，才能得到较好的治疗效果。

参 考 文 献

[1] 那彦群, 叶章群, 等. 中国泌尿外科疾病诊断治疗指南. 北京: 人民卫生出版社, 2014, p61 - 89
[2] 张国辉, 王占国, 李志辉, 等. 肌层浸润性膀胱癌保留膀胱综合治疗的疗效评价研究. 癌症进展, 2016, 14(02): 102 - 105
[3] 邓志辉. 膀胱部分切除术治疗老年肌层浸润性膀胱癌的临床疗效观察. 现代诊断与治疗, 2015, 26(23): 5451 - 5452
[4] 何威, 徐兆平, 谢欣, 等. 机器人根治性膀胱切除术加双 U 原位膀胱术治疗肌层浸润性膀胱癌. 中华腔镜泌尿外科杂志(电子版), 2016, 10(06): 383 - 387

病例 11 膀胱重度萎缩

一、病历摘要

患者, 男, 33 岁, 待业。

主诉: 反复尿频、尿急、尿痛 1$^+$ 年。

现病史: 1$^+$ 年前, 患者无明显诱因突发尿急伴肉眼血尿, 无尿频、尿痛, 血尿性质不详, 无发热、畏寒, 无腹痛、腹胀, 立即于四川大学某医院就诊, 行相关检查提示双肾积水, 膀胱容量减小, 考虑"膀胱炎、膀胱萎缩"。口服药物治疗后症状有所缓解, 其后患者再次于广州珠江医院就诊, 行"膀胱水扩张"及药物治疗后(具体情况不详), 患者诉症状明显缓解, 行扩张治疗 1 次后患者未特殊治疗。1 年前, 因工作调动, 患者再次于上海当地医院进一步诊治, 行相关检查后考虑"膀胱炎", 口服药物后(具体用药不详)患者自诉恢复正常, 未坚持服药。其后患者未复查、未继续治疗, 上述症状再次出现并加重。4 个月前, 患者再次北京医院就诊, 行膀胱镜检查, 膀胱容量大约 80ml, 镜下显示: 膀胱黏膜弥漫性的小球状出血, 考虑间质性膀胱炎。建议患者可行全膀胱切除术或安置膀胱起搏器治疗, 患者为求多方诊治, 再次于新加坡当地医院就诊, 行全面检查后提示膀胱后壁厚 1cm(未见报告单), 考虑诊断"膀胱炎、膀胱萎缩", 仍建议患者行全膀胱手术, 患者因个人原因未行手术, 回国后再次出现肉眼血尿, 伴不规则血凝块, 遂来我院, 门诊以"膀胱萎缩、间质性膀胱炎"收入我科。患者自本次发病以来, 食欲睡眠正常, 大便正常, 精神尚可, 体重无明显下降。

既往史: 平素身体良好, 否认高血压、糖尿病、冠心病等病史, 否认传染病史, 预防接种史常规, 否认过敏史, 否认外伤史, 否认手术史。

个人史: 无地方地区居住情况, 既往长期"吸粉"习惯; 无冶游史, 不嗜酒。吸烟史 10 年, 每天约 10 支。

婚育史: 未婚未育。

家族史：家族中无同样患者。

二、体格检查

T：36.4℃，P：103 次/分，R：20 次/分，BP：107/72mmHg。发育正常，营养良好，无病容，表情自如，神智清楚，自动体位。步态正常，查体配合。色泽正常，无皮疹，无皮下出血。毛发分布正常，温度与湿度；正常。弹性正常。无水肿，无肝掌，无蜘蛛痣。全身浅表淋巴结无肿大。头颅大小正常，无畸形，无其他异常。眼睑正常，结膜正常，眼球正常，巩膜无黄染，角膜正常，瞳孔等圆等大，对光反射正常。耳郭正常，无乳突压痛，外耳道无分泌物，无听力粗试障碍。鼻外形正常，无其他异常，无鼻道窦压痛。唇红润，程度：轻。黏膜正常，腮腺导管开口正常，舌正常。齿龈正常，齿列齐。扁桃体无肿大。咽无充血。声音正常。颈部无抵抗感，颈静脉正常，颈动脉正常，气管正中。肝颈静脉回流征。甲状腺正常。胸廓正常，无膨隆或凹陷。乳房正常对称。呼吸运动正常，肋间隙正常。语颤正常。无胸膜摩擦感，无皮下捻发感。肺叩诊正常清音。呼吸规整，呼吸音正常，无啰音。语音传导正常。无胸膜摩擦音。无心前区隆起，心尖搏动正常，心尖搏动位置正常，无其他部位搏动，无震颤。无心包摩擦感。心脏相对浊音界正常，心律齐。心音：S1 正常；S2 正常；A2＞P2；A2 正常，P2 正常。S3 无；S4 无。无额外心音。无心包摩擦音，无杂音。腹部外形正常，腹式呼吸存在，脐正常。无其他异常。腹部触诊柔软，无压痛，无反跳痛。无肌紧张。液波震颤，振水音，无腹部包块。肝脏未触及，胆囊未触及。脾肋下未触及，肾未触及。无输尿管压痛点。肝浊音界存在，无移动性浊音。无肾区叩痛。肠鸣音正常，无气过水声，无血管杂音。脊柱正常，棘突正常，活动正常。四肢正常。无杵状指趾，无指部变形。无双下肢水肿。腹壁反射正常，四肢肌张力正常。左上肢肌力Ⅴ级；上下肢肌力Ⅴ级；右上肢肌力Ⅴ级；右下肢肌力Ⅴ级。肱二头肌反射：左正常，右正常；肱三头肌反射：左正常，右正常；膝腱反射：左正常，右正常；跟腱反射：左正常，右正常；Hoffmann 征：左阴性，右阴性；Babinski 征：左阴性，右阴性；Kerning 征：左阴性，右阴性；Oppenheim 征：左阴性，右阴性；Gordon 征：左阴性，右阴性；Lasegue 征：左阴性，右阴性；踝阵挛：左阴性，右阴性。专科情况：双肾未触及，双肾区无压痛叩击痛，双侧输尿管走行区无压痛及叩痛，膀胱区无压痛，肛门及外生殖器未见明显异常。

三、辅助检查

1. 血常规　单核细胞数 0.639×10^9/L，嗜碱性粒细胞 0.063×10^9/L，血细胞比容 0.399，其他未见异常。

2. 小便常规　尿胆原（URO）+／－，蛋白（＋），白细胞（LEU）+／－，白细胞 14.4/μl。

3. B 超　胆囊积液；双肾积水；肝脏、胆管、胰腺、脾脏未见明显异常。

4. 胸片　双肺未见确切斑片或结节影；心影大小、形态未见明显异常。

四、初步诊断

1. 膀胱重度萎缩

2. 间质性膀胱炎

五、鉴别诊断与诊疗计划

1. 鉴别诊断　膀胱肿瘤：患者为青年男性，院外多次检查影像学未提示膀胱占位，不支持诊断。

2. 诊疗计划

（1）泌尿外科护理常规、二级护理、普通饮食。

（2）完善血常规、尿常规、肝肾功能、电解质、凝血、输血前检查、血型、胸片、心电图、腹部 B 超等。

（3）待检查和评估完毕，择期手术治疗。

六、治疗过程

1. 住院第一天（首次病程记录）　患者，男，33 岁，因"反复尿频、尿急、尿痛 1⁺年"入院，其病例特点如下。

（1）青年男性，起病隐匿，病程长。

（2）现病史：1⁺年前，患者无明显诱因突发尿急伴肉眼血尿，无尿频、尿痛，血尿性质不详，无发热、畏寒，无腹痛、腹胀，立即于四川大学某医院就诊，行相关检查提示双肾积水，膀胱容量减小，考虑"膀胱炎、膀胱萎缩"，口服药物治疗后症状有缓解，其后患者再次于广州珠江医院就诊，行"膀胱水扩张"及药物治疗后（具体情况不详），患者诉症状明显缓解，行扩张治疗 1 次后患者未特殊治疗。1 年前，因工作调动，患者再次于上海当地医院进一步诊治，行相关检查后考虑"膀胱炎"，口服药物后（具体用药不详），患者自诉恢复正常，未坚持服药。其后患者未复查、未继续治疗，上述症状再次逐渐出现并加重。4 个月前，患者再次北京医院就诊，查膀胱容量 80ml，建议患者可行全膀胱切除术或安置膀胱起搏器治疗，患者为求多方诊治，再次于新加坡当地医院就诊，行全面检查后提示膀胱后壁约 1cm（未见报告单），考虑诊断"膀胱炎、膀胱萎缩"，仍建议患者行全膀胱手术，患者因个人原因未行手术，回国后再次出现肉眼血尿，伴不规则血凝块。

（3）既往史：既往身体健康，否认"高血压""糖尿病""冠心病"等病史，否认"乙肝""结核"等传染病史；否认手术史，否认重大外伤史，否认输血史，否认食物及药物过敏史，预防接种史常规。

（4）入院查体：T：36.4℃，P：103 次/分，R：20 次/分，BP：107/72mmHg。神清，步入病房，查体合作，头颅五官无畸形，皮肤无黄染，浅表淋巴结无肿大，巩膜无黄染，睑结膜无苍白，双侧瞳孔等大等圆，对光反射灵敏，颈软，无抵抗，颈静脉无充盈、怒张，气管居中，甲状腺未扪及肿大，胸廓正常，听诊双肺呼吸音清晰，未闻及干湿啰音及哮鸣音。心界不大，律齐，各瓣膜听诊区未闻及病理性杂音，腹部外形平坦，无压痛、反跳痛、肌紧张，肝脾肋下未扪及，未触及包块，无胆囊压痛，肝颈静脉回流征（－），移动性浊音（－），无肝区叩痛，肠鸣音无增强及减弱，双下肢无水肿，神经系统查体未见明显异常，生理反射存在，病理征未引出。

（5）专科查体：双肾未触及，双肾区无压痛叩击痛，双侧输尿管走行区无压痛及叩痛，膀胱区无压痛，肛门及外生殖器未见明显异常。

（6）辅助检查：同上。

（7）入院诊断：膀胱重度萎缩、间质性膀胱炎。诊断依据：病史＋查体＋辅助检查。

（8）鉴别诊断：膀胱肿瘤：患者为青年男性，院外多次检查影像学未提示膀胱占位，不支持诊断。

（9）诊疗计划：①泌尿外科护理常规、二级护理、普通饮食；②完善血常规、尿常规、肝肾功能、电解质、凝血、输血前检查、血型、胸片、心电图、腹部 B 超等；③待上级医师查房后再行下一步治疗。

2. 第二天　刘××主治医师查看患者后指出：病史查体无补充，患者，男，33 岁，因"反复尿频、尿急、尿痛 1⁺年"入院。入院查体：双肾无隆起，未扪及包块，无压痛、叩击痛，双侧输尿管走行区无压痛，精索区无压痛，未扪及包块，耻骨上区无隆起及压痛，阴茎发育正常，阴囊及其内容物未扪及异常。结合病史及院外辅助检查，目前诊断考虑为：膀胱重度萎缩、间质性膀胱炎。现患者膀胱容量小，排尿困难症状明显，我科尚有手术指征，进一步完善血常规、肝肾功能、电解质、心电图、胸片、腹部 B 超等检查，如无绝对手术禁忌，可拟择期手术治疗。

3. 手术治疗　治疗经过（包括手术所见）。4 个月前，患者再次北京某医院就诊，查膀胱容量 80ml，建议患者可行全膀胱切除术或安置膀胱起搏器治疗，患者为求多方诊治，再次与新加坡当地医院就诊，行全面检查后提示膀胱后壁厚约 1cm（未见报告单），考虑诊断"膀胱炎、膀胱萎缩"。我院血常规、凝血功能未见明显异常，ALT：142U/L、AST：57U/L、梅毒螺旋体抗体（TPAb）：＋、乙型肝炎病毒表面抗体（量）（HBsAb）：78.140mIU/ml；心电图示窦性心动过速，电轴不偏；胸片未见明显异常。诊断为：膀胱重度萎缩、间质性膀胱炎、窦性心动过速、肝功能不全；完善术前准备，排出手术禁忌证，签署手术同意书；于 2015 年 10 月 19 日在全麻下行机器人辅助下腹腔镜膀胱全切术＋回肠原位新膀胱术。术中见膀胱体积明显缩小，重度萎缩，其内未见明显新生物；双侧输尿管开口未见明显异常；膀胱颈开口未见异常。术中受限完整切除膀胱，距离回肠末端 15cm 取长约 35cm 末端回肠再造新膀胱，回肠远近两侧端吻合口后，将新膀胱与尿道残端吻合，留置尿管及血浆管，检查无活动性出血，退镜，逐层缝合切口，术毕。手术顺利，术后予以头孢曲松 2g，每 12 小时 1 次，静脉滴注抗感染，以及补液肠外营养支持治疗。患者肠道功能逐渐恢复，肛门已排气。术后病理活检提示："膀胱"：送检膀胱黏膜慢性炎症伴局灶糜烂，血管充血、出血，肌层肌束排列紊乱，肌束间见多量脂肪组织。左、右侧输尿管断端均未见特殊改变。详细的手术过程如下。

（1）患者仰卧位，头低脚高 30°，肩托固定，髋关节稍外展、屈曲，双上肢内收于躯体旁。

（2）常规建立气腹及机器人操作系统，以气腹针经切口正中穿刺入腹腔，充入 CO_2 气腹压力 15mmHg，置入 10mm 穿刺套管并由此通道放入腹腔镜，监视下分别穿刺置入穿刺套管。

（3）游离双侧输尿管于双侧髂总动脉分叉处至膀胱壁外，暂不离断。

（4）先后游离膀胱前壁，膀胱侧壁，于膀胱壁外夹闭、切断输尿管，沿髂内动脉游离出膀胱上动脉，Hem－O－lok 夹闭切断，切除膀胱。

（5）于腹正中取 5cm 切口，取出标本，牵出双侧输尿管并拉出回肠，距回盲部 15cm

截取长约40cm血供丰富回肠段，恢复肠道连续性，关闭肠系膜裂孔并还纳入腹腔。"U"折叠回肠并对系膜缘剖开，3-0可吸收线连续内翻缝合，形成新膀胱，前壁暂不缝合。缝制输尿管乳头并置入单"J"管，在新膀胱后顶部两侧戳小孔拖入，4-0可吸收缝线再植，关闭新膀胱，单"J"管远端由新膀胱前壁引出，待牵出体外引流尿液。

（6）缝合新膀胱时预留底部约1cm开口为新膀胱颈，将新膀胱置入腹腔内，关闭腹腔；再次建立气腹，腹腔镜下于3点位2-0可吸收缝线膀胱"外进内出"、尿道"内进外出"缝合一针后预打结，然后继续连续缝合前壁11点、1点位，尾线与3点位预打结线远端打结。

（7）撤出机器人操作系统后留置盆腔引流管，关闭切口，单"J"管由切口引出体外。

七、最终诊断

1. 膀胱重度萎缩
2. 间质性膀胱炎
3. 窦性心动过速
4. 肝功能不全

八、治疗/随访效果

1. 出院时情况及医嘱　患者无尿频、尿急、尿痛等不适。查体：生命体征平稳，双肺呼吸音清，未闻及明显干湿啰音，心律齐，瓣膜听诊区未闻及病理性杂音，腹部切口敷料清洁干燥，双下肢无明显水肿。腹部柔软，轻微压痛，无反跳痛、肌紧张、肾区、输尿管走行区无叩痛。处理：患者术后恢复较好，今日予以出院。

2. 出院医嘱　①出院后避免剧烈运动，注意休息，清淡饮食；②出院后规律排尿，严禁憋尿；③如有不适，立即就诊。

3. 治疗效果　治愈。

九、心得体会及病例讨论

间质性膀胱炎是膀胱壁的纤维化并伴有膀胱容量的减少，以尿急、尿频、膀胱区胀痛为其主要症状。目前对于此病无特效治疗方法。膀胱液压扩张与口服药物或膀胱灌注治疗是间质性膀胱炎治疗的常规方案，多数患者可取得一定效果；膀胱黏膜下和逼尿肌内注射肉毒毒素A治疗间质性膀胱炎是一种新的有效、安全、简单的治疗方法，对口服药物和膀胱灌注无效的患者可试用，对改善患者膀胱区疼痛具有良好效果；膀胱切除尿流改道是间质性膀胱炎治疗的最终方案，可完全缓解尿频、尿急、膀胱区疼痛的症状，是一种可靠、安全、不错的治疗方案。

十、主编评述

间质性膀胱炎的病因学及病理机制尚不清楚，主要有感染因素、黏膜上皮通透性改变、肥大细胞浸润、神经源性机制和自身免疫学等几种学说。间质性膀胱炎的治疗方案包括饮食调节、行为调节、物理治疗、口服药物治疗、膀胱药物管住、逼尿肌A型肉毒素注射、膀胱内去传入神经药物灌注、神经调节，以及手术治疗。手术治疗并不是间质性膀胱炎的常规方法，它常作为治疗难治性间质性膀胱炎的最后治疗手段。主要有肠道膀胱扩大术、膀胱切除尿道改道术，手术治疗后症状可明显缓解，但也有相应的并发症。

目前还没有一种治疗方案能有效缓解每位患者的症状，治疗的效果及满意度因人而异，常常需要反复治疗。手术治疗仅作为保守治疗失败后的治疗选择，本例患者症状严重，反复尝试多种保守治疗效果不佳，最后行手术治疗取得良好效果，是一个典型的可供参考的病例。

参 考 文 献

[1] 柯鑫文，张雁钢，冯少勇，等．间质性膀胱炎/膀胱疼痛综合征的研究进展．中华临床医师杂志（电子版），2014，8(11)：2133－2137
[2] 卢宝健，尚芝群，张卫，等．膀胱水扩张联合灌注透明质酸钠治疗间质性膀胱炎的临床研究．临床泌尿外科杂志，2015，30(05)：425－428
[3] 李杰荣，刘国庆，王剑锋，等．A型肉毒毒素注射治疗女性间质性膀胱炎/膀胱疼痛综合征的效果．广东医学，2015，36(24)：3853－3856
[4] 吴佳成，陆雅君，姜力．间质性膀胱炎治疗研究进展．疑难病杂志，2018，17(01)：95－100

病例 12　膀胱脱垂

一、病历摘要

患者，女，68岁，退休。

主诉：排尿困难半年，加重 1^+ 个月。

现病史：半年前，患者于活动劳累后出现排尿困难症状，伴下腹坠胀感，不伴寒战、发热，肉眼血尿等特殊不适，患者未行系统诊治，上述症状无缓解，持续至今。1^+ 个月前，患者于院外接受痔疮手术后上述症状加重，伴急性尿潴留，遂于当地医院就诊，予以留置导尿处理。现患者为求进一步诊治遂来我院，尿动力检查：灌注 241ml 患者初始尿感，灌注 443ml 患者急迫尿感，未能排出小便，患者依靠腹压排尿，最大逼尿肌压 $27cmH_2O$，膀胱初感觉可，顺应性可，逼尿肌反射降低。门诊以"膀胱脱垂"收入我科。患者自患病以来，精神食欲可，睡眠尚可，小便如上述，大便无异常，体重无明显变化。

既往史：既往身体一般，20^+ 年前因"右肾结石"行"右肾切开取石术"。3^+ 年前诊断"高血压"，最高血压 180mmHg，规律服药治疗（具体不详），近 1 个月未再服药控制。否认"肝炎、结核"史；否认"糖尿病、心脏病"病史；否认外伤史、否认输血史，否认药物及食物过敏史，预防接种史不详。

个人史：出生并长期居住于原籍，否认疫区疫水接触史，无吸烟及饮酒等嗜好，否认冶游史。

月经及婚育史：适龄结婚，子女及配偶均体健。既往月经史正常。

家族史：否认家族遗传性史。

二、体格检查

T：36℃，P：92 次/分，R：20 次/分，BP：128/82mmHg。发育正常，营养良好，无病容，表情自如，神智清楚，自动体位。步态正常，查体配合。皮肤黏膜色泽正常，无皮疹，无皮下出血。毛发分布正常，温度与湿度正常。弹性正常。无水肿，无肝掌，无蜘蛛痣。全身浅表淋巴结无肿大。头颅大小正常，无畸形，无其他异常。眼睑正常，结膜正常，眼球正常，巩膜无黄染，角膜正常，瞳孔等圆等大，对光反射正常。耳郭正常，无乳突压痛，外耳道无分泌物，无听力粗试障碍。鼻外形正常，无其他异常，无鼻道窦压痛。唇红润。黏膜正常，腮腺导管开口正常，舌正常。齿龈正常，齿列齐。扁桃体无肿大。咽无充血。声音正常。颈部无抵抗感，颈静脉正常，颈动脉正常，气管正中。肝颈静脉回流征。甲状腺正常。胸廓正常，无膨隆或凹陷。乳房正常对称。肺部呼吸运动正常，肋间隙正常。语颤正常。无胸膜摩擦感，无皮下捻发感。肺叩诊正常清音。呼吸规整，呼吸音正常，无啰音。语音传导正常。无胸膜摩擦音。无心前区隆起，心尖搏动正常，心尖搏动位置正常，无其他部位搏动，无震颤。无心包摩擦感。心脏相对浊音界正常，心律齐。心音：S1 正常；S2 正常；A2 > P2；A2 正常，P2 正常。S3 无；S4 无。无额外心音。无心包摩擦音，无杂音。腹部外形正常，腹式呼吸存在，脐正常。右腹部见一约 6cm 陈旧性手术瘢痕。腹部触诊柔软，无压痛，无反跳痛。无肌紧张。液波震颤，振水音，无腹部包块。肝脏未触及，胆囊未触及。脾肋下未触及，肾未触及。无输尿管压痛点。肝浊音界存在，无移动性浊音。无肾区叩痛。肠鸣音正常，无气过水声，无血管杂音。生殖器：见专科检查。肛门直肠：见专科检查。脊柱正常，棘突正常，活动正常。四肢正常。无杵状指趾，无指部变形。无双下肢水肿。腹壁反射正常，四肢肌张力正常。左上肢肌力Ⅴ级；上下肢肌力Ⅴ级；右上肢肌力Ⅴ级；右下肢肌力Ⅴ级。肱二头肌反射：左正常，右正常；肱三头肌反射：左正常，右正常；膝腱反射：左正常，右正常；跟腱反射：左正常，右正常；Hoffmann 征：左（-），右（-）；Babinski 征：左（-），右（-）；Kerning 征：左（-），右（-）；Oppenheim 征：左（-），右（-）；Gordon 征：左（-），右（-）；Lasegue 征：左（-），右（-）；踝阵挛：左（-），右（-）。专科情况：双肾未触及，双肾区无压痛叩击痛，双侧输尿管走行区无压痛及叩痛，膀胱区轻压痛，阴道见突出膀胱及直肠，肛门及外生殖器未见明显异常。

三、辅助检查

尿动力检查：灌注 241ml 患者初始尿感，灌注 443ml 患者急迫尿感，未能排出小便，患者依靠腹压排尿，最大逼尿肌压 27cmH$_2$O，膀胱初感觉可，顺应性可，逼尿肌反射降低。

四、初步诊断

1. 盆底脱垂

2. 高血压 3 级 高危

五、鉴别诊断及诊疗计划

1. 鉴别诊断　膀胱肿瘤：患者为老年女性，院外多次检查影像学未提示膀胱占位，不支持诊断。

2. 诊疗计划

（1）泌尿外科护理常规、二级护理、低盐饮食。

（2）完善血常规、尿常规、肝肾功能、电解质、凝血、输血前检查、血型、胸片、心电图、腹部 B 超等。

（3）待相关检查结果确定手术方案。

六、治疗过程

1. 住院第一天（首次病程记录）　患者，女，68 岁，因"排尿困难半年，加重 1$^+$个月"入院，其病例特点如下。

（1）老年女性，起病隐匿，病程长。

（2）现病史：半年前，患者于活动劳累后出现排尿困难症状，伴下腹坠胀感，不伴寒战、发热，肉眼血尿等特殊不适，患者未行系统诊治，上述症状无缓解，持续至今。1$^+$个月前，患者于院外接受痔疮手术后上述症状加重，伴急性尿潴留，遂于当地医院就诊，予以留置导尿处理。现患者为求进一步诊治遂来我院，尿动力检查：灌注 241ml 患者初始尿感，灌注 443ml 患者急迫尿感，未能排出小便，患者依靠腹压排尿，最大逼尿肌压 27cmH$_2$O，膀胱初感觉可，顺应性可，逼尿肌反射降低。门诊以"膀胱脱垂"收入我科。患者自患病以来，精神食欲可，睡眠尚可，小便如上述，大便无异常，体重无明显变化。

（3）既往史：既往身体一般，20$^+$年前因"右肾结石"行"右肾切开取石术"。3$^+$年前诊断"高血压"，最高血压 180mmHg，规律服药治疗（具体不详），近 1 个月未再服药控制。否认"肝炎、结核"史；否认"糖尿病、心脏病"病史；否认外伤史、否认输血史，否认药物及食物过敏史，预防接种史不详。

（4）入院查体：T：36℃，P：92 次/分，R：20 次/分，BP：128/82mmHg。神清，步入病房，查体合作，头颅五官无畸形，皮肤无黄染，浅表淋巴结无肿大，巩膜无黄染，睑结膜无苍白，双侧瞳孔等大等圆，对光反射灵敏，颈软，无抵抗，颈静脉无充盈、怒张，气管居中，甲状腺未扪及肿大，胸廓正常，听诊双肺呼吸音清晰，未闻及干湿啰音及哮鸣音。心界不大，律齐，各瓣膜听诊区未闻及病理性杂音，腹部外形平坦，无压痛、反跳痛、肌紧张，肝脾肋下未扪及，未触及包块，无胆囊压痛，肝颈静脉回流征（-），移动性浊音（-），无肝区叩痛，肠鸣音无增强及减弱，双下肢无水肿，神经系统查体未见明显异常，生理反射存在，病理征未引出。

（5）专科查体：双肾未触及，双肾区无压痛叩击痛，双侧输尿管走行区无压痛及叩痛，膀胱区轻压痛，阴道见突出膀胱及直肠，肛门及外生殖器未见明显异常。

（6）辅助检查：同上。

（7）入院诊断：①盆底脱垂；②高血压 3 级高危。诊断依据：病史 + 查体 + 辅助检查。

（8）鉴别诊断：膀胱肿瘤：患者为老年女性，院外多次检查影像学未提示膀胱占位，不支持诊断。

（9）诊疗计划：①泌尿外科护理常规、二级护理、普通饮食；②完善血常规、尿常规、肝肾功能、电解质、凝血、输血前检查、血型、胸片、心电图、腹部 B 超等；③待上级医师查房后再行下一步治疗。

2. 第二天　刘××主治医师查看患者后指出:病史查体无补充,患者,女,68岁,因"排尿困难半年,加重1⁺个月"入院。入院查体:双肾未触及,双肾区无压痛叩击痛,双侧输尿管走行区无压痛及叩痛,膀胱区轻压痛,阴道见突出膀胱及直肠,肛门及外生殖器未见明显异常。结合病史及院外辅助检查,目前诊断考虑为:①盆底脱垂;②高血压3级高危。现患者膀胱容量小,排尿困难症状明显,我科尚有手术指征,进一步完善血常规、肝肾功能、电解质、心电图、胸片、腹部B超等检查,如无绝对手术禁忌,可拟择期手术治疗。

3. 手术治疗　治疗经过(包括手术所见)。我院血常规、凝血功能未见明显异常,肝肾功、输血全套未见明显异常;心电图示窦性心动过缓,电轴不偏;胸片未见明显异常。诊断为:①盆底脱垂;②高血压3级 高危。完善术前准备,排出手术禁忌证,签署手术同意书;于2017年8月17日在全麻下行机器人辅助腹腔镜全盆底悬吊术。术中见膀胱颈明显下移,阴道前壁膨出。留置尿管及血浆管,检查无活动性出血,退镜,逐层缝合切口,术毕。手术顺利,术后予以头孢西丁钠1g,每12小时1次,静脉滴注抗感染,以及补液肠外营养支持治疗。患者肠道功能逐渐恢复,肛门已排气。详细的手术过程如下:

(1)麻醉满意后取膀胱截石位,常规消毒铺巾。

(2)常规建立气腹及机器人操作系统后。

(3)直视下进镜后,术中见如上述。

(4)切开阔韧带前后层,将补片分别与子宫的前后固定,将补片的近段固定于骶子宫韧带上,彻底止血,检查无活动性出血后留置血浆引流管一根,退镜,逐层缝合切口。

七、最终诊断

1. 盆底脱垂

2. 高血压3级 高危

八、治疗/随访效果

手术后3天下床活动,术后1周拔除尿管并出院。

随访7个月,患者排尿顺畅。复查盆底彩超,各脏器未见脱垂。

九、心得体会及病例讨论

女性患者,尤其是老年女性患者,如果以排尿困难就诊,需要考虑到有否盆腔脏器脱垂的可能性。还有些患者,甚至以尿失禁就诊,对于这一类患者,也要考虑是否为盆底脱垂引起膀胱出口梗阻导致的充溢性尿失禁,这些在临床实践中往往容易漏诊。加强理论学习,针对性专科检查具有重要价值。

十、主编评述

盆底脱垂,多数是由于年龄增长、雌激素水平下降,多次顺产等因素,导致盆底各韧带支撑力量减弱造成。通常包含膀胱后壁脱垂和直肠前壁脱垂,给患者生活带来较大痛苦。传统的手术治疗方法,包括开放手术和经阴道手术,这些手术方式,手术中不易直接判断悬吊效果和预后,并且操作过程中出血量较多。采用达·芬奇机器人手术系统,一方面视野清晰、直观,可直接判明悬吊效果;另一方面,因为机器人系统的精准和灵活,加上手术视野的清晰开阔,可实现"无血手术"。

参 考 文 献

[1] 周全，宋岩峰．达芬奇机器人系统在妇科盆底功能障碍中的应用进展．中华全科医学，2012，10（10）：1606－1609

[2] Coyne K S, Wein A, Nicholson S, et al. Economic burden of urgency urinary incontinence in the United States: a systematic review. Journal of Managed Care Pharmacy Jmcp, 2014, 20(2): 130－140

[3] Goepel M, Kirschnerhermanns R, Welzbarth A, et al. Urinary incontinence in the elderly: part 3 of a series of articles on incontinence. Deutsches Ärzteblatt International, 2010, 107(30): 319－321

[4] Akl M N, Long J B, Giles D L, et al. Robotic－assisted sacrocolpopexy: technique and learning curve. Surgical Endoscopy, 2009, 23(10): 2390－2394

[5] BENSON, KRAMER, Brandan A, et al. Robot－Assisted Laparoscopic Sacrouteropexy for Pelvic Organ Prolapse in Classical Bladder Exstrophy. Commentary. Journal of Endourology, 2010, (4): 198－201

[6] 朱兰，陈娟．对美国妇产科医师协会关于"单纯型压力性尿失禁患者的术前评估"指南解读．中华妇产科杂志，2015，50(4)：318－320

[7] Hendrix SL, Clark A, Nygaard I, et al. Pelvic organ prolapse in the women's health initiative: Gravity and gravidity. American Journal of Obstetrics & Gynecology, 2002, 186(6): 1160－1168

[8] Wu JM, Matthews CA, Conover MM, et al. Lifetime risk of stress urinary incontinence or pelvic organ prolapse surgery. Obstetrics & Gynecology, 2014, 123(6): 1201－1206

病例 13　膀胱结石合并坏死性筋膜炎

一、病历摘要

患者，男性，62 岁，彝族，文盲，农民，不通汉语。入院于 2017 年 4 月 6 日。

主诉：反复排尿困难 1$^+$ 年，小便不能自解 1 天。

现病史：入院前 1$^+$ 年，患者无明显诱因出现小便不能自解，主要表现为排尿费力、尿线变细、排尿淋漓不尽，排尿中断，伴尿频、尿急、尿痛，无肉眼血尿，伴下腹痛，无畏寒发热，无咳嗽咳痰，无心累气促，无呼吸困难，无头昏头痛等。患者在当地县医院诊断"膀胱结石"行手术治疗，术后排尿通畅。2$^+$ 个月前再次出现排尿困难，予以留置尿管，引流通畅。2 天前尿管不慎脱出，导尿失败后未处理，排尿困难逐渐加重，1 天前小便完全不能排出。为求治疗来我院，急诊以"尿潴留"收入我科。

既往史：平素身体一般，否认"高血压、冠心病、糖尿病"等慢性病史，否认"乙肝、结核、伤寒、菌痢"等传染病史，否认食物、药物过敏史，否认外伤史，否认输血史，2 年前因"膀胱结石"行手术治疗。

个人史：无地方病区居住情况，未到过疫区，否认冶游史；无吸烟史，偶尔饮酒，否认工作毒物、粉尘、放射性物质接触史。

婚育史：已婚，配偶体健，育有子女 4 人，均健康。

家族史：否认家族遗传性疾病史。

二、体格检查

T：38.0℃，P：74 次/分，R：20 次/分，BP：90/56mmHg。急性痛苦面容，呻吟不止，神志清楚，精神差，皮肤黏膜、淋巴结、头颈部、胸部、心肺腹部及脊柱、神经系统均未查及明显异常；肛门直肠未查。专科情况：下腹部稍膨隆，红肿，触痛明显。双侧腹股沟区肿胀明显，双侧阴囊水肿，大小约 15cm×15cm，阴茎肿胀变形，阴茎头不能显露，阴茎侧面及腹侧散在溃疡。尿臭味明显。

三、辅助检查

暂缺。

四、初步诊断

1. 急性尿潴留

2. 下腹部、会阴部外生殖器蜂窝织炎

3. 泌尿道感染

五、鉴别诊断及诊疗计划

1. 鉴别诊断

（1）肛周脓肿：是发生于肛门、肛管和直肠周围的急性化脓感染性疾病，可伴有高热及肛周疼痛，低位脓肿可蔓延至会阴部，全身感染中毒症状较坏死性筋膜炎轻，可完善 B 超、CT 检查以明确。

（2）原发性尿道癌：男性尿道癌一般最初表现为排尿困难或尿路刺激症状，部分患者合并有尿道口分泌物或尿道出血，肿瘤逐渐发展可至尿潴留或会阴区包块或脓肿形成。中老年男性出现会阴部包块伴有炎症症状，经脓肿切开引流及抗感染治疗无效时，应警惕尿道恶性肿瘤的可能，必要时可行病理活检明确诊断。

（3）阴囊坏疽：该病以突发性阴囊疼痛肿胀，迅速发展的坏疽及缺乏特异的发病原因为其特征，多见于青壮年，属少见病种。

（4）气性坏疽：早期有累及肌肉坏死，皮下可触及捻发感，渗出液涂片染色可见革兰阳性的梭状芽孢杆菌。

2. 诊疗计划　泌尿外科常规护理，软食，一级护理常规，完善血常规、凝血六项、传染病、胸片、心电图、腹部彩超、腹部平片等检查，抗感染、补液、支持、对症治疗。必要时耻骨上膀胱穿刺放尿。拟行急诊行手术治疗。

六、治疗过程

入院完善相关检查，血白细胞计数 $25.4×10^9$/L，中性粒细胞百分数 93%，血糖 4.51mmol/L，总蛋白 52.7g/L，α-L-岩藻糖苷酶 49.70U/L，白蛋白 23.0g/L，前白蛋白 70.1mg/L；血红蛋白 109g/L，C 反应蛋白 144.00mg/L，PCT 1.74ng/L，尿素 16.62mmol/L，肌酐 244.3μmol/L，铁蛋白 1093.47ng/L。腹部彩超：膀胱结石；左肾轻度积水。胸片：双肺纹理增多、紊乱；腹部平片（图 4-16）：膀胱结石；第一腰椎变扁，原因?。心脏彩超：主动脉窦部及升主动脉扩张伴主动脉瓣轻度反流；三尖瓣微量反流；左室舒张功能降低。诊断：①下腹、会阴、外生殖器坏死性筋膜炎；②膀胱结石；③急性尿潴留；④肾功能异常；⑤低蛋白血症；⑥泌尿道感染。

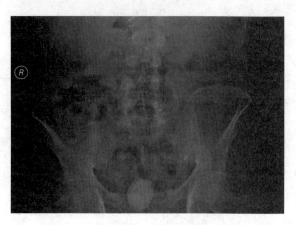

图 4 - 16　腹部平片提示：膀胱结石

急诊于 2017 年 4 月 7 日在全麻行下膀胱镜辅助导丝引导尿管置入 + 下腹部、会阴、阴茎、阴囊探查 + 脓肿切开引流 + 阴囊减压术，术中见下腹部、会阴部水肿明显，浅筋膜坏死、恶臭，阴茎根部形成脓肿，大小约 4cm×4cm，脓液伴恶臭，于下腹、会阴、阴囊肿胀明显处、多处切开皮肤及浅筋膜层，阴茎多处以 20ml 空针头穿刺减压，术中彻底清除脓液及坏死组织，反复双氧水，碘伏，生理盐水冲洗脓腔，于下腹部皮下填塞油纱压迫止血，阴囊区留置多根橡皮引流条，包扎伤口（图 4 - 17）。坏死组织及脓液送细菌培养。术后给予抗感染、人血清蛋白、葡萄糖、氨基酸、脂肪乳、多种微量元素加强支持，科室营养师介入全面指导饮食。

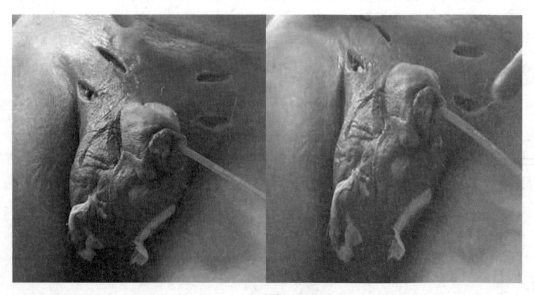

图 4 - 17　术后首次换药

患者术后 1 天换药,大量脓性分泌物,恶臭,敷料全层渗湿。诉会阴部疼痛,给予氯诺昔康肌内注射后缓解,体温 38.4℃。查体:腹部稍膨隆,会阴部敷料被大量脓性渗液浸湿,渗出液伴恶臭,每次渗出量为普通外科纱布(每张规格 8cm×8cm×8 层)4~5 张,外加医用棉垫 15cm×20cm2 张,换药见阴囊肿胀、疼痛明显,下腹部浅筋膜大面积坏死,从阴茎根部向下腹部至会阴部四周相通形成潜行,潜行:12~6 点 5~10cm,6~12 点 4~11cm;创面:50% 粉红色,50% 白色。阴茎背侧约 4cm×5cm 皮肤坏死破溃缺损,可见大量坏死筋膜。

术后 2 天,体温 38℃,血白细胞计数 14.31×10⁹/L,中性粒细胞百分比 92.6%,血红蛋白 109g/L,白蛋白 26.4g/L,C 反应蛋白 144.00mg/L,加强伤口换药和局部处理:每天脓性分泌物较多恶臭,伤口常规消毒后先双氧水冲洗,0.9% NS 空针加压冲洗直至清亮,碘伏纱条对口引流,外层消毒纱布 4~5 张(每张规格 8cm×8cm×8 层)+2 张(15cm×20cm1 张)+纱布绷带固定,每天 2 次换药。术后第 6 天未再用双氧水,伤口分泌物培养结果:变形杆菌、肠杆菌、凝固酶阴性葡萄球菌三种细菌混合生长,遵医嘱选择敏感抗生素拉氧头孢抗感染治疗。

治疗过程中患者全身情况差,白蛋白低,感染重,加上大量的渗出液,造成蛋白质丢失,全身营养不良,除根据医嘱输入白蛋白补充蛋白质外,由科室营养师介入针对性的为患者制定高蛋白、高维生素、高能量、易消化的饮食处方。术后饮食不限,每天保证蛋、奶、廋肉、新鲜水果蔬菜的摄入,以改善自身营养状态,提高免疫力。另外科室彝汉双语护士介入进行有效沟通,加强落实健康教育,取得患者及家属的配合。做到加强营养、保持自身皮肤清洁,床单元整洁。

术后 7 天(图 4-18)下腹红肿较前有所好转,阴囊肿胀明显减轻,仍有较多黄色脓性渗液,恶臭。T:37.5℃,P:72 次/分,R:18 次/分,BP:96/67mmHg,总蛋白 56.7g/L,白蛋白 24g/L 换药见,阴茎阴阜区浅筋膜大量坏死,从阴茎根部向阴阜区及会阴部四周相通形成潜行,潜行:12~6 点 4.5~10cm,6~12 点 4~10.5cm。创面:60% 粉红色。40% 黄白色。阴茎背侧约 3.8cm×5cm 皮肤破溃坏死缺损,可见大量坏死筋膜。

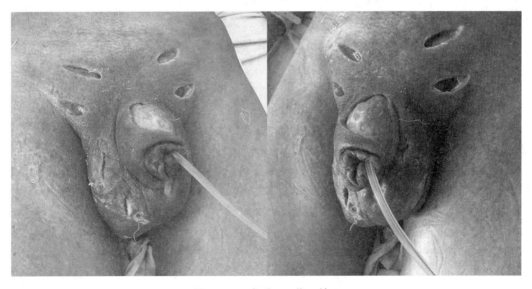

图 4-18 术后 7 天伤口情况

术后 16 天，复查总蛋白 76.3g/L，白蛋白 32.3g/L。伤口较前明显好转，潜行：12～6 点 3.5～9cm，6～12 点 3～10cm，创面：80% 粉红色、20% 白色。阴茎背侧 3.5cm×4.5cm 皮肤坏死破溃缺损，下腹部红肿消退，阴囊稍有肿胀。渗液较前减少，呈脓血性，每次渗出量为普通外科纱布（每张规格 8cm×8cm×8 层）2～3 张，外加医用棉垫（15cm×20cm）1 张，恶臭感明显减轻，伤口周围皮肤色素沉着。局部常规消毒清洗后，碘伏纱条对口引流（图 4－19），外层消毒纱布 2～3 张 +1 张棉垫 + 纱布绷带，每天 1 次换药。

尿培养结果：阴沟肠杆菌复合菌，多重耐药。脓液一般细菌培养：三种细菌（变形杆菌、肠杆菌、凝固酶阴性葡萄球菌）混合感染，行严格床旁接触隔离，根据药敏选用头孢他啶抗感染。

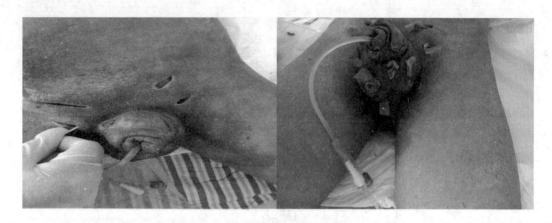

图 4－19　伤口碘伏纱条对口引流

2017 年 5 月 15 日会阴部炎性渗出液较前明显减少，阴囊肿胀消退，阴茎背侧皮肤坏死缺损面积约 3.0cm×3.5cm，肉芽生长可，100% 红色，触之易出血。在全麻下行经尿道膀胱镜气压弹道碎石术 + 膀胱造瘘术 + 阴茎转移皮瓣成形术，术中见：前列腺三叶轻度增生，表面充血。膀胱内见一大小约 5cm×5cm 黄白色结石一枚，广泛小梁，膀胱憩室形成；术后带膀胱造瘘管、尿管、阴茎缝合处弹力绷带包扎。术后复查白细胞计数：$8.35×10^9/L$，血红蛋白 116g/L，总蛋白 69.1g/L，白蛋白 34.6g/L，尿培养：阴沟肠杆菌系多重耐药，根据药敏抗感染治疗，术后伤口渗液呈淡红色，量多腥臭每次渗出量为普通外科纱布（每张规格 8cm×8cm×8 层）2～3 张，伤口周围皮肤色素沉着。局部伤口处理：碘伏消毒皮肤，盐水棉签清洗伤口，盐水纱条充分引流，外层 2～3 张纱布加敷贴固定。

二次手术前一天，经过第一次手术 37 天治疗后伤口明显好转，渗液明显减少，呈阴茎背侧创面红润。二次手术后（图 4－20）伤口愈合良好，阴茎缝合处弹力绷带包扎。

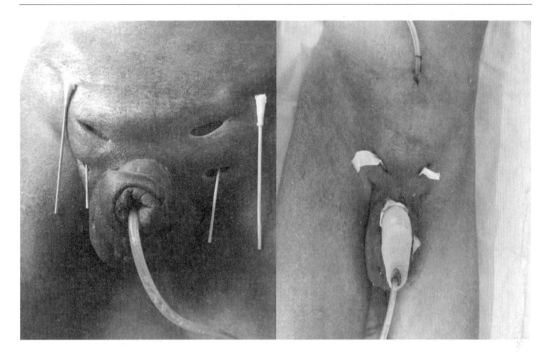

图 4 - 20 二次手术后换药图

七、最终诊断

1. 下腹、会阴、外生殖器坏死性筋膜炎
2. 膀胱结石
3. 急性尿潴留
4. 肾功能异常
5. 低蛋白血症
6. 泌尿道感染

八、治疗/随访效果 (图 4 - 21)

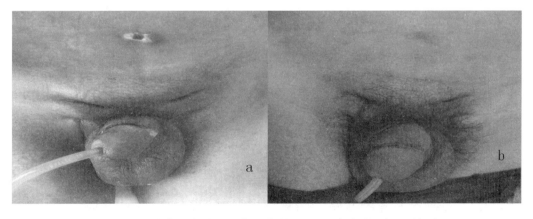

图 4 - 21 a: 患者入院后 63 天伤口痊愈图, b: 患者出院 1 个月后复诊图

九、心得体会及病例讨论

Fournier 坏疽是坏死性筋膜炎的一种形式，表现为男性生殖器进行性爆发性感染。在 1764 年首先由 Baurienne，1883 年由 Fournier 描述。这种感染最常见出现的部位是尿道和直肠区域的皮肤。本例患者，局部及全身感染重、营养低下、语言差异/知识缺乏、伤口又在隐私部位，为此，在本例处理工作中重点需注意以下环节：感染控制、心理干预、营养支持、双语介入、伤口及疼痛的处理等。在医护一体化伤口治疗模式下，对患者进行了范围较广的急诊清创术，积极控制感染，加上专业伤口护士换药，合理配置人才，最后患者康复出院。

十、主编述评

坏死性筋膜炎（necrotizing fasciitis，NF）是一种较少见的严重软组织感染，它与链球菌坏死不同，常是多种细菌的混合感染。致病菌包括革兰阳性的溶血性链球菌、金黄色葡萄球菌、革兰阴性菌和厌氧菌。根据病情，坏死性筋膜炎可分为两种类型：一种是致病菌通过创伤或原发病灶扩散，使病情突然恶化，软组织迅速坏死。另一种病情发展较慢，以蜂窝织炎为主，皮肤有多发性溃疡，脓液稀薄奇臭，呈洗碗水样，溃疡周围皮肤有广泛潜行，且有捻发音，局部感觉麻木或疼痛，这些特点非一般蜂窝织炎所有。患者常有明显毒血症，出现寒战、高热和低血压。皮下组织广泛坏死时可出现低钙血症，细菌学检查对诊断具有特别重要意义，尤其是伤口脓液的涂片检查。坏死性筋膜炎治疗的关键是早期彻底扩创手术，充分切开潜行皮缘，切除坏死组织，包括坏死的皮下脂肪组织或浅筋膜，但皮肤通常可以保留。术后勤换药加速坏死组织脱落，发现有坏死组织需再次扩创。换药时应重复细菌培养以早期发现继发性细菌例如绿脓假单胞菌、黏液沙雷氏菌或念珠菌。坏死性筋膜炎的致病菌包括肠杆菌属、肠球菌属和厌氧性链球菌和类杆菌属，应联合用药。

参 考 文 献

[1] 张秀，李承惠．会阴部坏死性筋膜炎与肛周脓肿的区别预防及特殊人群保健．实用心脑血管病杂志，2011，19(9)：1607 – 1610

[2] 尹景霞．肛周脓肿合并会阴部坏死性筋膜炎与的护理体会．世界最新医学信息文摘连续型电子期刊，2015，(31)：229 – 230

[3] 贾禹，张楠，李丽军．3 例肛周脓肿并会阴部坏死性筋膜炎的护理体会．河南科技大学学报(医学版)医学版，2015，(1)：62 – 62

[4] 李春伟，胡智亮．中西医结合治疗肛周会阴部坏死性筋膜炎 11 例分析．贵阳中医学院学报，2012，34(6)：80 – 82

[5] 刘艳华，王芝静，王雪松．肛周急性坏死性筋膜炎伴糖尿病的护理．河北医药，2012，34(8)：1256 – 1257

[6] 陶克、胡大海．复杂皮肤软组织缺损合并坏死性筋膜炎的综合治疗．中华损伤与修复杂志(电子版)，2012，7(4)：409 – 413

病例 14　间质性膀胱炎

一、病历摘要

患者，男，33 岁。

主诉： 反复尿频、尿急、尿痛 1⁺年。

现病史： 患者 1⁺年前无明显诱因出现尿频尿急不适，尿线变细，伴排尿困难，夜尿增多 3 ~ 4 次/夜，无血尿，无寒战发热等不适。2⁺个月前患者出现尿中带血，量少、色深，无头晕头痛，无畏寒发热，无尿痛。

既往史： 患者身体一般，否认"肝炎、结核"等传染史；否认"糖尿病、高血压"病史；否认外伤史；否认输血史；否认敏史不详；预防接种史不详。

个人史： 无疫区居住情况，无冶游史，不嗜烟；偶有饮酒。有不良药物史。

婚育史： 适龄结婚，子女体健。

家族史： 家族中无同样患者。

二、体格检查

T：36.5℃，P：67 次/分，R：20 次/分，BP：147/70mmHg。发育正常，营养良好，慢性病容，表情自如，神智清楚，自动体位。步态正常，查体配合。皮肤黏膜色泽正常，无皮疹，无皮下出血。毛发分布正常，温度与湿度正常。弹性正常。无水肿，无肝掌，无蜘蛛痣。全身浅表淋巴结无肿大。头颅大小正常，无畸形，无其他异常。眼睑正常，结膜正常，眼球正常，巩膜无黄染，角膜正常，瞳孔等圆等大，对光反射正常。耳郭正常，无乳突压痛，外耳道无分泌物，无听力粗试障碍。鼻外形正常，无其他异常。无鼻旁窦压痛。唇红润。黏膜正常，腮腺导管开口正常，舌正常。齿龈正常。齿列齐，扁桃体无肿大。咽无充血。声音正常。颈部无抵抗感，颈静脉正常，颈动脉正常，气管正中。甲状腺无其他异常。胸廓正常。无膨隆或凹陷。肺部呼吸运动正常，肋间隙正常。语颤正常。无胸膜摩擦感。无皮下捻发感。肺叩诊正常清音。呼吸规整，呼吸音正常。无啰音。语音传导正常。无胸膜摩擦音。无心前区隆起。心尖搏动正常。心尖搏动位置正常。无其他部位搏动，无震颤。无心包摩擦感。心脏相对浊音界正常。心律齐。心音：S1 正常。S2 正常；A2 > P2；A2 正常。P2 正常。S3 无；S4 无；无额外心音。无心包摩擦音。无杂音。腹部外形正常。腹式呼吸存在，脐正常。无其他异常。腹部触诊柔软，无压痛，无反跳痛，无肌紧张。液波震颤；振水音；无腹部包块。肝脏未触及。胆囊未触及。脾肋下未触及。肝浊音界存在，无移动性浊音。肠鸣音正常，无气过水声，无血管杂音。生殖器及肛门直肠正常。脊柱正常，棘突正常，活动度正常。四肢正常，无杵状指趾，无指部变形。无双下肢水肿。腹壁反射正常，四肢肌张力正常。左上肢肌力 V 级；左下肢肌力 V 级；右上肢肌力 V 级；右下肢肌力 V 级。肱二头肌反射；左正常，右正常；肱三头肌反射；左正常，右正常；膝腱反射；左正常，右正常；跟腱反射；左正常，右正常；Hoffmann 征：左（-），右（-）；Babinski 征：左（-），右（-）；Kerning 征：左（-），右（-）；Oppenhei 征：左

（ - ），右(-)；Gordon 征：左(-)，右(-)；Lasegue 征：左(-)，右(-)；踝阵挛：左（ - ），右(-)。专科查体：双肾无隆起，未扪及包块，无压痛、叩击痛，双侧输尿管走形区无压痛，精索区无压痛，未扪及包块，耻骨上区无隆起及压痛，阴茎发育正常。

三、辅助检查

全腹 CT 提示：双肾积水，膀胱容量减小，考虑"膀胱炎、膀胱萎缩"，口服药物治疗后症状有所缓解。病程中反复出现尿频、尿急、尿痛症状，膀胱镜检提示：膀胱黏膜弥漫性广泛点状出血，考虑诊断"药物性膀胱炎、间质性膀胱炎、膀胱萎缩"，后行"膀胱水扩张"及药物治疗后症状明显缓解。4 个月前患者症状再次加重，腹部 CT 提示膀胱后壁厚约 1cm。膀胱镜检提示：膀胱黏膜弥漫性广泛小球状出血，膀胱容量 80ml，考虑诊断"药物性膀胱炎、间质性膀胱炎、膀胱萎缩"，遂在我院行机器人辅助腹腔镜膀胱次全切除术及原位回肠代膀胱扩大术。

四、初步诊断

间质性膀胱炎

五、鉴别诊断及诊疗计划

1. 鉴别诊断　腺性膀胱炎：临床表现为尿频、尿急、尿痛、排尿困难和血尿，B 超检查可显示为膀胱内占位性病变或膀胱壁增厚等非特异性征象，膀胱镜检查和黏膜活组织检查可有助于鉴别。

2. 诊疗计划　完善影像学检查及相关检查和评估后，选择最终治疗方案。

六、治疗过程

手术过程：

1. 气管插管全身麻醉；患者取仰卧位，头低脚高 30°肩部放置软肩托固定；两腿稍分开并外展、膝关节稍屈曲。

2. 气腹及机器人操作系统的建立：于脐上缘纵向切开皮肤 2cm，常规建立气腹，直视下建立其余操作孔及辅助孔。

3. 游离膀胱。

4. 切除膀胱部分后壁。距离回盲部 15cm 取 10～15cm 末端回肠做新膀胱，采用直线切割缝合器恢复回肠连续性。新膀胱与膀胱后侧壁吻合，内留置"J"管及尿管。

5. 留置引流管，缝合切口。

6. 术后病理提示　膀胱黏膜慢性炎症伴局灶糜烂，血管充血、出血，肌层肌束排列紊乱，肌束间见多量脂肪组织。

七、最终诊断

间质性膀胱炎

八、治疗/随访效果

术后第 3 天患者肛门排气，开始进饮食。术后每天行膀胱冲洗 2～3 次，4 周时拔除双侧单"J"管及尿管。术后患者膀胱区域疼痛完全缓解，无尿频、尿急及尿痛。新膀胱容量约 350ml，无肾积水。拔除尿管 2 周内有夜尿失禁，经过盆底肌肉锻炼 3 个月后可自主控制排尿。

九、心得体会及病例讨论

IC 的发病原因及发病机制还不明确,定义亦存在分歧。治疗方案包括一线方案和二线方案。手术治疗仅作为在所有保守治疗失败后选择的一种治疗方式,应严格掌握手术适应证,对于膀胱挛缩患者行膀胱扩大术。三角区以上膀胱切除肠管膀胱成形术是最常采用的术式,不仅能扩大膀胱容量,而且可以切除三角区以上的全部病变膀胱。Kochakarn 等报道了 35 例女 IC 患者行膀胱切除回肠新膀胱的研究结果,所有患者术后耻骨上疼痛缓解,白天与夜间均能控尿,生活质量明显改善。33 例患者能自主排尿且残余尿较少,2 例因有残余尿需间隙导尿。Kim 等报道了 45 例 IC 患者行三角区以上膀胱切除回肠膀胱扩大术的有效性及安全性。患者术后疼痛明显缓解,膀胱功能性容量及最大膀胱容量均增加,尿频、尿急、尿痛症状术后明显改善。术后 6 个月 IC 症状指数及 IC 问题指数改善,7 例患者有膀胱输尿管反流,7 例发生急性肾盂肾炎,5 例患者需要间歇自身导尿。本例患者经充分沟通后实施手术,其围手术期效果与既往研究相似,证明三角区以上膀胱切除回肠膀胱成形术是难治性 IC 的一种有效治疗方法,该方法安全可行,远期疗效有待大宗病例的长期随访结果证实。

十、主编评述

间质性膀胱炎(IC)是一种基于尿频、尿急、膀胱或盆底疼痛的慢性疼痛综合征。国际尿控学会将之定义为"一种与膀胱充盈相关的耻骨上疼痛,并伴随其他症状,如白天和夜间排尿次数增加,同时除外泌尿系感染和其他病理病变"的疾病。目前对于 IC 治疗研究较多,但并没有突破性进展,很多治疗方法缺乏可靠的临床证据,仅仅基于专家意见。能够被大家认可的治疗包括行为治疗、口服阿米替林、PPS、羟嗪、环孢素 A 及 DMSO 膀胱灌注,经尿道切除及尿路系统重建可作为严重患者的选择。目前美国泌尿协会(AUA)指南将 IC 治疗分为 6 个层次,建议开始对患者进行教育以及改善生活方式,再通过物理、药物治疗,对于那些前期治疗均失败的患者最终进行手术治疗。

参 考 文 献

[1] Van De Merwe J, Nordling J, Bouchelouche P, et al. Diagnostic criteria, classification, and nomenclature for painful bladder syndrome/interstitial cystitis: an ESSIC proposal. Eur Urol, 2008, 53: 60 – 67

[2] Shahani R, Streutker C, Dickson B, et al. Ketamine – associated ulcerative cystitis: a new clinical entity. Urology, 2007, 69: 810 – 812

[3] Chu PS, Kwok SC, Lam KM, et al. Street ketamie' – associated bladder dysfunction: a report of ten cases. Hong Kong Med J, 2007, 13: 311 – 313

[4] Wu P, Chu XQ, Yiu MG, et al. "Street ketamine" associated urinary system dysfunction. Chin J Urol, 2008, 29: 489 – 492

[5] Chu PS, Ma WK, Wong SC, et al. The destruction of the lower urinary tract by ketamine abuse: a new syndrome? BJU Int, 2008, 102: 1616 – 1622

［6］Gu D, Huang J, Shan Z, et al. Effects of long – term ketamine administration on rat bladder protein levels: a proteomic investigation using two – dimensional difference gel electrophoresis system. Inter J Urol, 2013; 20(10): 1024 – 1031

［7］Kochakarn W, Lertsithichai P, Pummangura W. Bladder Substitution by ileal Neobladder for Women with Interstitial Cystitis. Int Braz J Urol, 2007, 33: 486 – 492

［8］Kim HJ, Lee JS, Cho WJ, et al. Efficacy and safety of augmentation ileocystoplasty combined with supratrigonal cystectomy for the treatment of refractory bladder pain syndrome/interstitial cystitis with Hunner's lesion. Int J Urol, 2014, 21: 69 – 73

［9］Yang TX, Luo DY, Li Hong, et al. Is Urethrectomy Necessary During Cystectomy in Patients With Interstitial Cystitis or Bladder Pain Syndrome? Urology, 2016, 97: 73 – 79

第五章 前列腺疾病

病例 1 前列腺增生合并膀胱憩室

一、病历摘要

患者，男，75 岁，汉族，农民。入院于 2016 年 10 月 17 日。

主诉：排尿困难 10$^+$年，加重 2 年。

现病史：10$^+$年前，无明显诱因开始出现排尿困难，排尿费力，尿线变细，夜尿次数增多，曾于外院诊断为"前列腺增生"。但未进行正规治疗。排尿困难症状逐渐加重，分别于 8 年前，4 年前因"膀胱结石"在当地医院行"膀胱结石切开取石术"（具体均不详），近 2 年排尿困难明显加重，伴有下腹胀痛，为求诊治来我院，门诊诊断"前列腺增生"，为求进一步检查及治疗入我科。病程中精神饮食可，小便如前述，大便正常。

既往史：曾有 2 次膀胱结石切开取石手术史，有阑尾切除手术史（具体均不详）。余无特殊。

个人史：无特殊。

婚育史：已婚，结婚年龄 21 岁，配偶情况：体健，育 1 子 4 女，均体健。

家族史：否认家族遗传疾病病史。

二、体格检查

T：36.2℃，P：79 次/分，R：20 次/分，BP：145/90mmHg。一般情况良好，神志清楚，精神可，皮肤黏膜、淋巴结、头颈部、胸部、心肺腹部及脊柱、神经系统均未查见明显异常，专科情况：双肾区无叩痛，双输尿管行径区无压痛，膀胱区轻压痛，外生殖器未见异常。直肠指检：前列腺约 5cm×4cm 大小，质韧，中央沟变浅，未扪及明确肿块、结节等，退出指套无染血。

三、辅助检查

2016 年 10 月 17 日彩超示：前列腺增大，盆腔积液。

四、初步诊断

1. 前列腺增生
2. 泌尿道感染
3. 尿潴留

4. 盆腔积液

5. 膀胱结石术后

五、鉴别诊断及诊疗计划

1. 鉴别诊断

（1）前列腺癌：多发于老年男性，起病隐匿，以排尿困难，无痛性血尿为主要表现，前列腺有结节，质地坚硬，血清 PSA 升高，鉴别需要 MRI 和前列腺穿刺活检协助。

（2）尿道狭窄：多有尿道外伤史、手术史或感染病史，病程长，行尿道膀胱造影与尿道镜检不难确诊。

（3）膀胱颈挛缩：多为慢性炎症所致，发病年轻，多在 40～50 岁出现排尿不畅症状，但前列腺体积不增大，膀胱镜检可确诊。

（4）前列腺结石：直肠指诊前列腺增大，有尿频、排尿困难等症状。指诊时可扪及质地坚硬的结节，有结石摩擦感；盆腔 X 线可见前列腺部有结石阴影。

（5）神经源性膀胱功能障碍：临床表现与前列腺增生相似，有排尿困难、残余尿量较多、肾积水和肾功能不全，前列腺不增大，为动力性梗阻。患者常有中枢或周围神经系统损害的病史和体征，如有下肢感觉和运动障碍，会阴皮肤感觉及肛门括约肌张力减退或消失。

（6）膀胱癌：膀胱颈附近的膀胱癌临床表现为膀胱出口梗阻，常有排尿困难等症状。但患者有无痛性血尿，尿液脱落细胞学检查可以发现癌细胞。膀胱镜检查可以直接看到肿瘤的部位、大小、数目及浸润程度，如同时取活组织检查，可明确肿瘤性质。

2. 诊疗计划　泌尿外科护理常规，普食，二级护理常规，完善三大常规、肝肾功、凝血、ECG 等检查，保留导尿，通畅引流，择期手术治疗。

六、治疗过程

入院后予以完善检查，血细胞分析：白细胞计数 10.44×10^9/L，淋巴细胞百分数 14.1%，嗜酸性粒细胞百分数 1.6%，嗜碱性粒细胞百分数 0.3%，嗜碱性粒细胞绝对值 0.03×10^9/L，中性粒细胞绝对值 8.04×10^9/L，中性粒细胞百分数 77.0%；尿沉渣分析：尿隐血 3＋，尿微量白蛋白 65.10mg/L，酸碱度 8.0，白细胞 53.20/μl，红细胞 1701.60/μl，细菌 175.30/μl；电解质＋葡萄糖测定＋肝功 B＋肾功：总蛋白 56.9g/L，前白蛋白 153.2mg/；肿瘤标志物：甲胎蛋白 1.18IU/ml，癌胚抗原 4.14ng/ml，前列腺特异抗原 4.28ng/ml；腹部彩超：前列腺：形态稍失常，大小约 5.2cm×4.5cm×3.0cm，轮廓清晰，实质回声不均质，内未见明显异常。

盆腔 CT：①膀胱未充盈，局部壁增厚，膀胱癌？建议进一步检查；②膀胱右后上方囊性改变，性质？③前列腺增大，前列腺增生？前列腺内点状钙化（图 5－1）。

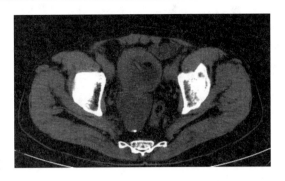

图 5 - 1　盆腔 CT

CTU：膀胱腔内见高密度对比剂；膀胱后方见一囊状液样密度影(6.9cm×6.7cm)，与膀胱相通；膀胱后方见数个小丘状局限性突起影；前列腺体积增大，内见小斑片样致密影。

CTU 诊断：①膀胱多发憩室；②前列腺增生；前列腺钙化灶(图 5 -2)。

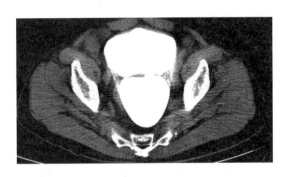

图 5 - 2　CTU

排除手术禁忌后在全麻下行手术治疗。

手术名称：经尿道前列腺剜除术 + 腹腔镜下膀胱憩室切除术

手术过程：①麻醉满意后，取膀胱截石位，常规消毒铺巾；②经尿道顺利置入等离子电切镜，术中见：前列腺三叶增生，以两侧叶为主，突入膀胱，表面充血水肿，膀胱内广泛小梁形成，双侧输尿管开口可见；③以精阜为标志，于精阜上方约 0.5cm 处点切前列腺至外科包膜，以电切镜末端逆推前列腺，扩大前列腺与外科包膜之间的间隙，并沿外科包膜逐一剥离增生之前列腺，将前列腺完整剥离后推入膀胱，彻底止血，经膀胱镜向右侧输尿管插入 F4 输尿管导管，保留导尿，持续膀胱冲洗；④变换体外为仰卧位，常规消毒铺巾，于脐上 1cm 做一切口，气腹针穿刺入腹腔，做人工气腹，分别于脐周、下腹部做切口，分别置入腹腔镜戳卡；⑤打开盆底腹膜，并游离盆腔，于膀胱后方寻及憩室，沿憩室壁逐一仔细分离憩室至憩室颈，术中注意保护输尿管，沿憩室颈口切除憩室，将剜除之前列腺取出，可吸收线连续缝合膀胱切口，彻底止血，于盆底留置血浆引流管一根经戳卡引出；⑥逐层缝合切口至皮肤，固定引流管结束手术。

术后处理：抗感染、支持、对症等治疗。

七、最终诊断

1. 前列腺增生
2. 膀胱憩室
3. 尿潴留
4. 泌尿道感染
5. 膀胱结石术后

八、治疗/随访效果

随访 1 年,排尿通畅,无结石复发。

九、心得体会及病例讨论

本例患者,因长时间膀胱流出道梗阻、尿潴留,膀胱内尿液蓄积继发膀胱结石及感染、膀胱长期充盈、膀胱逼尿肌功能受损,逐渐表现为膀胱内小梁小室形成,导致膀胱功能进一步损伤,膀胱发生病理生理改变,继发膀胱憩室形成,具备明确手术指征。经尿道前列腺等离子剜除术(TUEP)结合 PKRP 手术和开放性前列腺切除术的优点,真正达到了彻底切除外科包膜内前列腺增生组织,同时通过对外科包膜上的残留小结节或创面进行进一步的修整,达到精准的解剖性剜除式切除前列腺,使腔内手术达到或优于开放手术的效果。同时患者膀胱憩室较大,严重影响膀胱功能,并可能为之后留下尿液滞留感染的风险,在与患者及家属沟通后,并考虑到如何使手术创伤小、恢复快,采取了经尿道前列腺剜除术 + 腹腔镜下膀胱憩室切除术,取得了良好的效果。

十、主编评述

经尿道前列腺切除术方法众多。无论采用何种切割法,理想的状态应该是完全去除增生之腺体,同时尽量不损伤无需切除的外腺组织。刘春晓提出的经尿道前列腺剜除术(TUEP)结合了经尿道手术和开放性前列腺切除术的优点,用微创的方式达到开放手术的效果。目前主流的经尿道前列腺剜除术包括等离子剜除术和激光剜除术(钬激光、绿激光、$2\mu m$ 激光等),传统的电切设备也能完成经尿道前列腺剜除术。近两年提出的所谓经尿道前列腺解剖性剜除就是在腔镜的放大作用下更清晰的辨认前列腺增生组织、精阜、外括约肌、膀胱颈肌纤维(内括约肌),并下意识的在剜除过程中完全的去除增生前列腺组织,同时保护好精阜、前列腺外科包膜、尿道外括约肌、尿道内括约肌。从而尽可能减少术后并发症。解剖性前列腺剜除术能够达到完全去除增生的前列腺腺体,同时尽量不损伤无需切除的组织,尽可能减少术后并发症。这是患者和每一个泌尿外科医生的共同追求。

参 考 文 献

[1]（美）魏恩(Wein, A. J.),等,著. 郭应禄,周利群,译. 坎贝尔 – 沃尔什泌尿外科学(第9版). 北京：北京大学医学出版社,2009,2493 – 2503、2976 – 2989

[2] 吴孟超,吴在德. 黄家驷外科学(第7版). 北京：人民卫生出版社,2008,2404 – 2411、2582

［3］李海平，杨艳颖，等．腹膜外入路腹腔镜治疗伴有膀胱憩室的前列腺增生．中国男科学杂志，2013，27（11）：55－58

［4］潘其壮，孙学斌，等．TURP联合开放性膀胱憩室切除术5例疗效分析．华夏医学，2015，28（4）：141－143

［5］顾六方，等．现代前列腺病学．北京：人民军医出版社，2002，3－271

［6］Liu CX，Xu AB，Zheng SB，etal. Real endo－enucleation of prostate for treatment of benign prostatic hyperplasia. J Urol，2006，17（4Suppl）：453

［7］刘春晓．经尿道前列腺腔内剜除术．中华腔镜泌尿外科杂志（电子版），2009，3（1）：54

［8］杨帝宽，刘春晓．经尿道前列腺剜除术．中华腔镜泌尿外科杂志（电子版），2011，5（6）：516－518

［9］王建业．良性前列腺增生诊断治疗指南．见：那彦群，等．2014版中国泌尿外科疾病诊断治疗指南．北京：人民卫生出版社，2013，245－266

［10］王亮，李黎明，崔喆，等．经尿道等离子双极电切术与普通电切术中失血量比较．中华腔镜泌尿外科杂志（电子版），2009，3（1）：11－14

［11］梅红兵，王凤，常江平，等．经尿道前列腺电切术与双极等离子电切术治疗良性前列腺增生的临床比较．中华腔镜泌尿外科杂志（电子版），2010，4（3）：222－226

［12］王行环，王怀鹏，陈浩阳，等．经尿道双极电切术治疗良性前列腺增生症及膀胱肿瘤．中华泌尿外科杂志，2003，24（5）：558－561

［13］鄢阳，郑军华，彭波，等．经尿道等离子双极前列腺电切和单极前列腺电切治疗前列腺增生（体积＞60ml）的临床研究．中华腔镜泌尿外科杂志（电子版），2011，5（2）：139－142

［14］郑少波，刘春晓，徐亚文，等．腔内剜除法在经尿道前列腺汽化电切术中的应用．中华泌尿外科杂志，2005，26（8）：558－561

病例2　前列腺增生症

一、病历摘要

患者，男，65岁。

主诉：夜尿增多、排尿不适5[+]年，加重1[+]年。

现病史：5[+]年前，患者无明显诱因出现夜尿增多，3～4次/晚，并逐渐出现排尿踌躇等待、排尿费力、尿线变细无力、偶可见分叉、终末滴沥等不适，彩超检查提示前列腺增生，予以口服哈乐＋保列治治疗，症状稍缓解。1[+]年前，患者上诉症状开始逐渐加重，口服药物治疗效果不佳，现患者为求进一步治疗遂来我院，门诊以"前列腺增生"收入我科。自患病以来，患者精神、饮食尚可，睡眠欠佳，小便如上诉，大便无异常，体重无明显变化。

既往史：既往体健，4[+]年前因外伤导致左下肢骨折并行"骨折内固定术"。无"高血压、糖尿病、心脏病"等慢性病史，无"肝炎、结核"等传染病史，无输血史，无食物药物过敏史，预防接种史不详。

个人史：无疫区居住史，无冶游史，不吸烟，不嗜酒。

婚育史：适龄结婚，育有1子，均体健。

家族史：家族中无类似患者。

二、体格检查

T：37℃，P：64 次/分，H：18 次/分，BP：138/71mmHg。神志清楚，步入病房，查体合作。头颅五官无畸形，全身皮肤黏膜无黄染，浅表淋巴结无肿大，颈软，无抵抗，颈静脉无充盈、怒张，气管居中，甲状腺未扪及肿大，胸部、心脏、肺脏、腹部查体无异常，四肢肌力、肌张力正常。脊柱外观正常。神经系统查体未见异常。专科情况：双肾无隆起，未扪及包块，无压痛、叩击痛，双侧输尿管走行区无压痛，耻骨上无隆起及压痛，未扪及明显肿物，外生殖器发育正常，尿道口未见异常分泌物。直肠指检：前列腺增大，质韧，表面光滑，未扪及确切结果，中央沟消失，指套无血染。

三、辅助检查

1. 一般化验检查　血常规、尿常规、血生化、凝血功能、输血全套未见明显异常。PSA：0.79ng/ml，FPSA：0.47ng/ml。

2. 影像学检查

（1）胸片：两肺纹理增多、模糊，未见确切斑片影；双肺下野见纤维条索影；主动脉迂曲、钙化，心影未见明显增大。

（2）心电图：窦性心律，电轴 +5°。

（3）彩超：肝脏、胆囊、胆管、胰腺、脾脏未见明显异常。肾脏、输尿管、膀胱未见明显异常。前列腺增大，体积约 45m^3，实质回声欠均匀。

四、初步诊断

前列腺增生

五、鉴别诊断及诊疗计划

1. 鉴别诊断　前列腺癌：患者老年男性，有排尿困难病史，彩超提示前列腺增大，不能完全排除前列腺癌可能，需进一步完善 PSA，必要时完善前列腺穿刺活检进一步鉴别。

2. 诊疗计划　完善血常规、尿常规、血生化、凝血功能、输血全套、胸片、心电图、尿动力学等检查。完善 PSA 排除前列腺癌可能。完善术前评估，准备充分后择期手术治疗。

六、治疗过程

1. 手术适应证　有中 – 重度下尿路症状（LUTS）并已明显影响生活质量的患者可选择手术及微创治疗，尤其是药物治疗效果不佳或拒绝接受药物治疗的患者。

2. 治疗方案　本例患者前列腺增生病史 5 年，服用哈乐 + 保列治治疗，但效果不佳，症状影响患者生活质量，患者积极要求手术治疗，手术指征明确，故选择经尿道前列腺等离子电切术。

3. 手术过程

（1）腰硬联合麻醉成功后，患者取膀胱截石位，常规消毒铺巾。

（2）丁卡因胶浆尿道黏膜麻醉润滑下顺利置入 F26 电切镜鞘及操作件。

（3）术中见：尿道未见异常。膀胱容量正常，各壁黏膜光滑完整，双侧输尿管开口清晰可见，喷尿清亮。前列腺左右侧叶增生明显，挤压尿道，黏膜表面充血，中叶未突入膀胱。

（4）由中叶 6 点钟方向开始电切，膀胱颈处电切至膀胱颈环状纤维。逐渐向深部和两侧及尖部电切，深达纹状结构的被膜层。依次同法电切两侧叶。最后电切前列腺尖部，精阜两侧增生腺体及前列腺前联合处，修整创面。

（5）创面彻底止血，冲洗膀胱，吸出前列腺组织碎块（送病检）。拔出电切镜鞘。

（6）尿道置入 F20 三腔导尿管一根，球囊注水 40ml，接膀胱持续冲洗，冲洗液淡红。手术顺利。

七、最终诊断

前列腺增生症

八、治疗/随访效果

术后患者恢复良好，术后 2 天停膀胱冲洗，术后 5 天拔出导尿管，术后 7 天出院。未出现出血、尿失禁、尿潴留等明显并发症。出院后定期每 3 个月随访，患者小便通畅，无排尿异常。

九、心得体会及病例讨论

前列腺增生症是引起中老年男性排尿障碍最为常见的一种良性疾病。主要表现为前列腺间质和腺体成分的增生、前列腺增大、膀胱出口梗阻和下尿路症状。组织学上 BPH 的发病率随年龄的增长而增加，最初通常发生在 40 岁以后，到 60 岁时大于 50%，80 岁时高达 83%。其发生必须具备年龄的增长及有功能的睾丸两个重要条件。对于重度梗阻患者或下尿路症状已明显影响患者的生活质量者可选择手术治疗，尤其是药物治疗效果不佳或拒绝接受药物治疗时患者，可以考虑外科治疗。目前 TURP 仍是"金标准"。作为 TURP 或 TUIP 的替代治疗手段，经尿道前列腺电汽化术（TUVP）、经尿道前列腺等离子双极电切术（TUPKP）和经尿道等离子前列腺剔除术（TUKEP）、前列腺激光手术目前也应用于外科治疗。此外还有前列腺微波热疗、经尿道针刺消融术、前列腺支架等微创治疗应用于临床。其效果与 TURP 接近或相似，但适用范围和并发症有所差别。

十、主编评述

良性前列腺增生（benign prostatic hyperplasia，BPH）是引起中老年男性排尿障碍最为常见的一种良性疾病。表现为尿频、尿急、尿失禁、夜尿增多、排尿踌躇、排尿困难，以及间断排尿、排尿不尽，尿后滴沥等。针对 BPH 患者首先应仔细询问病史，评估症状严重程度。体格检查尤其要注重前列腺指检，了解前列腺大小、形态、质地、有无结节及压痛、中央沟是否变浅或消失，以及肛门括约肌张力等。辅助检查可选前列腺超声检查、尿流率检查等。应注意检查 PSA 等以排除前列腺癌可能。针对前列腺增生的治疗，有观察等待、药物治疗、手术及微创治疗等多种方法，应充分评估患者病情，做到个体化治疗，使患者获得更多的获益及更少的负担及并发症等，提高患者生活质量。

参 考 文 献

Rowhrborm CG, McConnell JD. Etiology, pathothysiology, epidemiology and natural history of binign prostatic hyperplasia. In: Campbell's Urology. Edited by PC Walsh, AB Retik, ED Vaughan, Jr. Philadelphia, PA: W. B. Saunders Company, 2002, 1297 – 1330

病例 3　去势抵抗性前列腺癌合并癌性腹水

一、病历摘要

患者，男，55 岁。

主诉：前列腺癌术后 2 年，发现癌性腹水 10 个月。

现病史：患者 2 年前因体检发现 PSA 增高行前列腺活检穿刺病理提示：前列腺癌，GLeason 评分/分级：5 + 3 = 8 分，完善 MRI 前列腺及膀胱后壁异常改变。期间偶伴排尿困难，偶伴血尿尿频，不伴腰痛等异常，完善术前检查后行机器人辅助腹腔镜前列腺癌根治术，术后病理：前列腺癌伴广泛神经侵犯，侵及周围纤维脂肪组织和骨骼肌组织，标本上下尿道断端/双侧精囊腺/双侧输精管/前列腺双侧尖部和双侧基底部均查见癌累及。前列腺腺癌(Gleason 评分 5 + 4 = 9 分)见多量导管内癌成分，免疫组化癌细胞 PSA(+)，PSAP(少数 +)，AR(+)，PCK(+)，P63(-)。术后给以诺雷德内分泌治疗，术后 6 个月因血尿完善检查发现膀胱内新生物，遂行 TURBT 术，术中见膀胱颈口可见菜花样新生物，包绕输尿管口，未见明显输尿管开口。术后病理：前列腺低分化腺癌。术后 7 个月出现双肾积水，肾功能不全，行双肾穿刺造瘘术，肾功能改善。期间辅助放疗效果欠佳，1 年前行阿比特龙 + 泼尼松治疗 10 个月，10 个月前无明显诱因出现呼吸困难，腹水，穿刺腹水涂片查见少量低分化癌细胞，遂行多西他赛化疗 + 腹腔灌注化疗，目前 PSA > 100ng/ml，治疗效果欠佳。

既往史：患者身体一般，诉有"高血压"病史，未予系统诊断及治疗；否认"肝炎、结核"等传染史；否认"糖尿病"病史；否认外伤史；有输血史；否认过敏史；预防接种史不详。

个人史：无疫区居住情况，无冶游史，不嗜烟，偶伴饮酒。

婚育史：适龄结婚，妻及子均体健。

家族史：家族中无同样患者。

二、体格检查

入院时患者 T：36.8℃，P：77 次/分，R：16 次/分，BP：157/70mmHg。发育正常，营养良好，慢性病容，表情自如，神智清楚，自动体位。步态正常，查体配合。皮肤黏膜：色泽正常，无皮疹，无皮下出血。毛发分布正常，温度与湿度；正常。弹性正常。无水肿，无肝掌，无蜘蛛痣。全身浅表淋巴结无肿大。头颅大小正常。无畸形。无其他异常。眼睑正常，结膜正常，眼球正常，巩膜无黄染，角膜正常，瞳孔等圆等大，对光反射正常。耳郭正常，无乳突压痛，外耳道无分泌物，无听力粗试障碍。鼻外形正常，无其他异常。无鼻旁窦压痛。唇红润，程度：轻。黏膜正常，腮腺导管开口正常，舌正常。齿龈正常。齿列齐，扁桃体无肿大。咽无充血。声音正常。颈部无抵抗感，颈静脉正常，颈动脉正常，气管正中。甲状腺无其他异常。胸廓正常。无膨隆或凹陷。肺部呼吸运动正常，肋间隙正常。语颤正常。无胸膜摩擦感。无皮下捻发感。肺叩诊正常清音。呼吸规整，呼吸音正常。无啰音。语音传导正常。无胸膜摩擦音。无心前区隆起。心尖搏动正常。心尖搏动位置正常。无其他部位搏动，无震颤。无心包摩擦感。心脏相对浊音界正常。心律齐。心音：S1 正常。S2 正常；A2＞P2；A2 正常。P2 正常。S3 无；S4 无；无额外心音。无心包摩擦音。无杂音。腹部膨隆。腹式呼吸存在，脐正常。无其他异常。腹部触诊柔软。无压痛，无反跳痛，无肌紧张。合并液波震颤及振水音；无腹部包块。肝脏未触及。胆囊未触及。脾肋下未触及。肝浊音界存在，无移动性浊音。肠鸣音正常，无气过水声，无血管杂音。生殖器及肛门直肠：正常。脊柱正常，棘突正常。活动度正常。四肢正常。无杵状指趾，无指部变形。无双下肢水肿。腹壁反射正常，四肢肌张力正常。左上肢肌力Ⅴ级；左下肢肌力Ⅴ级；右上肢肌力Ⅴ级；右下肢肌力Ⅴ级。肱二头肌反射；左正常，右正常；肱三头肌反射；左正常，右正常；膝腱反射；左正常，右正常；跟腱反射；左正常，右正常；Hoffmann 征：左（－），右（－）；Babinski 征：左（－），右（－）；Kerning 征：左（－），右（－）；Oppenhei 征：左（－），右（－）；Gordon 征：左（－），右（－）；Lasegue 征：左（－），右（－）；踝阵挛：左（－），右（－）。专科查体：腹部膨隆，可见陈旧性手术瘢痕，双肾无隆起，可见陈旧性肾穿刺手术瘢痕，未扪及包块，无压痛、叩击痛，双侧输尿管走形区无压痛，精索区无压痛，未扪及包块，耻骨上区无隆起及压痛，阴茎发育正常。

三、辅助检查

前列腺特异性抗原（PSA）：＞100ng/ml，泌尿系彩超提示：未见明显前列腺。

四、初步诊断

考虑为去势抵抗性前列腺癌合并癌性腹水

五、鉴别诊断及诊疗计划

1. 鉴别诊断 已行病理学检查，无需鉴别。

2. 诊疗计划

（1）完善相关检查（血常规、凝血功能、尿常规、肝肾功能、心电图、胸片）。

（2）抽取腹腔积液改善症状并送检。

（3）予以补液、镇痛、营养支持等对症治疗。

六、治疗过程

1. 入院监测血常规、肝肾功能，凝血功能及 PSA 检查结果。

2. 完善腹部彩超及泌尿系彩超，完善腹腔穿刺位置。

3. 行腹腔穿刺术

（1）选取脐与耻骨联合上缘间连线的中点上方 1cm 为穿刺点，取平卧位常规消毒铺巾。

（2）术者左手固定穿刺部皮肤，右手持针经麻醉处垂直刺入腹壁，待针锋抵抗感突然消失时，示针尖已穿过腹膜壁层，助手戴手套后，用消毒血管钳协助固定针头，术者抽取腹水，并留样送检。

（3）然后取用9号针头，并于针座接一橡皮管，以输液夹子调整速度，将腹水引入容器中记量并送化验检查。

（4）抽取腹腔穿刺液体后穿刺点用碘伏消毒后，覆盖无菌纱布，稍用力压迫穿刺部位数分钟，用胶布固定，测量腹围、脉搏、血压、检查腹部体征。观察术后反应。

4. 抽取腹水减压后请肿瘤科会诊，给予多西他赛化疗＋腹腔灌注化疗，目前效果欠佳。

七、最终诊断

去势抵抗性前列腺癌合并癌性腹水

八、治疗/随访效果

该病例罕见，目前给以化疗及对症治疗，效果欠佳。

九、心得体会及病例讨论

PSA指标是前列腺癌随访的重要内容，去势抵抗性前列腺癌出现恶性腹水前大多合并其他远处转移，如骨、肺、淋巴结、肝脏、网膜等，临床医师需通过腹腔穿刺明确诊断，同时需要了解该罕见病历的诊疗过程。

对于合并的呼吸困难及腹痛，治疗上仍以对症为主，目前并无特效治疗，该疾病预后较差，大多数患者于出现癌性腹水后死亡，目前全球报告约19例，随访结果为出现癌性腹水后1～13个月死亡。

十、主编评述

去势抵抗性前列腺癌合并癌性腹水病历罕见，临床报道稀少，目前尚无特殊有效治疗方法，化疗合并保守对症治疗是目前最主要的治疗方式，常常通过腹腔穿刺明确诊断，临床医师需通过该类病例去总结后续诊疗方案。

参 考 文 献

[1] Dimitrios Petrakis, George Pentheroudakis, Nicholas Pavlidis. An unusual presentation of a patient with advanced prostate cancer, massive ascites and peritoneal metastasis: Case report and literature review. Journal of Advanced Research, 2015, 6: 517 – 521

[2] Madaan S, Palit V, Gudgeon P, et al. Omental metastasis with malignant ascites: an unusual manifestation of prostatic adenocarcinoma. Can Urol Ass J, 2007, 13: 288 – 290

[3] Zagouri F, Papaefthimiou M, Chalazonitis AN, et al. Prostate cancer with metastasis to the omentum and massive ascites: a rare manifestation of a common disease. Onkologie, 2009, 32(12): 758 – 761

[4] Benedict SP, Ahuja M, Mammen KJ. Hormone refractory carcinoma of prostate with peritoneal metastases and malignant ascites without skeletal involvement: a case report and review of literature. Indian J Urol,

2010，26(2)：287－288

［5］ Ani I, Colstaldi M, Abouassaly R. Metastatic prostate cancer with malignant ascites：a case report and literature review. Can Urol Assoc J, 2013, 7：E248－250

［6］ Tsai JY, Ling M, Chang VT, et al. Hemorrhagic ascites：an unusual manifestation of prostate carcinoma. Am J Med, 2001, 111(3)：245－246

［7］ Amin R. Chylous ascites from prostatic adenocarcinoma. Urology, 2002, 59(5)：773

［8］ Kehinde EO, Abdeen SM, Al－Hunayan A, et al. Prostate cancer metastatic to the omentum. Scand J Urol Nephrol, 2002, 36(3)：225－227

［9］ Lapoile E, Bellaiche G, Choudat L, et al. Ascites associated with prostate cancer metastases：an unusual localization. Gastroenterol Clin Biol, 2004, 28(1)：92－94

［10］ Appalaneni V, Yellinedi S, Baumann MA. Diagnosis of malignant ascites in prostate cancer by measurem Jakse Gent of prostate specific antigen. Am J Med Sci, 2004, 327(5)：262－263

［11］ Brehmer B, Makris A, Wellmann A. Solitary peritoneal carcinomatosis in prostate cancer. Actuelle Urol, 2007, 38(5)：408－409

病例4 前列腺增生症、双肾积水

一、病历摘要

患者，男，71岁，汉族，农民。入院于2017年7月16日。

主诉：排尿困难、尿频、尿急、尿痛并逐渐加重1⁺年入院。

现病史：1⁺年前，患者无明显诱因开始出现排尿困难及尿频、尿急、尿痛，夜尿增多，无血尿，在当地医院行输液治疗(具体不详)，症状无明显好转，未重视，未行任何进一步检查及治疗，上诉症状逐渐加重，在宁南县某医院就诊，行泌尿系CT提示膀胱肿瘤性病变、双肾积水，建议转上级医院治疗。

既往史：平素身体健康，无其他疾病史，否认肝炎、结核等传染病史，预防接种史不详，否认食物、药物过敏史，无外伤史，无输血史，无手术史。

个人史：出生地四川省宁南县，长期居住四川省宁南县，农民，无工业毒物、粉尘、放射性物质接触史，无地方病地区居住史，无特殊饮食及生活习惯，无冶游史，吸烟40⁺年，量不详，未戒烟；不饮酒。

婚育史：已婚，结婚年龄22岁，配偶情况：体健。育有2子女，均体健。

家族史：父母及兄弟姐妹体健，否认"高血压""糖尿病"等家族遗传性疾病史，家族中无类似疾病患者。

二、体格检查

T:36.2℃，P:97次/分，R:20次/分，BP:128/73mmHg，W:45kg。神志清楚，精神可，心肺无阳性体征。下腹部膨隆，全腹软，无压痛、肌紧张及反跳痛，肝脾未触及，膀胱区叩诊呈浊音，膀胱底位于脐下三横指，双肾区无明显叩痛，移浊阴性，肠鸣正常。直肠指检:前列腺增大，约5cm×4.5cm大小，中央沟消失，质韧，未扪及结节及包块。双下肢无水肿。

三、辅助检查

2017 年 7 月 15 日四川省宁南县中医医院泌尿系 CT 示（仅出示报告单）：膀胱后壁占位,考虑肿瘤性病变,怀疑精囊腺、前列腺、双侧输尿管壁内段受侵;双侧输尿管、双肾积水。

四、初步诊断

1. 前列腺肿瘤?
2. 膀胱肿瘤?
3. 尿潴留
4. 双肾积水
5. 梗阻性肾病

五、鉴别诊断及诊疗计划

1. 鉴别诊断　本例患者结合泌尿系 CT 检查诊断双肾积水、梗阻性肾病明确,其梗阻原因考虑下尿路梗阻所致,结合 CT 检查主要考虑:

（1）前列腺肿瘤:主要表现为排尿困难、排尿费力、排尿等待、尿线变细、夜尿增多及尿频、尿急、尿痛等症状,直肠指检可扪及长大的前列腺内有结节、包块,血 PSA 升高,需病检确诊。

（2）膀胱肿瘤:主要以血尿为主要表现,若肿瘤侵犯输尿管,可致双肾积水。

2. 诊疗计划　完善血常规、尿常规、血生化、凝血功能、输血全套、胸片、心电图、尿动力学、肾图等常规检查。完善 PSA 排除前列腺癌可能。完善术前评估与准备后择期手术治疗。

六、治疗过程

患者入院后进一步完善各项检查,结果如下:

血常规:RBC 3.55×10^{12}/L, HGB 112g/L。

血 PSA:17.01ng/ml, fPSA:1.40ng/ml, fPSA/PSA 0.08。

肾功能:Crea 125.4μmol/L, UA 477μmol/L, eGFR 49.2ml/min。

泌尿系彩超:前列腺增大并凸向膀胱,残余尿 460ml。

泌尿系 CT（图 5-3 至图 5-5）:①双侧肾盂、输尿管扩张积水;②慢性膀胱炎;③膀胱憩室;④前列腺增生;⑤膀胱三角区突出影:前列腺? 膀胱肿瘤?

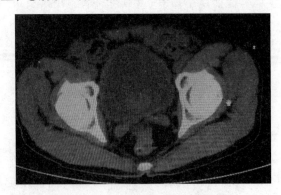

图 5-3　CT:前列腺增生突入膀胱

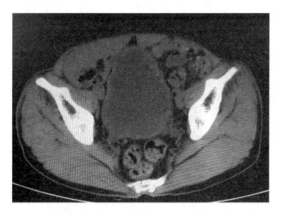

图 5 - 4　CT：慢性膀胱炎、膀胱憩室

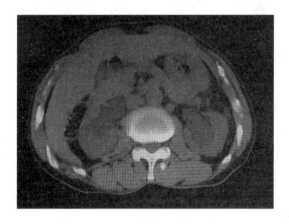

图 5 - 5　CT：双肾积水

　　前列腺 MRI（图 5 - 6）：①前列腺增生并前列腺炎；②慢性膀胱炎并膀胱憩室；③双侧肾盂、输尿管扩张积水。

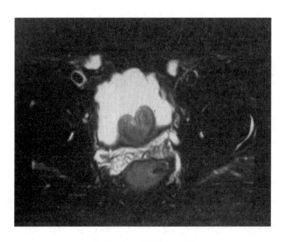

图 5 - 6　前列腺 MRI

全麻行经尿道前列腺剜除术，术中见前列腺三叶增生，以中叶为主，突入膀胱明显，遮挡三角区，表面充血水肿，膀胱内广泛小梁小凹样改变，并可见多个膀胱憩室形成，双侧输尿管开口可见。逐一剥离、切除增生的前列腺，留置 F22 导尿管，术后 5 天复查肾功能正常，拔出尿管，排尿通畅。术后病检：前列腺增生。

七、最终诊断

1. 前列腺增生伴尿潴留
2. 膀胱憩室
3. 慢性膀胱炎
4. 慢性肾功能不全
5. 梗阻性肾病
6. 双肾、输尿管积水
7. 轻度贫血

八、治疗/随访结果

术后 5 天复查肾功能正常，拔出尿管，排尿通畅。术后病检：前列腺增生。出院后 1 个月、3 个月随访，肾功能正常，双肾积水消失。

九、心得体会及病例讨论

前列腺增生症是老年男性最常见疾病之一，增大的前列腺可压迫尿道，致尿流受阻，如处置不当，可继发感染和结石形成，长期梗阻则可引起肾盂积水，最终导致肾功能损害。令人担忧的是许多基层医生对其危害的严重性认识不足，目前的高患病率、低就诊率和治疗不规范的现象十分常见。本例患者即为典型的前列腺增生致上尿路损害，其原因主要包括梗阻因素和反流因素。解除前列腺梗阻，是主要手段，对于防止上尿路功能损害具有重要意义。经尿道前列腺等离子剜除术（TUEP）结合 PKRP 手术和开放性前列腺切除术的优点，真正达到了彻底切除外科包膜内前列腺增生组织，同时通过对外科包膜上的残留小结节或创面进行进一步的修整，达到精准的解剖性剜除式切除前列腺，使腔内手术达到或优于开放手术的效果。本例患者即采取该手术方式切除前列腺组织，解除流出道梗阻。

十、主编评述

良性前列腺增生是老年男性最常见疾病之一，增大的前列腺可压迫尿道，致尿流受阻，如处置不当，可继发感染和结石形成，长期梗阻则可引起肾盂积水，最终导致肾功能损害。增大的腺体突入膀胱，可能会造成术前误诊为膀胱肿瘤，需综合 CT、MRI 等各项检查综合评定。PSA 为筛查前列腺肿瘤的一种重要的辅助检查，但由于 PSA 不是前列腺癌特异性抗原，血清中含量与前列腺组织多少密切相关，同时与前列腺损伤如直肠指诊、前列腺按摩和理疗、滞留导尿管、前列腺内药物注射、尿道狭窄进行强行机械性扩张、急性或慢性前列腺炎也有关，故其血清水平升高并不能区分良性前列腺增生和前列腺癌，需结合直肠指检及 MRI 等检查综合评定。经尿道前列腺电切术及经尿道前列腺剜除术均为治疗前列腺增生的有效手术方法，可以明显改善临床症状，但经尿道前列腺剜除术手术时间短、术中术后出血少、术后膀胱冲洗时间短、住院时间短、术中术后并发症少，是治疗良性前列腺增生的一种较好的手术方法，更值得临床医生进一步推广应用。

参 考 文 献

［1］董碧蓉．老年科医师应重视前列腺增生的诊治．中华老年医学杂志，2006，25（11）：806－807

［2］宋波，熊恩庆．男性膀胱下尿路梗阻．见：金锡御，宋波．临床尿动力学．北京：人民卫生出版社，2002，217

［3］李新，李雪梅，宋波，等．前列腺增生致上尿路损害的临床机制研究．医学研究杂志，2010，39（8）：40－42

［4］龙兵，韩敏，王永维．前列腺特异抗原及相关指标在前列腺癌诊断中的意义．中国老年学杂志，2016，36（21）：5357－5358

［5］那彦群，叶章群，孙颖浩，等．2014版中国泌尿外科疾病诊断治疗指南．北京：人民卫生出版社，2013

［6］程洪林，郭闯，等．剜除术与电切术治疗超大前列腺增生的临床疗效分析．重庆医学，2017，46（11）：1497－1499

第六章　其　他

病例 1　精索静脉曲张结扎

一、病历摘要

患者，男，21岁，汉族，学生，未婚。入院于 2016 年 11 月 25 日。

主诉：会阴坠胀不适 3$^+$ 年，发现左侧阴囊内包块 1$^+$ 年。

现病史：患者 3$^+$ 年前自觉活动及久站后左侧阴囊坠涨不适，未予重视及治疗，入院前 1$^+$ 年患者发现左侧阴囊内包块，偶感左侧腹股沟区胀痛不适，曾在院外检查诊断为"左侧精索静脉曲张"未予治疗。

既往史：患者平素身体健康。

个人史：无特殊。

家族史：否认家族遗传疾病病史。

月经、婚育史：男性，未婚未育。

二、体格检查

T：36.8℃，P：74 次/分，R：19 次/分，BP：120/70mmHg。心肺腹未见异常，左侧阴囊包块，左侧阴囊内可扪及蚯蚓样团块，Valsava 试验阳性。

三、辅助检查

院外彩超示：左侧精索内静脉宽度 2.8mm，左侧精索静脉曲张。

四、初步诊断

左侧精索静脉曲张

五、鉴别诊断及诊疗计划

1. 鉴别诊断　继发性精索静脉曲张：由肾肿瘤或其他腹膜后肿瘤压迫精索静脉引起，患者无相关病史。原发性精索静脉曲张立位明显，平卧后消失，而继发性静坐静脉曲张平卧后改变不明显。必要时可完善 CT 明确。

2. 诊疗计划　泌尿外科护理常规，普食，二级护理常规，完善三大常规、肝肾功、凝血、ECG、精液常规等检查，择期手术治疗。

六、治疗过程

入院后予以完善血尿常规、凝血、肝肾功能及电解质、心电图、胸片、普通腹部彩超均未见异常。

排除手术禁忌后择日在局麻下行手术治疗。

手术名称：显微精索静脉结扎术。

手术过程：1% 利多卡因腹股沟下皮肤浸润麻醉(5～8ml)，皮肤切口 2cm 后找到精索后行该侧精索神经阻滞麻醉(5～8ml)，然后牵拉出精索进行手术。手术时先切开精索外鞘膜，在精索内血管丛和输精管及其伴行血管之间找到两层包膜潜在间隙进行分离。在双人双目放大 10 倍视野下解剖血管束，保护睾丸动脉、淋巴管和神经，将分辨出静脉分别结扎，仔细止血，如遇明显曲张的精索外静脉，一并结扎(图 6-1)。注意要将睾丸动脉和大部分的淋巴管予以保护。手术完成的时候，精索内只剩下睾丸动脉、输精管及伴随的血管、提睾肌和精索淋巴管。

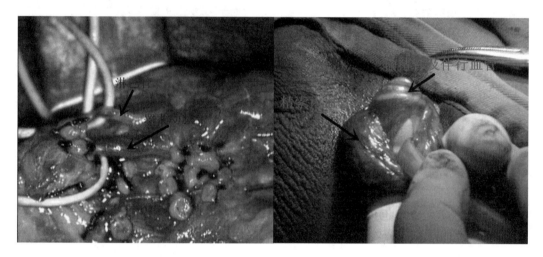

图 6-1　显微精索静脉结扎术

七、最终诊断

左侧精索静脉曲张

八、治疗/随访效果

患者症状明显改善。随访 6 个月无鞘膜积液、阴囊水肿、睾丸萎缩及复发等并发症发生。

九、心得体会及病例讨论

精索静脉曲张是指精索静脉回流受阻或瓣膜功能失去作用导致反流引起血液淤滞，从而使得精索静脉蔓状静脉丛扩张、伸长、迂曲改变(图 6-2)。该病多发于左侧，主要病因目前普遍认为是由于：①左精索静脉呈直角注入左肾静脉，阻力较大；②左精索内静脉受乙状结肠的压迫，肠系膜上动脉和主动脉搏动时压迫左肾静脉，从而影响左精索静脉回流。精索静脉曲张症状明显和(或)体征显著、伴有男性不育时，手术治疗是首选。显微外科技术的重要特点是应用显微外科技术辨认和分离细小静脉，术中不仅要结扎较为粗大的静脉，而且彻底结扎精索内动脉周围的细小静脉。传统经腹股沟途径肉眼下要想完全彻底结扎静脉、保留动脉和淋巴管，是非常难做到的事情，易于遗漏细小静脉，或误扎动脉、淋巴管，而在手术显微镜下就变得容易得多。使用显微镜下精索静脉低位结扎术的另一优点是可以准确辨认精索淋巴管，术中保留精索淋巴管可避免术后出现阴囊肿胀和睾丸鞘膜积液等并发症。经腹股沟途径应用显微技术结扎精索静脉在复发率，及控制并发症及避免动脉损伤方面均有明显优势，显微镜手术在改善精液质量和预防术后复发，以及微创及恢复方面，均优于腔镜及 palomo 术式，因此有学者认为显微外科精索静脉结扎术是治疗 VC 的"金标准"。

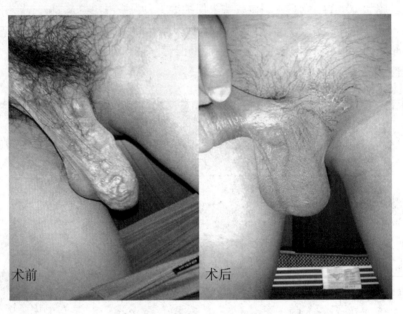

术前　　　　　　　　　　　术后

图6-2　精索静脉曲张

十、主编评述

手术治疗 VC 的方法多种多样，传统的有腹膜后集束结扎精索静脉和经腹股沟途径。近些年，微创技术腹腔镜下精索内静脉结扎术治疗 VC 逐渐成熟，应用也较为广泛。在临床实际操作中，无论是传统手术还是腹腔镜手术，均不能有效的分离出睾丸动脉和精索淋巴管，多数情况一起结扎睾丸动脉和淋巴管。美国泌尿外科协会（AUA）建议术中借助放大镜或显微镜最大限度保留睾丸动脉及淋巴管。显微手术被认为是治疗 VC 的"金标准"。相比而言，显微镜下精索静脉结扎术具有明显优势：手术不需切开腹外斜肌腱膜，术后患者疼痛轻微，恢复快；术中借助显微镜能准确鉴别和保护睾丸动脉及其属支，术后睾丸萎缩发生率降低；术中暴露睾丸可以直接观察包括精索内外静脉、提睾肌静脉、输精管静脉在内的所有睾丸回流静脉，有助于鉴别和切断这些曲张静脉，有效防止复发；显微手术淋巴管的误扎减少，术后鞘膜积液、阴囊水肿的发生减少。显微手术中睾丸动脉的辨别至关重要，术中可在血管表面滴加酚妥拉明，使动脉搏动明显，以及使用彩色多普勒超声加以辨别。术中对于发现的睾丸动脉可以套线加以标记，对于实在不能分离的淋巴管，予以结扎，减少复发的可能。

参 考 文 献

[1] (美)魏恩(Wein, A. J.),等,著. 郭应禄,周利群,译. 坎贝尔－沃尔什泌尿外科学(第9版). 北京:北京大学医学出版社,2009,3987－3990

[2] 姜瑞. 三种手术方式治疗精索静脉曲张的疗效对比. 安徽医学杂志,2013,009(1):885－888

[3] 吴磊,阳宁,等. 腹腔镜与显微镜下精索内静脉高位结扎术治疗精索静脉曲张的比较,实用医学杂志,2016,32(5):764－767

[4] 任黎刚,陈静,等. 精索静脉曲张常见4种手术方式,当代医药论丛,2017,15(2):10－11

[5] 杨立杰,刘庆军. 不同精索静脉曲张手术治疗精索静脉曲张的疗效对比. 临床和实验医学杂志,2016,15(10):1016－1020

[6] 柳良仁,杨博. 精索静脉曲张外科治疗进展. 西部医学,2016,28(2):285－287

病例 2 包皮环切术后出血

一、病历摘要

患者,男,19岁,汉族,学生,入院于2016年4月13日。

主诉:包皮环切术后阴茎疼痛肿胀逐渐加重1天。

现病史:入院前1天,患者因"反复龟头发炎3年"在当地私营医院诊断"包皮过长"并行包皮环切术,术后按嘱回家休息,约术后4小时发现阴茎青紫肿胀逐渐加重,手术伤口附近为甚,伴阴茎皮肤感觉麻木、排尿疼痛、费力,不伴发热、下腹疼痛、头昏头疼。手术医生建议暂时观察等待。患者为求治急诊转我院求治。病程中精神饮食可,小便滴沥,大便正常。

既往史:无特殊。

个人史:无特殊。

婚育史:未婚未育。

家族史:否认家族遗传性疾病史。

二、体格检查

T:36.4℃,P:76次/分,R:20次/分,BP:120/90mmHg。急性痛苦面容,呻吟不止,神志清楚,精神可,皮肤黏膜、淋巴结、头颈部、胸部、心肺腹部及脊柱、神经系统均未查及明显异常;肛门直肠未查。专科情况:阴茎整体青紫肿胀明显,皮肤表面水泡形成,直径约7cm;包皮及龟头水肿严重,阴茎远端腹侧可扪及约6cm×7cm血肿,质软,伤口肿胀张力大,缝线间组织水泡样突出;阴茎远端及龟头感觉麻木;阴囊青紫肿胀明显。

三、辅助检查

暂缺。

四、初步诊断

包皮环切术后出血伴血肿形成

五、鉴别诊断及诊疗计划

1. 鉴别诊断

(1)血友病:特征是活性凝血活酶生成障碍,凝血时间延长,终身具有轻微创伤后出血倾向,重症患者没有明显外伤也可发生"自发性"出血。结合患者病情特点及凝血功能检查,可排除。

(2)获得性凝血功能障碍:患者往往有多种凝血因子缺乏,多发生在成年,临床上除出血外尚伴有原发病的症状及体征。结合患者凝血六项检查,可排除。

2. 诊疗计划 泌尿外科常规护理,禁饮食,二级护理常规,完善血常规、凝血六项、传染病、胸片、心电图等检查,急诊行手术治疗。

六、治疗过程

患者入院后急诊完善血常规、凝血六项、传染病、胸片、心电图均未见异常。

急诊在持续硬膜外麻醉下行包皮伤口血肿清除术。

手术过程:

麻醉满意后,取平卧位,常规消毒铺巾。

拆除包皮伤口缝线,清除皮下血凝块约150ml,分别结扎出血点,于阴茎腹侧近端及远端分别放置橡皮引流条,修整包皮内外板,间断缝合伤口。

保留导尿,弹力绷带加压包扎伤口,结束手术。

术后处理:术后给予拉氧头孢1g,静脉滴注,12小时一次抗感染治疗,术后48小时拔出橡皮引流条,每天换药1次。

七、最终诊断

包皮环切术后出血伴血肿形成

八、治疗/随访效果

术后10天,拔出尿管后,患者阴茎外形基本恢复,手术伤口愈合可,龟头感觉正常,排尿通畅,无尿瘘,阴茎远端腹侧约2cm×1cm皮肤血供差,黑褐色,阴囊恢复正常。出院继续换药。随访1年,患者阴茎功能正常,排尿及性功能正常,阴茎远端腹侧伤口瘢痕愈合。

九、心得体会及病例讨论

包皮环切术是泌尿外科门诊常见的小手术。常见4种包皮手术方法:小儿环套术、成人环套术、切割缝合器及传统包皮环切术。无论选择何种手术方式,术后出血/血肿都是包皮手术较常见的严重并发症。因此,手术操作时的认真仔细至关重要。本例患者即是形成血肿,必须局部拆开切口缝线,清除血肿,重新结扎或缝扎止血,加压包扎创面。

十、主编评述

手术治疗包茎、包皮过长方法较多,大致分为以下:①传统包皮环切法(剪刀法、血管钳法、脱袖法、捏提法、Snell法、阴茎根部包皮环切法等):都需要切割、缝扎止血;

②电刀或激光环切法：以烧灼凝固止血；③包皮环扎法：通过弹力线或结扎环压迫止血，术中出血少，术后多余包皮逐渐缺血坏死，手术后再出血的风险低；④切割缝合器法（吻合器法）：以缝合钉代替缝合线结扎止血。不论哪种手术方式，术后均有出血可能，特别是青壮年夜间阴茎勃起频繁，更容易发生出血。加之包皮手术多在门诊进行，术后患者在家休息，出血之后往往不能及时就诊，小出血可以形成大血肿，造成失血休克，局部皮瓣可发生缺血坏死，甚至阴茎缺血坏死。包皮术后出血必须及时处理，尽早明确出血原因，采取有效止血措施，避免严重并发症。

参 考 文 献

[1] 陈侃，刘金昌，付海英，等.阴茎根部皮肤环切术与传统包皮环切术的疗效比较.中华泌尿外科杂志，2005，26(01)：51－53

[2] 刘韬滔，范巨峰，吕伟，等.应用预控出血的包茎矫治术治疗包茎.中国美容医学，2008，17(10)：1433－1434

[3] 肖龙明，庞家瑜，何囤友，等.改良包皮环切术82例临床分析.微创医学，2008，3(4)：392－393

[4] 徐克华.包皮环切57例术后出血诊疗体会.中国校医，2010，24(2)：104－106

[5] 李德新，宁富民，查元坤，等.包皮环切术的并发症及防范.中国美容医学，2009，18(10)：1403－1405

[6] 苗强，于长海，张羽.自粘性弹力绷带在包皮环切术后的应用.中国临床研究，2010，23(4)：286

[7] 黄晓龙，胡芸，牛延宏，等.改良包皮环切术及京万红外敷治疗包皮异常320例.人民军医，2009，52(1)：53

病例 3　双侧隐睾

一、病历摘要

患者，男，8岁，汉族，学生，入院于2016年1月18日。

主诉：发现双侧阴囊空虚8年。

现病史：入院前8年，患儿顺产出生后不久，家长发现其双侧阴囊空虚，未扪及睾丸。随患儿生长发育双侧阴囊始终没有睾丸。曾于当地医院检查，诊断"双侧隐睾"而未行进一步治疗。现为进一步求治入院。

既往史：无特殊。

个人史：无特殊。

婚育史：男性，未婚未育。

家族史：否认家族遗传性疾病史。

二、体格检查

T：36.4℃，P：95次/分，R：25次/分，W：30kg。神志清楚，精神可，皮肤黏膜、浅表淋巴结、头颈部、胸部、心肺腹部及脊柱、神经系统均未查及明显异常；肛门直肠未查。专科情况：阴茎、阴囊发育可，双侧阴囊内均未扪及睾丸，双侧腹股沟区外环口上方均可扪及约 2.5cm×1.5cm 包块，右侧较左侧位置稍高，质中，边界清，活动度好。

三、辅助检查

暂缺。

四、初步诊断

双侧隐睾（腹股沟型）

五、鉴别诊断及诊疗计划

1. 鉴别诊断

（1）睾丸回缩：因天气寒冷或患者精神紧张，刺激提睾肌收缩，睾丸可回缩至腹股沟，阴囊内扪不到睾丸，但待腹部温暖，或局部温度升高，睾丸可复出。隐睾则不受温度变化的影响。

（2）无睾丸：阴囊发育不良，空虚无睾丸，无生殖能力，第二性征差，腹部 B 超及手术探查均无睾丸。

（3）腹股沟淋巴结：淋巴结为豆形，质地较硬，大小不一，且数目较多，不活动，阴囊内睾丸存在。

（4）男性假两性畸形常合并有隐睾：此外生殖器官有严重畸形，如尿道下裂，阴囊分裂，性染色体检查为 XY，B 超及手术探查可发现睾丸。

2. 诊疗计划　完善相关检查，重点是影像检查寻找睾丸位置，确定治疗方案。

六、治疗过程

入院后完善血常规、凝血六项、传染病、胸片、心电图均未见异常。彩超提示：双侧腹股沟隐睾。

择期在全身麻醉下行双侧腹股沟隐睾下降固定术。

手术过程：①麻醉满意后，取平卧位，术区碘伏消毒、铺巾；②取右侧腹股沟切口，长约 4 厘米。分层切开皮肤，皮下，暴露腹外斜肌腱膜，寻及外环，切开腹外斜肌腱膜，无神经损伤；③切开提睾肌，于腹股沟管内寻及隐睾。切开鞘状突，术中见：右侧睾丸附睾大小、形态属常，睾丸与附睾分离，附睾发育较正常为差；④于右侧腹股沟内环处将鞘状突与精索分离，游离鞘状突至高位可见腹膜外脂肪处用 4 号丝线缝扎并结扎，切除远端多余鞘状突；⑤用锐性与钝性分离相结合的方法将精索上的纤维结缔组织仔细分离，将精索松解，切断睾丸引带；⑥将精索充分游离后，使得睾丸可以无张力置入阴囊内；⑦手指在腹壁深筋膜的深面向阴囊内进行分离，直达阴囊的底部；⑧在阴囊底部皮下注射 2ml 生理盐水使皮肤分离，于水囊表面切开阴囊皮肤，用血管钳在皮肤间分离出一个足够容纳睾丸的间隙。切开肉膜层。将右侧睾丸通过肉膜切口牵引入肉膜外间隙，精索无扭转。1 号丝线穿过浅表睾丸鞘膜与肉膜固定两点，防止睾丸回缩与扭转。同法处理左侧；⑨彻底止血，清点纱布器械无误后，分层缝合腹股沟切口及阴囊皮肤切口，外敷无菌敷料。

术后处理：平卧位休息，托起阴囊，腹股沟处伤口盐袋加压止血，补液对症治疗，伤口隔天换药。

七、最终诊断

双侧隐睾(腹股沟型)

八、治疗/随访效果

术后 1 周伤口拆线,甲级愈合。电话随访 1 年,患儿无腹股沟疝发生,双侧睾丸位于阴囊内,无不适。

九、心得体会及病例讨论

隐睾包括睾丸下降不全、睾丸异位和睾丸阙如。相关研究表明:隐睾在 1 岁内对睾丸间质细胞无严重影响,早期手术有利于减少对睾丸功能的损害。目前国际公认的睾丸固定术时间为 6~18 个月。根据隐睾的发生机制,治疗方式分为内分泌治疗和手术治疗,内分泌治疗效果不确切,而以手术治疗为主。手术治疗的关键是充分松解精索而不影响睾丸血供,避免术后睾丸萎缩,同时需要对睾丸经行妥善的固定。近年来腹腔镜的应用对高位或腹腔内的隐睾治疗是一种有益的补充。隐睾术后的随访是重要的和终身的,这应视为治疗的一部分。睾丸萎缩是最常见的远期并发症;隐睾患者的睾丸肿瘤发生风险是非隐睾患者的 2~8 倍,而手术并不能减少肿瘤发生的危险;自我检查及复查相关肿瘤标志物有助患者及早发现睾丸病变的可能。

十、主编评述

隐睾症的发生是多因素的结果,仅通过动物模型的激素通路研究很难解释人类睾丸下降不全的原因。对于现有手术治疗方式概括而言,不损伤精索血管的开放式手术方式远期随访效果更好。对于精索不够长的腹腔内隐睾,不能盲目采用腹腔镜下分期睾丸固定术,对于接受一期腹腔镜下睾丸血管结扎术的患儿,二期手术时发现有长血管环形成,应采用开发性睾丸固定术,效果更佳。国外有应用聚四氟乙烯包裹腹膜后游离的短精索后固定睾丸于阴囊底部,利用阴囊的牵引使睾丸在 9~12 个月后下降至阴囊的方法。该方法避免了一期切断精索血管及二期手术时粘连重、操作困难的缺点。但材料成本较高,我国未广泛开展。希望新材料、新技术的发展不断地降低材料成本和优化手术方法,使隐睾的治疗更科学。

参 考 文 献

[1] 那彦群,孙颖浩.中国泌尿外科疾病诊断治疗指南(2014 版).北京:人民卫生出版社,2013,410 – 413

[2] 许丽雅,刘庆旭,李嫔,等.隐睾患儿睾丸功能的评估.上海交通大学学报:医学版,2017, 37 (1):49

[3] Kolon TF, Herndon CD, Baker LA, et al. Evaluation and treatment of cryptorchidism: AUA guideline. J Urol, 2014, 192(2): 337 – 345

[4] Mohta A, Jain N, Irniraya KP, et al. Non – ligation of the hernial Sac during herniotomy: A prospective study. Pediatr Surg Int, 2003, 19(6): 451 – 452

[5] 郭立明, 宋华, 高强, 等. 腹腔镜睾丸探查术在未能定位睾丸的隐睾治疗中应用. 青岛大学医学院学报, 2017, 53(1): 91-93

病例4　睾丸扭转

一、病历摘要

患者, 男, 36 岁, 彝族, 农民。于 2017 年 7 月 10 日入院。

主诉: 左侧阴囊肿痛 3[+]天。

现病史: 入院前 3[+]天, 患者无明显诱因开始出现左侧阴囊红肿疼痛, 不伴发热, 无尿频、尿急、尿痛、肉眼血尿, 无咳嗽、咳痰, 无恶心、呕吐, 无心累、气促, 无呼吸困难, 无腹胀、腹泻, 无便血。院外未行任何检查与治疗, 左侧阴囊肿痛逐渐加重, 活动后疼痛更明显, 今为求进一步诊治来我院, 门诊以"左侧睾丸扭转"收入我科。

既往史: 3[+]个月前行消化道穿孔修补术。

个人史: 无特殊。

婚育史: 已婚, 结婚年龄 20 岁, 配偶情况: 体健, 育 1 子 2 女, 均体健。

家族史: 无特殊。

二、体格检查

T: 36.6℃, P: 114 次/分, R: 22 次/分, BP: 119/80mmHg, W: 55kg。一般情况尚可, 皮肤黏膜, 浅表淋巴结, 头部及器官, 颈部, 胸部, 心肺部, 肛门直肠, 脊柱四肢, 神经系统未见异常。专科情况: 腹部正中见一长约10cm 的手术切口瘢痕, 全腹未见胃肠型及蠕动波, 肝脾不大, 肝肾区无叩痛, 移动性浊音阴性, 左侧阴囊肿大, 红肿压痛明显, 左侧睾丸、附睾肿大, 附睾、睾丸分界不清, 质硬, 触压痛明显。右侧睾丸、附睾正常。

三、辅助检查

门诊彩超示: 左侧附睾、睾丸体积增大, 回声改变并血流信号明显减少(考虑睾丸、附睾扭转)(图 6-3)。

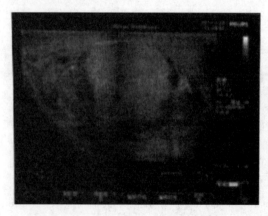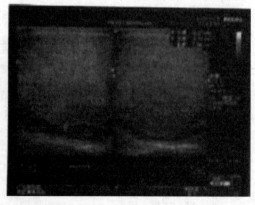

图 6-3　患者阴囊彩超

四、初步诊断

1. 左侧睾丸扭转
2. 消化道穿孔术后

五、鉴别诊断及诊疗计划

1. 鉴别诊断

（1）急性睾丸炎及附睾炎：可有睾丸疼痛等症状，伴发热、白细胞增高。多见于成人，发病较慢，疼痛症状较轻。

（2）嵌顿疝：患者既往有腹股沟斜疝的病史。腹股沟斜疝嵌顿时，阴囊部可有剧烈的疼痛，并伴有明显的压痛。腹部也有压痛，且伴有恶心呕吐、停止肛门排便及排气等症状。听诊可闻及肠鸣音亢进、有气过水声。睾丸及附睾检查无异常。

（3）输尿管结石：表现为突发性腰腹部绞痛，并可放射至股部、会阴部、阴囊，伴恶心、呕吐，但阴囊及其内容物均正常。

（4）睾丸附件扭转：临床症状与睾丸扭转相似，也可发生恶心、呕吐、腹部不适的症状。发病一般较缓和，在一两天内逐渐加重，但也有疼痛剧烈、急性发作的。体格检查可在睾丸的上极触及肿块。卧床休息、应用非激素类抗炎药物、托起阴囊可使症状得到缓解。

2. 诊疗计划　泌尿外科护理常规，禁饮食，完善三大常规、肝肾功、凝血、ECG、胸片等检查，急诊手术治疗。

六、治疗过程

入院后急查血常规、凝血、肝肾功及电解质、完善心电图、胸片。血细胞分析（急）：白细胞计数 $17.87 \times 10^9/L$，淋巴细胞绝对值 $4.30 \times 10^9/L$，中性粒细胞绝对值 $12.73 \times 10^9/L$，中性粒细胞百分数 71.2%。C 反应蛋白 74.73mg/L。

急诊行左侧附睾、睾丸探查术。

手术名称：双侧睾丸探查＋左侧睾丸切除＋右侧睾丸固定术。

手术过程：①麻醉满意后，取平卧位，常规消毒铺巾；②取左侧阴囊外侧壁切口，约 5cm 长，切开皮肤、皮下组织、寻及左侧睾丸；③术中见：左侧睾丸大小约 3.0cm × 3.0cm 大小，睾丸附睾缺血坏死变黑，精索逆时针方向540°扭转。立即将左侧睾丸附睾复位，观察血供恢复情况仍未见好转，游离左侧精索至高位，依次结扎切断输精管、精索动静脉，切除左侧坏死睾丸；④同法探查右侧睾丸，右侧睾丸附睾未见异常，右侧睾丸鞘膜囊内约有淡黄色清亮液体约 10ml，丝线固定右侧睾丸，彻底止血。于左右阴囊内各放置橡胶引流条一根，逐层缝合切口。结束手术。术中麻醉满意，手术顺利，术中失血约 5ml，术毕安返病房。

术中图片（图 6 - 4）：

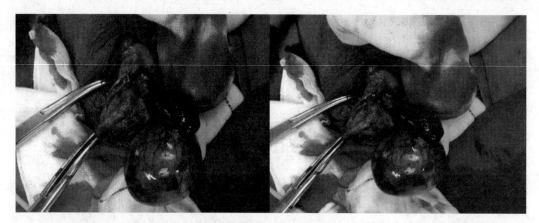

图6-4 术中所见

术后处理：止血、抗感染、补液对症治疗。

术后病理诊断：左侧睾丸及附睾组织坏死伴炎性变。

七、最终诊断

1. 左侧睾丸扭转坏死

2. 消化道穿孔术后

八、治疗/随访效果

随访3个月右侧睾丸无扭转，左侧阴囊切口愈合好。

九、心得体会及病例讨论

睾丸扭转的发病机制尚不十分清楚，可能为数种因素同时致病。其危险因素主要包括：先天性畸形、与性相关的活动会导致提睾肌的突然收缩、年龄、温度、外伤等，仔细询问睾丸精索扭转的患者，4%~8%既往曾发生过睾丸精索的外伤。睾丸扭转首次就诊时被及时诊断是决定睾丸在缺血坏死前能否被复位保留的关键，因此临床医师对本病的特点能有足够认识就显得非常重要。Tydeman等研究发现，在处理阴囊急症时，泌尿外科医师只有76%能正确诊断睾丸扭转，而普外科医师就只有46%能鉴别睾丸是否扭转了。因此做出明确的诊断对睾丸扭转的治疗及愈后起着关键性作用。临床上扭转后3小时之内复位者，均正常存活；至6小时处理者，睾丸挽救率为80%；8~10小时处理者，挽救率仅50%~70%；超过10小时，仅为20%；24小时以后，只为10%。本例患者患侧睾丸已失去挽救时机，予以切除。同时，为最大限度避免仅存的健侧睾丸出现问题，同期积极固定。

十、主编评述

睾丸扭转是泌尿外科最重要的外科急症之一，临床上并不少见，其在25岁之前的人群中的临床发病率为1/4000，睾丸扭转需快速诊断和处理，误诊为急性附睾炎会错失最佳手术时机，导致睾丸缺血坏死最终被切除。睾丸扭转也是男性在青少年时期失去睾丸的最主要原因。正确掌握睾丸扭转的临床特点，降低误诊率，加强医疗常识宣教，正确认识睾丸扭转，及时到正规医院的专科医生就诊可减少误诊。及时彩色多普勒超声检查，能有效降低误诊率，提高早期诊断水平。

参考文献

[1] 郑传东，苟欣，胡兴平，等．睾丸扭转61例诊断与治疗的临床研究．中国性科学，2014，6：21 –22

[2] Favorito LA, Cavalcante AG, Costa WS. Anatomic aspects of epididy – misand tunieavaginalisin patient swith testicular torsion. Int Braz J Urel, 2004, 30(5)：420 –424

[3] Srinivasan AK, Freyle J, Giflin JS, et al. Climatic conditionsand the risk of testieulartor sioninadolescent males. JUrol, 2007, 178(6)：2585 –2588

[4] Liu CC, Huang SP, Chou YH, et al. Clinical presentation of acute scrotum in young males. Kaohsiung J MedSei, 2007, 23(6)：281 –286

[5] Tydeman C, Davenport K, Glancy D. Suspected testicular torsionisu'rological orgeneral surgical emergency. Ann R ColSurg End, 2010, 92(8)：710 –712

[6] 陆雪强，李汝昌，陈刚，等．一侧睾丸扭转对侧睾丸预防性固定必要性的研究．中国男科学杂志，2008，22(2)：53 –54

病例5 小儿鞘膜积液

一、病历摘要

患者，男，3 岁，彝族。入院于 2015 年 10 月 6 日。

主诉：发现右阴囊包块 1[+]年。

现病史：入院前 1[+]年患儿父母无意中发现患儿右侧阴囊肿大，不伴疼痛，无畏寒、发热、咳嗽、咳痰，无尿频、尿急、尿痛、尿不尽等。曾在我院诊断为"睾丸鞘膜积液"，未予治疗。现患儿父母要求进一步手术治疗来院，门诊以"右侧睾丸鞘膜积液"收入我科。

既往史：无特殊。

个人史：无特殊。

婚育史：男性患儿，未婚未育。

家族史：否认家族遗传疾病病史。

二、体格检查

T：37℃，P：100 次/分，R：20 次/分，W：13.5kg。一般情况尚可，皮肤黏膜，浅表淋巴结，头部及器官，颈部，胸部，心肺部，腹部，肛门直肠，脊柱四肢，神经系统未见异常。专科情况：右侧阴囊增大，阴囊内扪及约 4cm×3cm 大小囊性包块，质软、无触压痛，透光试验阳性，右侧睾丸未及。左侧睾丸形态大小正常。

三、辅助检查

彩超检查提示：右侧睾丸鞘膜积液（图 6 –5）。

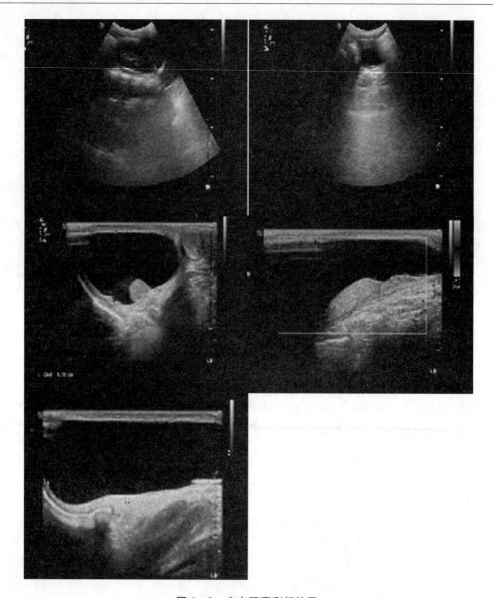

图 6-5 患者阴囊彩超结果

四、初步诊断

右侧睾丸鞘膜积液

五、鉴别诊断及诊疗计划

1. 鉴别诊断

(1)睾丸肿瘤：为实性肿块，质地坚硬，患侧睾丸有沉重感，掂量时如秤砣，透光实验阴性。

(2)腹股沟斜疝：肿大的阴囊，有时可见肠型，闻及肠鸣音，在卧位时阴囊内容物可回纳，咳嗽时内环处有冲击感，透光实验阴性。

2. 诊疗计划　泌尿外科护理常规，普食，完善三大常规、肝肾功、凝血、ECG、胸片等检查，择期手术治疗。

六、治疗过程

入院后完善血常规、凝血、肝肾功及电解质、传染病、心电图、胸片、均未见明显异常。

择期行右侧鞘状突高位结扎术。

手术过程：①麻醉满意后，取平卧位，常规消毒铺巾；②取右侧腹股沟区外环口表面长约1cm切口，切开皮肤、皮下组织，打开腹外斜肌腱膜，打开提睾肌，于精索内寻及腹膜鞘状突，并游离鞘状突至内环口，术中注意保护输精管及精索血管；③术中见：腹膜鞘状突上方与腹腔相通，下方与睾丸鞘膜腔相通，形成一约4cm×3cm大小囊性包块，内积淡黄色液体约30ml；于高位结扎腹膜鞘状突，切除远端鞘膜囊，彻底止血，缝合腹外斜肌腱膜及皮下组织、皮肤各层，结束手术；术中麻醉满意手术顺利，术中无明显失血。

术后处理：托起阴囊，伤口盐袋加压、补液、换药、对症治疗。

七、最终诊断

右侧交通性睾丸鞘膜积液

八、治疗/随访效果

随访1年，鞘膜积液无复发。

九、心得体会及病例讨论

根据鞘状突管闭合异常的部位，鞘膜积液分为精索鞘膜积液、睾丸鞘膜积液、交通性鞘膜积液。Naji等一项前瞻性队列研究指出，89%的小儿鞘膜积液患者会在1岁内自行愈合，并且强调，除非出现腹股沟疝、睾丸扭转和巨大鞘膜积液等并发症，年龄小于1岁的患儿一般不提倡手术治疗。1岁以后的患儿多无自愈可能，或鞘膜积液张力较高可能影响睾丸血供的患儿，必须手术才能治愈。小儿鞘膜积液有两种非手术治疗方法：单纯穿刺抽液（未处理鞘状突管，易复发，不能达到治愈的目的）、穿刺抽液后向鞘膜囊内注入药物如四环素、尿素、乙醇等硬化剂，因对睾丸的生长和发育有一定的影响，故小儿不论从病理解剖上，还是从生育要求上讲都不宜采用。手术治疗鞘膜积液效果最为安全可靠，复发率极低。小儿鞘膜积液不论是交通性抑或非交通性，其鞘状突均开放，与腹腔相通，系鞘状突闭合不全、腹腔内液体进入鞘膜囊所致。因此，其标准手术方式是鞘状突高位结扎术。随着小儿泌尿外科的发展，越来越多的学者认为在不影响手术操作的情况下，可以通过小切口来减轻手术创伤，减少手术对精索血管、输精管及睾丸的损伤，降低并发症的发生率。

十、主编评述

鞘膜积液为小儿常见疾病，因先天性鞘状突未闭，形成鞘膜腔后导致液体聚集，不断扩张形成囊腔，因大多鞘膜积液早期难以发现，病程较长，鞘膜积液因长期慢性扩张，对睾丸的血供及温度调节造成严重影响，甚至可能引发睾丸萎缩，若未及时处理鞘膜积液，对双侧睾丸均有影响，可能对患儿造成生育影响。因此早期针对患儿病情，及时做出有效治疗措施，是改善患儿预后，降低后遗症发生的关键，手术经外环横行小切口行鞘状突高位结扎术具有损伤小、无明显出血，手术时间短，术后阴囊肿胀轻，切口疼痛不明显，恢复快，疗效确切，并发症少的特点，特别适合于小儿患者，是一种值得推广的手术方式。

参 考 文 献

［1］舒向晖. 经外环横行小切口治疗小儿鞘膜积液. 中国现代手术学杂志，2017，21（1）：62 - 64

［2］NaJi H，Ingolfsson 1，Isacson D，et al. Decision making in the management of hydroceles in infants and children. Eur J Pediatr，2012，171（5）：807 - 810

［3］段启新，吴天鹏，易小春，等. 小儿鞘膜积液的循证治疗. 武汉大学学报（医学版），2013，34（4）：618 - 621

［4］蒋汉城，谭达丛，诸葛冬桂，等. 一孔法腹腔镜内环口结扎术治疗小儿腹股沟疝及鞘膜积液. 微创医学，2010，5（2）：144 - 145

［5］唐应明，易亮，占雄，等. 小切口治疗小儿鞘膜积液 500 例. 临床小儿外科杂志，2012，11（2）：85 - 87

［6］石群峰，冯继锋. 腹腔镜内环口缝扎术治疗小儿鞘膜积液. 腹腔镜外科杂志，2012，17（6）：460 - 463

［7］费江，宫济春. 经下腹部微小切口治疗小儿腹股沟斜疝临床效果观察. 实用医院临床杂志，2011，8（1）：91 - 92

病例6 尿道下裂

一、病历摘要

患者，男，5 岁，汉族。入院于 2016 年 8 月 1 日。

主诉：先天性阴茎发育异常 5 年。

现病史：患儿出生后不久，其家长即发现患儿尿道开口异常，尿道开口近冠状沟处，排尿异常，患儿至今无尿频、尿急、尿痛、血尿等不适，院外未予检查及治疗，长时间病情无改善，为求治疗来院，收入我科。病程中精神饮食可，小便如前述，大便正常。

既往史：无特殊。

个人史：无特殊。

婚育史：男性儿童，未婚未育。

家族史：否认家族遗传疾病病史。

二、体格检查

T：36.2℃，P：79 次/分，R：20 次/分，W：18kg。一般情况良好，神志清楚，精神可，皮肤黏膜、淋巴结、头颈部、胸部、心肺腹部及脊柱、神经系统均未查见明显异常，肛门直肠未查。专科情况：阴茎呈下弯畸形，包皮呈围裙样改变，尿道外口位于阴茎近冠状沟处，双侧睾丸未扪及异常。

三、辅助检查

暂缺。

四、初步诊断

先天性尿道下裂

五、鉴别诊断及诊疗计划

1. 鉴别诊断

（1）男性假两性畸形：其外阴呈女性征，有尿道下裂，阴茎短小似阴蒂，为阴囊分裂和睾丸未降。染色体为 XY 型。

（2）女性假两性畸形：其外阴向男性发展，阴蒂肥大似阴茎，尿道口位于肥大之阴蒂根部，似尿道下裂，伴阴道狭小，染色体为 XX 型。

（3）先天发生前尿道瘘：瘘口外尿道缺损，呈索状，有上皮细胞覆盖，是阴茎勃起时向腹侧弯曲，但可见正常位置尿道口，排尿时尿道瘘口处滴状漏尿。

2. 诊疗计划　向患者及家属交代病情及注意事项，完善胸片、心电图、凝血、血常规等术前检查，择期手术。

六、治疗过程

入院后予以完善血尿常规、凝血、肝肾功能及电解质、传染病，心电图、胸片、普通腹部彩超均未见异常。

排除手术禁忌后在全麻下行手术治疗。

手术名称：尿道下裂成形术

手术过程：①麻醉满意后，常规消毒铺巾，留置 F8 硅胶导尿管；②于阴茎头离冠状沟约 3mm 处环形切开包皮达阴茎白膜，沿腹侧阴茎白膜表面游离松解尿道板，使阴茎完全伸直，游离近端尿道至有尿道海绵体发育的部位；③术中见：尿道外口开口异常位于冠状沟处，背侧包皮帽状堆积，腹侧尿道板发育差，远端尿道无尿道海绵体发育，阴茎稍下弯畸形；④纵行剖开尿道板，并卷管做远端尿道，游离部分带蒂阴茎筋膜覆盖尿道，游离背侧包皮，转移部分带蒂包皮至腹侧，缝合包皮切口，加压包扎，结束手术。

术后处理：止血、支持、对症等治疗。

七、最终诊断

先天性尿道下裂

八、治疗/随访效果

随访 1 年，站立排尿通畅，阴茎无下弯，形态好。

九、心得体会及病例讨论

尿道下裂是男性外生殖器一种相对常见的先天性缺陷，约 250 个新生男婴中就有 1 例，可以是单一缺陷，也可以是更复杂情况（如两性畸形）的某个表型部分。主要分为阴茎头和冠状沟型、阴茎体型、阴囊型和会阴型。手术时机最佳在 6~12 个月是由美国儿科学会在多方面包括生殖器手术与儿童心理相互关系等研究后得出的结论。手术方式多达 300 余种。不管采用什么样的手术方式，弯曲阴茎矫正术、尿道成形术、尿道口成形术、阴茎头成形术和最终的皮肤覆盖均是受到普遍关注的。不论采用哪种尿道成形的术式均需要确保皮瓣的血液循环，确保新尿道存活。尿道下裂一般多一期手术，而阴茎发育较差并阴茎阴囊转位或（及）双侧隐睾的会阴型尿道下裂，可选择二期手术。本例患者，我们对手术方式体会有如下几点：①手术方法简便、易于掌握；②尿道板血运充足，新尿道易成活；③效果确切、术后并发症少；④成形后阴茎外形美观；⑤该手术尤其适用于无阴茎下曲或伴有轻度阴茎下曲的各型尿道下裂和再次手术的术式。

十、主编评述

尿道下裂是男性外生殖器最常见的泌尿生殖系先天性畸形，发病率为 1/300～1/250。尿道下裂手术治疗方式多达 300 余种。目前大多主张采用一期尿道成形术，随着技术及材料等方面的进步，分期手术已经基本淘汰。目前受到普遍重视的术式有 Duckett 术式、双面包皮术式、保留尿道板术式和阴囊中隔皮瓣等。自 1994 年 Snodgrass 首次应用 TIP 术治疗尿道下裂。TIP 已成为欧美治疗尿道下裂的主流术式。最初仅应用于远端型尿道下裂，目前已扩展至阴茎体近端和阴茎阴囊交界型尿道下裂及以前手术失败者。2011 版中国泌尿男性生殖系先天性疾病诊断治疗指南也将 TIP 作为治疗尿道下裂的首选术式。尿道下裂手术治疗的治愈标准包括：①阴茎下弯完全纠正；②尿道正位开口；③能站立排尿，成年后能进行正常性生活。尿道下裂手术中尿道成形术的组织一般使用生殖器皮肤，部分使用生殖器外皮肤、或者来自膀胱或颊部的黏膜移植物。未来可能有更适合的组织用于尿道重建，有待进一步研究。

参 考 文 献

[1]（美）魏恩（Wein, A. J.），等，著. 郭应禄，周利群，译. 坎贝尔 - 沃尔什泌尿外科学（第 9 版）. 北京：北京大学医学出版社，2009，3893 - 3935

[2] 吴孟超，吴在德. 黄家驷外科学（第 7 版）. 北京：人民卫生出版社，2008，2586 - 2587

[3] 何恢绪. 尿道下裂外科学. 北京：人民军医出版社，2008，46 - 47

[4] 薛冬，张炜，和小舟，等. 尿道板纵切卷管尿道成形术治疗小儿尿道下裂. 中华小儿外科杂志，2004，25（5）：425 - 426

[5] Erol A, Baskin LS, Li YW, et al. Anatomical studies of the urethral plate：why presser vation of the urethral plate is important in hypospadias repair. B J U Int, 2000, 85：728 - 734

[6] 张源锋，吕军. 尿道下裂外科治疗常用术式的现状和进展. 中国男科学杂志，2009，23（10）：63 - 65

[7] 万光霞，马劲松. 尿道板纵切卷管尿道成形术（Snodgrass）在小儿尿道下裂的临床治疗方面的疗效分析. 吉林医学，2017，28（4）：622 - 624

[8] 王捷，廖凤文，等. 尿道板纵切卷管尿道成形术治疗小儿轻度阴茎下曲尿道下裂的疗效观察. 广西医学，2016，38（10）：1443 - 1445

[9] 周岩，古德强. 琥珀酸索利那新治疗小儿尿道下裂术后膀胱痉挛有效性及安全性研究. 北华大学学报（自然科学版），2017，18（2）：228 - 231

病例7 睾丸卵黄囊肿瘤

一、病历摘要

患儿，男，4 岁，彝族。入院于 2017 年 4 月 19 日。

主诉：右侧阴囊肿大 1$^+$ 年。

现病史：入院前 1$^+$ 年，患儿父母无意中发现患儿右阴囊较左侧大，并发现右侧睾丸增大，不伴触压痛。患儿无畏寒、发热，无咳嗽、咳痰、心悸、气促、呼吸困难，无腹痛、腹泻、血便，无尿频、尿急、尿痛、肉眼血尿、排尿困难。患儿父母未引起重视，患儿右侧睾丸逐渐增大。家属来我院求治，门诊以"右侧睾丸附睾炎？"收入我科。

既往史：平素身体健康，无其他疾病史，否认肝炎、结核、菌痢、伤寒等传染病史，预防接种史不详，否认磺胺类药物、链霉素、庆大霉素、青霉素、头孢菌素等药物、已知食物过敏史，否认外伤史，否认输血史，否认手术史。

个人史：出生地美姑。长期居住美姑。无工业毒物、粉尘、放射性物质接触史，无地方病地区居住史，无特殊饮食及生活习惯，无冶游史，不吸烟，不饮酒。

婚育史：未婚、未育。

家族史：父母体健。兄弟姐妹体健，否认"高血压""糖尿病"等家族遗传性疾病史，家族中无类似疾病患者。

二、体格检查

T：36.5℃，P：84 次/分，R：20 次/分，W：14kg。一般情况尚可，皮肤黏膜，浅表淋巴结，头部及器官，颈部，胸部，肺部，腹部，肛门直肠，脊柱四肢，神经系统未见异常。

专科情况：右侧睾丸约 6cm×4cm 大小，质硬，睾丸附睾分界不清，无压痛，不可回纳入腹腔，透光试验阴性。左侧睾丸附睾大小正常。

三、辅助检查

门诊彩超提示（2017 年 4 月 19 日）：右侧睾丸增大，回声改变。

四、初步诊断

右侧睾丸肿瘤

五、鉴别诊断及诊疗计划

1. 鉴别诊断

（1）附睾炎：临床上分为急性附睾炎和慢性附睾炎两类。①急性附睾炎：突然高热，白细胞数升高，患侧阴囊胀痛、沉坠感，下腹部及腹股沟部有牵扯痛，站立或行走时加剧。患侧附睾肿大，有明显压痛。炎症范围较大时，附睾和睾丸均有肿胀，两者界限触摸不清，称为附睾睾丸炎。患侧的精索增粗，亦有压痛。一般情况下，急性症状可于 1 周后逐渐消退；②慢性附睾炎：较多见，部分患者因急性期未能彻底治愈而转为慢性，但多数患者并无明确的急性期。炎症多继发于慢性前列腺炎或损伤。患者常感患侧阴囊隐痛，有胀坠感，疼痛常牵扯到下腹部及同侧腹股沟，有时可合并继发性鞘膜积液。检查时附睾常有不同程度的增大、变硬。有轻度压痛，同侧输精管可增粗。

（2）附睾结核：一般病程发展缓慢，附睾逐渐肿大，无明显疼痛，肿大的附睾可与阴囊粘连形成寒性脓肿，如寒性脓肿继发感染，则局部红肿热痛，脓肿破溃流出液及干酪样坏死物质后，形成窦道。早期病变局限于附睾尾，最后累及整个附睾。一般发病比较缓慢，不痛，输精管有串珠样改变。

（3）腹股沟疝：阴囊有肿块，可复性，咳嗽时加重，可见肠型或肠蠕动，听诊有气过水声。

（4）鞘膜积液：透光试验阳性，B超有助于确诊。

2. 诊疗计划　泌尿外科护理常规，普食，二级护理常规，完善三大常规、肝肾功、凝血、APF、人绒毛膜促性腺激素、ECG、泌尿系CT等检查，限期手术治疗。

六、治疗过程

患者入院后完善血常规，凝血功能，肝肾功，电解质，心电图，胸片未见明显异常。AFP：>500.000IU/ml。泌尿系CT（图6-6）：右侧阴囊增大，右侧阴囊内见一大小约4.9cm×4.8cm×5.1cm的软组织密度影，密度不均，其内见低密度影，边界欠清，与睾丸分界不清。右侧阴囊内亦见液性低密度影。右侧精索增粗，右侧腹股沟区未见确切淋巴结肿大征象。腹膜后见团状稍低密度影。影像诊断：①右侧睾丸改变，考虑肿瘤性病变可能性较大，性质：生殖细胞瘤？内胚窦瘤？其他？②右侧阴囊积液；③腹膜后团状稍低密度影，考虑肿大淋巴结可能。

限期行经腹股沟根治性右侧睾丸切除术。术中可见右侧睾丸明显增大变硬，约5.5cm×5cm，右侧睾丸附睾分界清楚；右侧精索增粗。术后予补液对症治疗。病检提示：右侧睾丸卵黄囊瘤，附睾及输精管未受累。切口I/甲愈合。患儿父母要求转上级医院继续治疗。

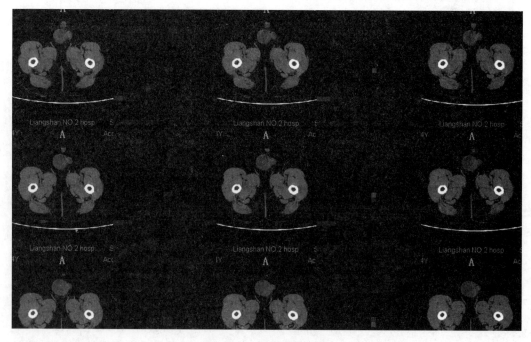

图6-6　术前泌尿系CT

七、最终诊断

右侧睾丸卵黄囊肿瘤

八、治疗/随访效果

出院后电话随访6个月，家属诉恢复良好，上级医院继续治疗。

九、心得体会及病例讨论

睾丸肿瘤可发生在任何年龄阶段，但是有三个发病高峰，即：初生至10岁，20～40岁，60岁以上。睾丸肿瘤病理分类：

1. 胚胎细胞肿瘤　①小管内的胚胎细胞肿瘤；②精原细胞瘤；③精母细胞型精原细胞瘤；④胚胎癌；⑤卵黄囊肿瘤；⑥绒毛膜癌；⑦畸胎瘤（成熟型、未成熟型、伴恶性变成分型）；⑧超过一种组织学类型的肿瘤。

2. 性索间质肿瘤　①间质细胞肿瘤；②支持细胞肿瘤；③粒层细胞肿瘤；④混合型；⑤未分类型。

3. 混合性肿瘤。

儿童睾丸肿瘤以卵黄囊瘤居多，且恶性程度高，对患儿身心健康存在很大威胁。其临床表现为患侧无痛性睾丸增大，多无自觉症状，就诊时临床诊断多为Ⅰ期，容易复发，并向腹膜后、纵隔等部位转移。术前血清AFP增高多提示卵黄囊瘤的可能，治疗首选精索高位离断式睾丸切除术。任何患者如果怀疑睾丸肿瘤均应进行经腹股沟途径探查，将睾丸及其周围筋膜完整拉出，确诊者在内环口尽可能高处分离精索切除睾丸和精索。如果诊断不能明确，可切取可疑部位睾丸组织冰冻活检。对于转移患者也可以在新辅助化疗病情稳定后进行上述根治性睾丸切除术。针对Ⅰ期卵黄囊瘤患儿不必常规进行腹膜后淋巴结清扫，Ⅱ期以上或影像学证实有腹膜后转移病例，应考虑行腹膜后淋巴结清扫术，术后配合化疗和（或）放疗有助于改善预后。

十、主编评述

对于伴有和不伴有局部和全身症状的睾丸肿瘤患者均应进行局部和全身相关部位体格检查。睾丸肿瘤患者常规行B超、胸部X线、腹部/盆腔CT检查，怀疑有转移患者进行相应部位的CT检查。必要时也可采用MRI和PET检查。血清肿瘤标志物常规行血清AFP、HCG、LDH检查。PALP可以作为精原细胞瘤检测的一个参考指标。睾丸生殖细胞肿瘤均应行根治性睾丸切除术，可疑患者在行根治性睾丸切除术时可进行术中冰冻活检。保留睾丸组织手术必须在与患者及家属充分沟通后在严格适应证下进行，且目前尚处于探索阶段。经阴囊活检一般不予以推荐。对于有罹患睾丸肿瘤高危因素的人群，推荐进行日常自检。

参 考 文 献

[1] 那彦群, 叶章群, 孙颖浩, 等. 泌尿男性生殖系统结核诊断治疗指南. 中国泌尿外科诊断治疗指南, 2014, 24(01): 6－8

[2] 魏仪,吴盛德,林涛,等.61 例儿童睾丸卵黄囊瘤的诊断与治疗.临床小儿外科杂志,2014,(4): 267-270

[3] 李守林,刘晓东,姜俊海.小儿睾丸卵黄囊瘤诊治(附11 例报告).现代泌尿生殖肿瘤杂志,2010, 2(3):148-150

病例 8　左侧结核性附睾炎伴皮肤窦道形成

一、病历摘要

患者,男,25 岁,未婚,农民,彝族。入院于 2017 年 8 月 14 日。

主诉:左侧阴囊肿痛 2⁺ 个月。

现病史:入院前 2⁺ 个月,患者无意间发现左侧阴囊较右侧大,并发现左侧阴囊内一约拇指头大小包块,伴红肿、压痛。无畏寒、发热,无咳嗽、咳痰,无心累、气促、呼吸困难,无腹痛、腹泻、血便,无尿频、尿急、尿痛、肉眼血尿,无排尿困难。于院外输液治疗,具体不详,上述症状有所好转,后包块长大迅速。为求进一步诊治来我院,门诊以"左侧附睾肿块"收入我科。

既往史:平素身体健康,无其他疾病史,否认肝炎、结核、菌痢、伤寒等传染病史,预防接种史不详,否认磺胺类药物、链霉素、庆大霉素、青霉素、头孢菌素等药物、已知食物过敏史,否认外伤史,否认输血史,否认手术史。

个人史:出生地盐源县,长期居住盐源县,无地方病地区居住情况,未到过疫区,生活习惯:无冶游史,无烟酒等不良嗜好,生活中无工业毒物、粉尘、放射性物质接触。

婚育史、月经史:未婚、未育。

家族史:父母体健。兄弟姐妹体健,否认"高血压""糖尿病"等家族遗传性疾病史,家族中无类似疾病患者。

二、体格检查

T:36.5℃,P:82 次/分,R:21 次/分,BP:122/86mmHg,W:72kg。一般情况尚可,皮肤黏膜、淋巴结、头部及器官、颈部、胸部、肺部、腹部、肛门直肠、脊柱四肢、神经系统未见异常。专科情况:双侧腹股沟淋巴结无肿大,左侧阴囊肿大,皮肤稍发红,见两处皮肤窦道,最大约 0.4cm×0.2cm。左侧附睾肿大,变硬,压痛,附睾睾丸分界不清,未及明显波动感,透光试验阴性。左侧输尿管增粗变硬。右侧睾丸附睾正常。

三、辅助检查

2017 年 8 月 14 日门诊阴囊彩超提示:左侧附睾肿大并回声改变。

四、初步诊断

左侧附睾结核伴皮肤窦道形成

五、鉴别诊断及诊疗计划

1. 鉴别诊断

（1）慢性附睾炎：较多见，部分患者因急性期未能彻底治愈而转为慢性，但多数患者并无明确的急性期。患者常感患侧阴囊隐痛，有胀坠感，疼痛常牵扯到下腹部及同侧腹股沟，有时可合并继发性鞘膜积液。检查时附睾常有不同程度的增大、变硬。有轻度压痛，同侧输精管可增粗。

（2）腹股沟疝：阴囊有肿块，可复性，咳嗽时加重，可见肠型或肠蠕动，听诊有气过水声。

（3）鞘膜积液：透光试验阳性，B超有助于确诊。

2. 诊疗计划　完善三大常规、肝肾功、凝血、血沉、传染病八项、ECG、泌尿系 CT 等检查，确定治疗方案。

六、治疗过程

入院后给予完善相关辅助检查。术前泌尿系 CT（图6-7）：左侧附睾增大，睾丸周围高密度影。炎性改变？其他？

择期行左侧附睾＋左侧阴囊皮肤窦道切除术。术中见左侧附睾肿大变硬，内含干酪样坏死物，与阴囊皮肤相通伴窦道形成，左侧输精管呈串珠样改变，内含干酪样坏死物，睾丸附睾界限尚清，游离输精管至高位后缝结扎后离断输精管并且完整切除附睾及左侧阴囊皮肤窦道。术后给予抗结核治疗。病检提示：左侧附睾结核，累及阴囊皮肤及精索。患者术后恢复良好，切口Ⅳ/乙愈合。

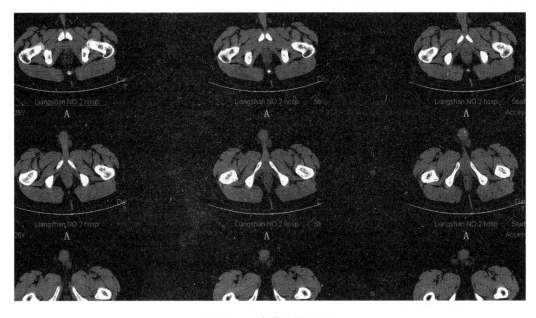

图6-7　术前泌尿系 CT

七、最终诊断

左侧结核性附睾炎伴皮肤窦道形成

八、治疗/随访效果

出院后予电话随访,患者诉切口恢复良好,继续抗结核治疗中。

九、心得体会及病例讨论

附睾结核一般发展缓慢,以附睾尾部发病多见。附睾逐渐肿大,无明显疼痛,肿大的附睾可与阴囊粘连形成冷脓肿,若继发感染,则可出现局部红、肿、热、痛,脓肿破溃、流出脓液及干酪样坏死物后,形成窦道。手术方法可采用附睾切除术,输精管高位切除、残端结扎。适应证:①药物治疗效果不明显;②病变较大伴有脓肿形成;③局部干酪样病变严重;④合并睾丸病变者,应同时切除睾丸。术前确诊病例术前至少使用抗结核药物2周。睾丸正常者术中应予保留。附睾结核合并阴囊窦道者,应环绕窦道口做梭形切口,将窦道及受侵皮肤一并切除,窦道口荷包缝合以减少污染。术后常规抗结核治疗半年,多可达到治愈的目的。

十、主编评述

附睾结核是临床最常见的男性生殖系统结核。主要由血行感染引起,可伴有呼吸系统和泌尿系统结核,也可独立存在。病变在附睾尾部并可累及输精管。严重病例整个附睾发生干酪样坏死,结核结节偶现。输精管结核一般继发于附睾结核。输精管串珠样改变为结核结节所致。个别患者起病急骤、高烧、疼痛、阴囊迅速增大,类似急性附睾炎,待炎症消退后,留下硬结、皮肤粘连、阴囊窦道。双侧发病者可致不育。体检附睾尾部硬结大小不等;严重者附睾、睾丸分界不清,输精管增粗,呈串珠状。

参 考 文 献

[1] 那彦群,叶章群,孙颖浩,等. 泌尿男性生殖系统结核诊断治疗指南. 中国泌尿外科诊断治疗指南,2014,24(01):6-8

[2] 梅华. 泌尿外科手术学. 北京:人民卫生出版社,2017,134-135

[3] 陈昌盛,于茂恒. 附睾结核的诊断及治疗(42例). 医疗装备,2016,29(24):16-17

病例9 睾丸混合性肿瘤

一、病历摘要

患者,男,35岁,汉族,农民,入院于2017年7月18日。

主诉:发现左侧睾丸肿大1⁺个月。

现病史:入院前1⁺个月,患者无意间发现左侧阴囊较右侧大,并发现左侧睾丸肿大,变硬,伴轻压痛,无畏寒、发热、咳嗽、咳痰,无心累、气促、呼吸困难,无腹痛、腹泻、血便,无尿频、尿急、尿痛、肉眼血尿,无排尿困难,于院外输液治疗,具体不详,上述症状无明显好转，包块迅速长大，为求进一步诊治来我院，门诊以"左侧睾丸肿瘤"收入我科。

既往史：既往身体健康，否认"高血压、糖尿病、冠心病"等慢性病史，否认有"乙肝、结核、伤寒、菌痢"等传染病史，预防接种史按计划进行，否认磺胺类、链霉素、庆大霉素、青霉素、头孢菌素类药物、食物过敏史，无重大外伤史，无输血史，无手术史。

个人史、婚育史：出生地西昌市，长期居住西昌市，无地方病地区居住情况，未到过疫区，生活习惯：无冶游史，无烟酒等不良嗜好，生活中无工业毒物、粉尘、放射性物质接触。目前婚姻状况：已婚，结婚年龄 20 岁，配偶情况：健在。子女情况：育有子女 1 人，子女体健。

家族史：否认近亲婚配。无性早熟家族史。家族中无类似患者。无"高血压、糖尿病"等家族遗传性疾病史

二、体格检查

T：36.0℃，P：93 次/分，R：20 次/分，BP：131/85mmHg，W：75kg。发育良好，营养中等、慢性病容，表情正常，体位自主，步态正常，神志清楚，查体配合。全身皮肤未见色素沉着，浅表淋巴结未触及肿大。四肢肌力、肌张力正常。脊柱外观正常。神经系统查体未见异常。专科情况：左侧阴囊皮肤稍红肿，扪及睾丸肿大，质硬，轻压痛，睾丸附睾分界不清，透光试验阴性。右侧睾丸、附睾正常。

三、辅助检查

门诊阴囊彩超提示：左侧睾丸混合性包块。

四、初步诊断

左侧睾丸肿瘤

五、鉴别诊断及诊疗计划

1. 鉴别诊断

（1）腹股沟疝：阴囊有肿块，可复性，咳嗽时加重，可见肠型或肠蠕动，听诊有气过水声。

（2）鞘膜积液：透光试验阳性，B 超有助于确诊。

（3）附睾结核：可累及睾丸，产生结节，病变常累及输精管，形成串珠状结节，附睾尾部的病灶可与阴囊皮肤粘连形成窦道，抗结核治疗有效。

2. 诊疗计划 完善三大常规、肝肾功、凝血、APF、人绒毛膜促性腺激素、ECG、泌尿系 CT 等检查，限期手术治疗。

六、治疗过程

患者入院后完善血常规，凝血，肝肾功，电解质，心电图，胸片未见明显异常，人绒毛膜促性腺激素：729.6mIU/ml，甲胎蛋白：78.59IU/ml，阴囊彩超提示：左侧睾丸混合性包块，入院诊断：左侧睾丸肿瘤。

术前 CT（图 6 - 8）。

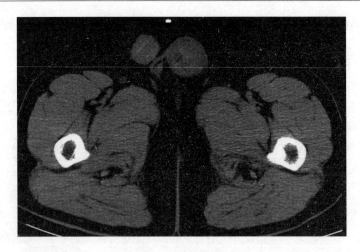

图6-8　术前CT

排除手术禁忌后在连续硬脊膜外麻下行手术治疗。

手术名称：根治性左侧睾丸切除术

手术过程：①麻醉满意后，取平卧位，常规消毒铺巾；②取左侧腹股沟管上方做一长约7cm切口，逐层切开皮肤，皮下组织，打开腹外斜肌腱膜，游离出精索及输精管，术中扪及左侧精索全程增粗，游离精索血管及输精管至高位，缝扎后离断精索血管及输精管；切除左侧睾丸及附睾，彻底止血后，留置橡皮引流条一根，逐层缝合切口；结束手术。切下睾丸附睾送病理检查。

术后病检回示：左侧睾丸胚胎性癌伴畸胎瘤。

术后处理：止血、止痛对症治疗。

七、最终诊断

左侧睾丸混合性肿瘤（胚胎癌伴畸胎瘤）

八、治疗/随访效果

随访3个月，患者进行一个疗程的化疗，没发现肿瘤复发的证据。

九、心得体会及病例讨论

生殖细胞肿瘤包括：精原细胞瘤、胚胎瘤、畸胎瘤、绒毛膜上皮癌、卵黄囊肿瘤；非生殖细胞肿瘤包括：间质细胞瘤、支持细胞瘤、性腺胚细胞瘤、睾丸网腺癌及类癌样和间质肿瘤。95%的睾丸肿瘤是生殖细胞肿瘤，是青年男性中最常见恶性肿瘤，肿瘤标志物对评估睾丸肿瘤患者的病情有重要意义，包括AFP（α-甲胎蛋白）、HCG（人类绒毛膜促性腺激素）、LDH（乳酸脱氢酶）。AFP升高见于非精原性生殖细胞瘤，但是在精原细胞瘤中无异常表现，在绒毛膜上皮癌中HCG呈特异性升高。睾丸肿瘤表现为睾丸呈不同程度肿大、疼痛和相关转移症状等。其病理分为胚胎细胞肿瘤、性索间质肿瘤和混合性肿瘤。其资料主要依靠手术，手术范围一般包括睾丸、附睾和部分精索，根据病期、病理类型和危险因素评价决定下一步治疗。

十、主编评述

睾丸肿瘤是在青年男性中最常见恶性肿瘤，分为原发性和继发性两类。绝大多数为原发性，分为生殖细胞肿瘤和非生殖细胞肿瘤两大类。生殖细胞肿瘤发生于曲细精管的生殖上皮，其中精原细胞瘤最为常见，生长速度较缓慢，预后一般较好；非精原细胞瘤如胚胎癌、畸胎癌、绒毛膜上皮癌等，比较少见，但恶性程度高，较早出现淋巴和血行转移，预后较差。非生殖细胞肿瘤发生于睾丸间质细胞，来源于纤维组织、平滑肌、血管和淋巴组织等睾丸间质细胞。继发性睾丸肿瘤较为罕见。睾丸肿瘤治疗仍以手术治疗为主，包括高位睾丸切除及腹膜后淋巴结清扫，随着放化疗水平提高，睾丸肿瘤患者生存率大大提高。由于睾丸肿瘤类型多样化，准确的病理诊断对选择针对性放化疗具有更好的指导意义。

参 考 文 献

[1] 张宏艳，梁峰，贾志凌，等. 睾丸肿瘤91例诊治分析. 肿瘤研究与临床，2011，23(9)：607-609
[2] 沃尔什·坎贝尔. 泌尿外科学(第7版). 北京：科学出版社，2001，2414-2452
[3] 刘卓，刘俊峰. 安素泰联合方案治疗晚期睾丸肿瘤12例近期疗效观察. 肿瘤研究与临床，2001，13：130
[4] 牛海涛，李涛，王一，等. 2005年欧洲泌尿外科会议睾丸肿瘤诊断治疗指南. 中华肿瘤杂志，2006，28(8)：637-639

病例10 睾丸横过异位

一、病历摘要

患者，男性，49岁，职员，因"右侧阴囊外伤3小时，肿痛半小时"入院。

现病史：入院前3小时，患者与同事打闹时不慎被同事踢伤右侧阴囊，当时出现一过性疼痛，持续约5分钟，随后自行缓解，患者未予重视。入院前半小时，患者自觉右侧阴囊疼痛不适，伴右侧阴囊肿大，疼痛进行性加重，不能行走，无发热、寒战，无腹胀、腹痛，无肉眼血尿，无排尿障碍，无头晕、乏力，患者由家属陪同至我院急诊，急诊拟"右侧阴囊外伤"收入我科。

患者患病以来精神、饮食可，大小便无异常，睡眠可，体重无明显变化。

既往史：否认高血压病、糖尿病病史，右侧腹股沟疝病史3年。

个人史：吸烟20年，平均10支/日，否认饮酒史。

婚育史：25岁结婚，配偶体健，有1子1女。

家族史：父母体健，否认家族遗传性疾病病史。

二、体格检查

T：36.6℃，P：102次/分，R：21次/分，BP：135/86mmHg。急性痛苦病容，神志清

楚，查体合作，自主体位。全身巩膜无黄染，浅表淋巴结未扪及肿大。心肺(－)，腹部外形正常，右下腹部轻压痛，无反跳痛及肌紧张。右腹股沟区见大小约2cm×2cm包块，质软，压痛，平卧位未见消失，不能回纳腹腔。男性第二性征正常，阴毛呈男性分布，阴茎发育正常。右侧阴囊肿大，局部皮温稍高，皮肤无破溃，压痛明显，透光试验阴性，右侧阴囊内扪及睾丸、附睾明显肿大，分界不清，左侧阴囊睾丸阙如。

三、辅助检查

1. 血常规　WBC $12.4 \times 10^9/L$，N 78.8%。

2. 尿常规　未见异常。

3. 急诊阴囊彩超　阴囊壁肿胀，右侧睾丸回声改变，内血流信号显示差。右侧阴囊内杂乱回声，不排除腹股沟疝可能(图6－9)。

4. 急诊腹腔彩超　腹腔未见积液。

5. 全腹CT平扫　腹膜炎改变，右侧腹股沟疝，右侧精囊腺较左侧增粗，右侧睾丸肿胀见液性低密度围绕，左侧睾丸阙如。

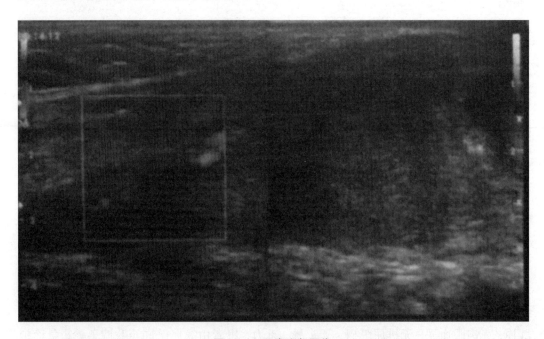

图6－9　阴囊彩超图像

四、初步诊断

1. 右侧阴囊外伤，右侧阴囊血肿

2. 右侧睾丸扭转?

3. 左侧隐睾?

4. 右侧腹股沟疝

5. 急性腹膜炎

五、鉴别诊断及诊疗计划

1. 鉴别诊断 与右侧睾丸扭转、右侧睾丸破裂、左侧隐睾、先天性左侧睾丸阙如、右侧嵌顿性腹股沟疝相鉴别。

2. 诊疗计划 完善血常规、凝血、腹部平片、盆腔CT等相关辅查及术前准备。

六、治疗过程

入院后完善术前检查,与患者及家属积极交流病情,急诊全麻下行右侧阴囊探查术。

先取右侧阴囊横切口,长约4cm,逐层切开。见右侧阴囊皮肤、皮下、肉膜各层充血水肿明显,右侧阴囊血肿,右侧睾丸鞘膜充血水肿明显,右侧睾丸扭转180°,肿大,约4cm×3cm,部分睾丸色紫。切开鞘膜腔,复位右侧睾丸。阴囊内可见疝囊,疝囊壁增厚,打开疝囊,疝内容物为大网膜,表面覆盖脓苔,浑浊腹水流出。另于右睾丸外下方发现中空肌样组织,壁厚;取右侧腹股沟切口,逐层切开显露右侧腹股沟管,见腹股沟管内隐睾,大小约1cm×2cm。分离隐睾精索,见右侧睾丸精索压迫隐睾精索,呈"＋"交叉状(图6-10);保留扭转睾丸,还纳疝内容物,近内环口处高位结扎疝囊颈,并切除中空肌样组织送检(图6-11);右侧异位隐睾下降固定至右侧阴囊上方皮肤与肉膜腔内,右侧睾丸正位固定于阴囊腔内(图6-12)。

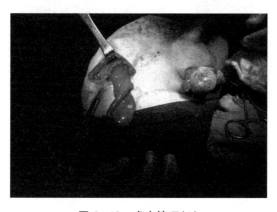

图6-10 术中情况(1)

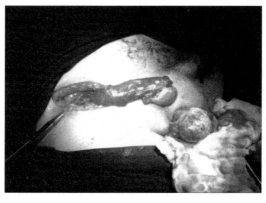

图6-11 术中情况(2)

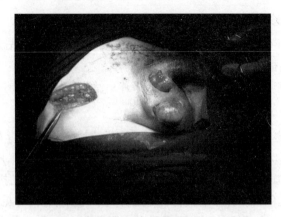

图 6 - 12　术中情况(3)

术后病检:组织学及免疫表型提示送检组织可能为子宫,建议进一步染色体检查(图 6 - 13)。

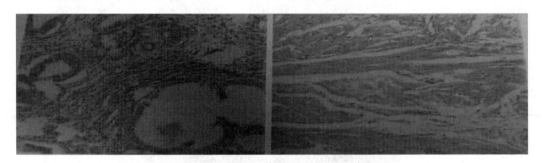

图 6 - 13　术后病检

七、最终诊断

1. 右侧阴囊外伤
2. 右侧睾丸扭转
3. 右侧阴囊血肿
4. 左侧睾丸横过异位
5. 右侧腹股沟斜疝
6. 急性腹膜炎

八、治疗/随访效果

术后切口甲级愈合,出院。

建议患者行性激素、精液常规及染色体核型等检查,患者坚决拒绝。

术后 1 年随访,复查阴囊彩超提示:右阴囊上份弱回声团块(考虑异位睾丸),右侧阴囊腔内睾丸血流良好。

九、心得体会及病例讨论

此病例为右侧睾丸扭转合并左侧睾丸横过异位,不排除同时合并男性假两性畸形(患者拒绝行性激素、染色体核型检查),临床极为少见。我们的手术方式为手术探查,并经腹股沟切口将异位睾丸固定于健侧阴囊上方,术后随访异位睾丸及正位睾丸均恢复良好。

十、主编评述

睾丸横过异位(transverse testicular ectopia, TTE):指双侧睾丸在下降过程中只经过了单侧腹股沟管,亦称睾丸假两性畸形、单侧双睾丸,可合并苗勒管(mullerian duct),亦称副中肾管(parame sonephric duct)残留等其他畸形。Ⅰ型仅伴腹股沟斜疝(40% ~ 50%),多位于被迁移侧;Ⅱ型伴有苗勒管持续存在综合征(persistent mullerian duct syndrome, PMDS)或始基子宫(30%),是一种罕见的男性假两性畸形,其特征为具有睾丸发育、表型正常的男性体存在一组无功能的子宫及输卵管。大部分TTE患者经超声、CT等检查,术前未能确诊,影像结果与术中所见差距大且相矛盾,因此TTE病例在术前难以确诊。探查术是最终确诊手段,不仅用于诊断,还同期可行相应的手术治疗。手术治疗是唯一有效办法,治疗关键在于异位睾丸的解剖位置归位及伴随先天性畸形的处理。手术方式为经腹股沟管切口行跨中隔睾丸固定术或通过一侧腹股沟管的睾丸固定术(腹腔镜辅助下)。

参 考 文 献

[1] 张大,范应中,张谦,等.异位睾丸3例临床分析.郑州大学学报:医学版,2012,47(2):276－277

[2] Kumar L, Garg P, Rao A, et al. Transverse testicular ectopia with bilateral pyocoele:case report and brief review of literature. J Surg Tech Case Rep, 2014, 6(2):55－57

[3] 杨屹,候英,陈辉,等.腹腔镜治疗不可触及型隐睾222例.实用儿科临床杂志,2012,27(11):843－845

[4] 杨旭,许恩赐,李梦强,等.先天性睾丸横过异位并苗勒氏管存留1例报告.中国男科学杂志,2013,27(5):63－66

[5] Moslemi, et al. Transverse testicular ectopia, a case report and review of literature. GMS German Medical Science, 2011, 9:15－16

病例11 阴茎神经鞘瘤

一、病历摘要

患者,男,64岁。

主诉:因发现阴茎根部包块1年余入院。

现病史:1年余前,患者无明显诱因发现阴茎根部包块,大小约2cm×2cm×1cm,自诉质硬、无压痛,无排尿困难,无发热、恶心、呕吐、腹痛等症状,包块无进行性增大,患者未予重视,未进行诊治。10天前,患者无明显诱因发现包块增大,包块增大与阴茎勃起无相关性，遂至门诊就诊，（2017年3月12日）盆腔CT检查提示：①阴茎上段背侧见团片混杂软组织密度影，肿瘤性病变；②右侧腹股沟区结构欠清。

既往史：既往"高血压病"10⁺年，未正规服药。

二、体格检查

T：36.8℃，P：76次/分，H：18次/分，BP：142/95mmHg，身高：163cm，W：53kg。阴茎根部可触及多个包块，最大约5.0cm×4.0cm×3.0cm，质硬，无压痛，可推动，双侧腹股沟淋巴结未扪及肿大。

三、辅助检查

1. 彩超　阴茎海绵体探及多个杂乱回声团，以阴茎根部为明显，大小约1.0cm×0.5cm至3.4cm×3.7cm不等，边界稍清，形态欠规则，彩色多普勒显示其内可见少量血流信号。

2. 胸片　①双肺呈慢支炎、肺气肿样改变；②右下肺野外带可疑小结节影；③主动脉迂曲；④左侧胸膜稍增厚；

3. MRI平扫+增强（图6-14）　阴茎体部前方皮下见结节状及团块状稍长 T_1 稍长 T_2 信号影，其内可见分隔，增强后呈结节状不均匀延迟强化，以静脉期强化为主，病灶大小约4.1cm×3.8cm，邻近阴茎海绵体受压，与病灶分界欠清；余阴茎信号未见异常。

4. 盆腔CT　阴茎上段背侧见团片混杂软组织密度影，大小约4.7cm×4.3cm×3.4cm，其内见分隔，病灶内片絮稍高密度影，CT值约40Hu，膀胱充盈好，壁不厚；精囊腺大小正常，密度均匀；双侧膀胱精囊三角清晰、对称；前列腺不大，实质内未见异常密度影；直肠形态及密度未见异常；盆腔内未见积液或肿大淋巴结影，右侧腹股沟区结构欠清。

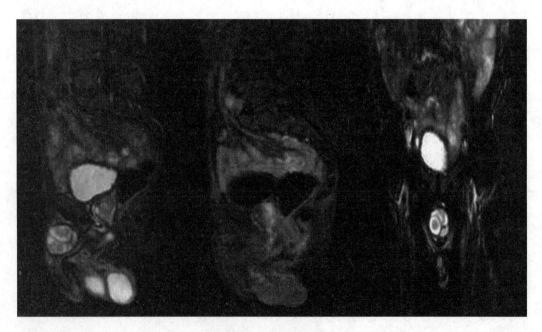

图6-14　术前磁共振

四、初步诊断

阴茎肿瘤

五、鉴别诊断及诊疗计划

1. 鉴别诊断　原发性精索静脉曲张立位明显，平卧后消失。
2. 诊疗计划　完善相关检查，择日行阴茎肿瘤切除术。

六、治疗过程

入院后完善相关检查后在腰麻下行阴茎肿瘤切除术（图6-15）。采用阴茎背侧根部直切口，长约8cm，依次切开各层，至阴茎深筋膜，见肿瘤位于深筋膜与白膜之间，肿瘤质地致密，包膜完整，钝锐性结合依次分离、切除肿瘤，并向阴茎前端游离、分离及切除肿瘤，共切除大小不等肿瘤22个，较小者约0.5cm，较大者形态不规则，约5cm×4cm，仔细检查未见肿瘤残存，依次缝合切口，留置导尿，结束手术。术后病检：阴茎梭型细胞肿瘤，免疫组化支持阴茎神经鞘瘤。

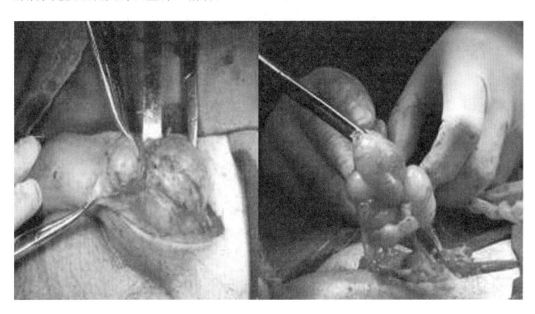

图6-15　术中

七、最终诊断

阴茎神经鞘瘤

八、治疗/随访效果

术后1年复查CT示：阴茎未见确切包块影，膀胱充盈好，壁不厚；精囊腺大小正常，密度均匀；双侧膀胱精囊三角清晰、对称；前列腺不大，实质内未见异常密度影；直肠形态及密度未见异常；盆腔内未见积液或肿大淋巴结影，右侧腹股沟区结构正常。

九、心得体会及病例讨论

阴茎皮下病变罕见，包括脂肪瘤、平滑肌瘤、神经鞘瘤、其他恶性肿瘤。这个部位肿瘤进行手术切除时会带来术后阴茎弯曲和勃起功能障碍的风险。神经鞘瘤是良性神经源性肿瘤，起源于周围神经鞘细胞。这些病变通常发生在头部，颈部，常见四肢、纵隔和腹膜后的神经旁。尽管外生殖器的神经分布广泛，但阴茎神经鞘瘤是极为罕见的。

1970 年，Dehner 和 Smith 报道了三例阴茎神经鞘瘤。阴茎神经鞘瘤通常单个的零星的。多灶性是与神经纤维瘤病 2 型相关的，突变基因在 NF - 2 染色体 22q12 上。恶性转化是极为罕见的。阴茎神经鞘瘤通常无症状。在大面积病灶周围压迫邻近结构时会出现疼痛、排尿困难和勃起功能障碍等继发症状。男性生殖器神经鞘瘤的临床和影像学表现是非特异性的，阴茎神经鞘瘤要与 Peyronie 病、良性软组织病变如脂肪瘤、平滑肌瘤、纤维瘤和罕见的恶性肉瘤相鉴别。放射成像技术在定位病变平面是有一定意义的，可以帮助拟定手术计划。Peyronie 氏病多表现为勃起功能障碍和疼痛，阴茎神经鞘瘤病例很少出现相关症状。脂肪瘤比神经鞘瘤更柔软；组织病理学检查是鉴别诊断的金标准，以便区分良性神经鞘瘤与其他软组织病变如平滑肌瘤、纤维瘤。

完整的手术切除是有效的治疗方式。阴茎部分切除术很少需要和继发症状病变。术前的良性神经鞘肿瘤细胞学报告可能有助于手术决策，保护白膜可防止阴茎弯曲和勃起功能障碍。由于其复发率低，推荐术后定期随访阴茎神经鞘瘤。

十、主编评述

阴茎皮下结节性病变在临床中较为少见，据现有报道多数为良性病变，罕有恶性。皮下结节应注意与阴茎硬结症进行鉴别，后者病变位于阴茎白膜，结节固定，且与痛性勃起相关，临床鉴别并不困难。阴茎皮下结节位置表浅，查体可触及活动性包块，手术切除难度不大。因此，不必强求术前活检定性，术后病理诊断是明确结节性质的金标准。由于皮下结节以良性为主。因此，应注意术中完整切除包块，保护白膜及勃起神经，术后可给予定期随访。

参 考 文 献

[1] Asci R, Danacl M, Gur S, et al. Complete resection of penile schwannoma without sexual dysfunction. Turk J Urol, 2010, 36: 207 - 210

[2] Yeh CJ, Chuang WY, Huang ST, et al. Schwannoma of the penis: A report of two cases. Chang Gung Med J, 2007, 30: 555 - 559

[3] Lin TC, Wu PY, Lin TY, et al. An infrequent plexiform variant of schwannoma of the glans penis: A rare finding. Asian J Androl, 2010, 12: 455 - 457

[4] Jiang R, Chen JH, Chen M, et al. Male genital schwannoma, review of 5 cases. Asian J Androl, 2003, 5: 251 - 254

[5] Liu WY, Chang CH, Tseng GC. Multiple penile schwannomas. MedGenMed, 2006, 8: 35

病例 12　脊髓损伤截瘫伴泌尿系感染

一、病历摘要

患者，男，57 岁，汉族，公务员，已婚。入院于 2017 年 9 月 25 日。

主诉：截瘫 15 年，膀胱造瘘术后 13 年，发热 2 小时。

现病史：患者 15 年前因车祸致"截瘫"。逐渐出现小便不能自解，反复多次院外导尿。13 年前因"肾积水"在外院行"膀胱造瘘术"，定期更换膀胱造瘘管。入院前 2$^+$小时患者自觉身体发热（未测体温），伴寒战，尿液混浊，急诊来我院。患者从 2015 年 1 月至 2017 年 9 月先后 9 次在我科住院治疗，每次经输液治疗后好转出院。

既往史：平素身体健康，否认"肝炎、结核、菌痢、伤寒"等传染病史，预防接种史不详，否认链霉素、庆大霉素、青霉素、食物、头孢菌素、药物、已知食物过敏史，否认外伤史，否认输血史。

个人史：出生地四川省冕宁县。长期居住四川省冕宁县。无工业毒物、粉尘、放射性物质接触史，无地方病地区居住史，无特殊饮食及生活习惯，无冶游史，吸烟，约 25 年，平均 10 支/日，没有戒烟，不饮酒。

婚育史：男性，23 岁结婚，育有 1 子。

家族史：父母健在，兄弟姐妹体健。否认"糖尿病、高血压及心脏病"等家族遗传性疾病史。

二、体格检查

T：38℃，P：90 次/分，R：22 次/分，BP：120/70mmHg。发育正常，营养中等，慢性病容，表情自如，半卧位，神志清楚，精神可，言语清晰、皮肤黏膜、淋巴结、头颈部、胸部、心肺腹部及脊柱、神经系统均未查见明显异常，肛门直肠未查。专科情况：院外带入外导尿管，外导尿管固定、通畅，引流出淡黄色尿液，腹部平坦，无胃肠型、蠕动波；下腹部正中见膀胱造瘘管，创缘略红，少许脓性分泌物，双下肢肌力为 I 级，感觉障碍，肌张力减低。

三、辅助检查

尿常规检查：白细胞酯酶≥500(3 +)Leu/μl，镜下白细胞 3 +/HP。血细胞分析：白细胞计数 16.50 × 10^9/L，淋巴细胞百分数 5.1%，中性粒细胞绝对值 14.84 × 10^9/L，中性粒细胞百分数 90.0%。

四、初步诊断

1. 泌尿道感染

2. 膀胱造瘘术后

3. 陈旧性脊髓损伤伴截瘫

五、鉴别诊断及诊疗计划

1. 鉴别诊断

（1）急性肾盂肾炎：主要表现为尿频、尿急、尿痛等尿路刺激症状，尿液检查可有脓细胞和红细胞，但常伴有发热等全身感染症状，有腰痛及肾区叩压痛。

（2）急性前列腺炎：主要表现为尿频、尿急、尿痛等尿路刺激症状，并有耻骨上疼痛。患者常有不同程度的排尿困难，且直肠指检可发现前列腺肿大伴压痛。

（3）间质性膀胱炎：主要表现为尿频、尿急、尿痛等尿路刺激症状，并有耻骨上疼痛。耻骨上膀胱区疼痛与压痛尤其明显，膀胱充盈时加剧。尿常规检查多数正常，极少脓细胞。

（4）腺性膀胱炎：临床表现为尿频、尿急、尿痛、排尿困难和血尿，B超检查可显示为膀胱内占位性病变或膀胱壁增厚等非特异性征象，膀胱镜检查和黏膜活组织检查可有助于鉴别。

（5）输尿管下段结石：输尿管结石降至膀胱壁间段时也可产生膀胱刺激症状。如同时合并感染，则不易与膀胱炎鉴别。通过 KUB 平片及 IVU 可以显示结石的部位并判断有无合并梗阻。

（6）膀胱结石：长期留置膀胱造瘘管患者产生继发性结石，填塞尿管等，可行腹部彩超，KUB 等检查以排除。

（7）感染性休克：截瘫长期卧床患者，容易出现感染性休克，需注意监测生命体征，及时使用敏感抗生素抗感染，扩容补液，抗休克治疗。

2. 诊疗计划　完善三大常规、肝肾功、凝血、ECG 等检查，完善泌尿系 CT 等检查，监测生命体征，保持膀胱造瘘管通畅引流，依据上次药敏结果给予哌拉西林他唑巴坦经验性抗感染治疗。

六、治疗过程

入院后完善血常规、凝血、肝肾功能及电解质、传染病，心电图、胸片、泌尿系 CT 等检查。泌尿系 CT 检查提示双侧肾小结石（图 6 - 16），患者双下肢瘫痪不适宜体外碎石治疗肾结石；继续抗感染治疗。2017 年 10 月 1 日：血细胞分析 + C 反应蛋白（急）：C 反应蛋白 24.71mg/L，血小板 248×10^9/L，血红蛋白 134g/L，红细胞计数 4.28×10^{12}/L，血小板压积 0.208%，白细胞计数 6.17×10^9/L；尿常规检查：尿蛋白 1.0（2 +）g/L，白细胞酯酶 Ca125（2 +）Leu/μl，镜下白细胞 1 +/HP，尿隐血 Ca80（2 +）Ery/μl；感染明显好转，继续抗感染治疗。2017 年 10 月 2 日患者目前病情明显好转，无明显咳嗽，咳痰，体温不高，无尿道口疼痛，予以办理出院，嘱：①门诊随访、如有不适及时就诊；②院外多饮水，勤排尿。

七、最终诊断

1. 泌尿道感染

2. 膀胱造瘘术后

3. 陈旧性脊髓损伤伴截瘫

4. 双肾小结石

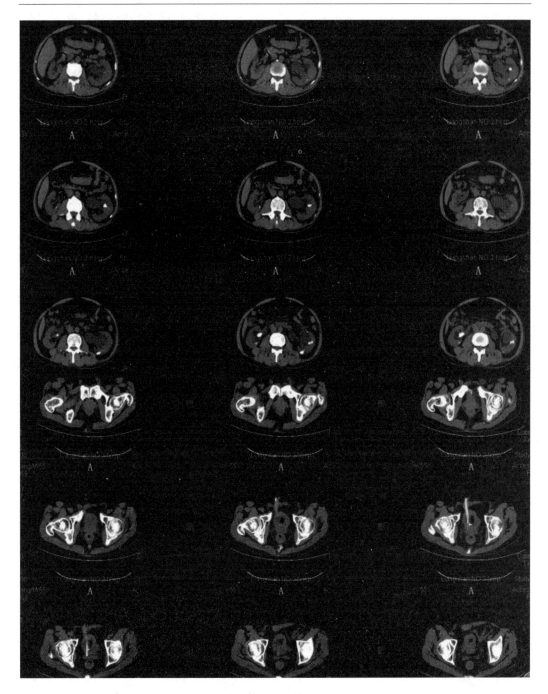

图 6 - 16   2017 年泌尿系 CT 检查提示: 双侧肾结石

八、治疗/随访效果

1. 患者每次出院后我们都定期对患者进行电话随访和上门随访(图 6 - 17),一般出院后每隔 2 周电话随访 1 次,1 个月上门或患者来院随访 1 次;随访的内容主要包括患者遵医执行情况,如有无按时用药、规律饮水、适当主动、被动运动、自我调节情绪、合理饮食等,并监督患者的健康行为,对其不良行为进行纠正。

2. 健康知识训练　指导患者正确合理选择饮食方法、规律的饮水方法、用药方法、留置管道的护理、卧床患者的床上运动锻炼、每天尿液的观察和日常生活注意事项,同时对家属也进行相关培训,使其了解和掌握更多关于截瘫患者泌尿系统感染发病的知识和防治知识,在家庭中发挥监督作用,督促患者采纳健康行为,有效预防复发。

3. 定期复查指导　嘱患者定期复查,在出现异常现象时应及时就医,及时发现问题并进行治疗。

4. 家庭支持　在家庭康复中,家人的关怀对患者康复影响重大,通过对患者表达关心,给予生理和精神上的大力支持,可使患者感受到家庭的温暖,并减轻康复期间的不良情绪,以更好的心态配合出院后治疗。

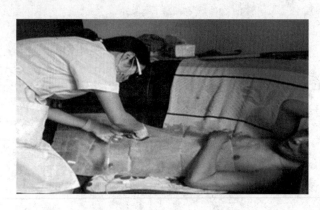

图 6-17　专科护士上门随访

九、心得体会及病例讨论

脊髓损伤伴截瘫患者因长期卧床,常出现排尿功能障碍,故此泌尿系感染是脊髓损伤伴截瘫患者的主要并发症之一,是由于多种原因使细菌进入泌尿系引起的炎症反应,常发生在全身性疾病之后或因黏膜受损,尿液不畅,泌尿系结石等引发感染。同时,截瘫患者不可能长期住医院,大多数是在家里由家属护理。患者的治疗、护理就无法获得专业性指导和规范操作,这也是引起泌尿系感染的重要因素。本病发病率高,又不易彻底治愈,反复发作又可加重原发病,对患者生命威胁很大,必须力求预防并慎重处理。通过积极有效的护理措施,取得良好的治疗预防效果。其中,心理干预、保持尿道口相对无菌、合理导尿及尿道口护理、必要时合理使用抗生素均有重要意义。

十、主编述评

脊髓损伤(SCI)人群的泌尿外科护理是最具挑战性的工作。源自泌尿系的并发症可能是导致这类患者患病率和死亡率升高的最常见原因,所以需要合理的方法对这种患者进行长期处理。随着对 SCI 患者尿动力学的了解,对治疗方法和并发症处理的不断完善,SCI 患者的生存率也在不断地提高。脊髓损伤伴截瘫患者有尿潴留,因长期卧床活动量有限、导尿、留置尿管、其他部位感染等因素引起泌尿系感染,通过加强局部清洁消毒,酌情使用尿液引流方式,同时积极锻炼膀胱的反射排尿功能,选择合适的导尿管,合理放置尿袋并及时更换,鼓励患者顽强地进行功能锻炼,增强饮水量或输液量,杜绝了泌尿系结石的发生并积极控制了泌尿系感染的诱发因素,合理使用抗生素,经过积极的预防及精心护理,可最大限度减少泌尿系感染的发生。延续护理是从医院将护理延续至家庭的一种护理方式,其体现在护理方式、护理计划和护理手段的延伸,经延续护理的实施,可帮患者顺利实现从住院式护理到家庭式护理的转变。延续护理可通过电话、微信等现代化信息工具进行患者出院后跟踪护理。脊髓损伤伴截瘫患者发生尿路感染虽可控制,但复发率较高,跟患者出院后健康意识不强等因素相关。通过延续护理对脊髓损伤伴截瘫患者进行家庭康复干预,能够使截瘫疾病患者的自我效能和自我管理能力明显提高。

参 考 文 献

[1] 沈谢冬. 家庭支持对脊髓损伤伴截瘫患者泌尿系统感染的影响. 护理研究, 2012, 26(27): 2523 – 2524

[2] 万春霞, 刘静, 杨春霞. 腰椎脊髓损伤患者康复期医院尿路感染的相关因素分析. 中华医院感染学杂志, 2015, (5): 1128 – 1130

[3] 于潮将, 冯虎, 高啸, 等. 脊髓损伤后尿路感染的研究进展. 中国脊柱脊髓杂志, 2016, 26(11): 1042 – 1046

[4] 梁志. 间歇性导尿的研究进展. 中国康复理论与实践, 2013, (4): 360 – 361

[5] 熊丹莉, 李素云, 王泉. 同质医疗健康教育模式在直肠癌 Mile's 术患者护理中的应用. 护理研究, 2015, (7): 650 – 732

[6] 李素云, 喻姣花, 杨赛, 等. 同质医疗服务模式在综合医院外科的护理实践. 护理研究, 2015, (4): 340 – 400

[7] 马艳, 王韦江, 赵顺清, 等. 脊髓损伤患者术前与术后的心理护理. 河北医药, 2013, (24): 240 – 322

[8] 丁云云. 8 例颈椎骨折合并颈髓损伤患者的术后护理. 护理研究, 2012, (9): 324 – 450

[9] 周双红, 陈丽燕. 脊髓损伤伴截瘫患者并发症的预防和护理. 护理研究, 2012, (9): 633 – 520

病例 13 阴茎癌术后会阴部脓肿

一、病历摘要

患者,男性,34 岁,彝族,文盲,于 2013 年 7 月 22 日入院。

主诉:阴茎部分切除术后排尿困难 1⁺年,会阴部红肿疼痛 10⁺天。

现病史:1⁺年前患者因"阴茎癌"于外院行"阴茎部分切除术",术后逐渐出现排尿困难、尿线变细,未进一步诊疗。入院前 10⁺天出现会阴部红肿、疼痛,伴排尿困难、尿痛,不伴畏寒、发热、潮热、盗汗;无头痛、胸痛,无腹胀、腹泻,无里急后重等不适。

既往史:平素身体一般,否认"高血压、冠心病、糖尿病"等慢性病史,否认"乙肝、结核、伤寒、菌痢"等传染病史，否认食物、药物过敏史，否认外伤史，否认输血史。

个人史：无地方病地区居住情况，未到过疫区，否认冶游史；吸烟史 10^+ 年，每天 70 支左右，偶尔饮酒，否认工作毒物、粉尘、放射性物质接触史。

婚育史：男性，已婚，配偶体健，未育有子女。

家族史：否认家族遗传性疾病史。

二、体格检查

T：37.2℃，P：92 次/分，R：21 次/分，BP：128/69mmHg。一般情况良好，神志清楚，精神可，皮肤黏膜、淋巴结、头颈部、胸部、心肺腹部及脊柱、神经系统均未查见明显异常。专科情况：阴茎部分阙如，尿道外口明显狭窄瘢痕化。会阴、阴囊明显发红、肿胀、压痛、可扪及明显波动感。

三、辅助检查

暂缺。

四、初步诊断

1. 会阴部脓肿
2. 尿道瘢痕狭窄
3. 阴茎癌术后

五、鉴别诊断及诊疗计划

1. 鉴别诊断

（1）会阴部肿瘤：目前体征不支持。

（2）会阴部结核：需进一步完善检查明确。

（3）肛周皮下脓肿：属于最表浅的脓肿，分布在肛缘皮下，以后侧和两侧居多。感染途径是肛窦和肛缘皮肤，病灶多局限，很少向周围蔓延。内口在病灶相对应的齿线位置。局限性红肿，疼痛明显，但很少发热。

（4）会阴筋膜下脓肿：位于肛门前侧，主要是男性，会一直延伸到阴囊根部。这一部位的脓肿分深浅两层。感染途径是肛门前侧齿线处的肛窦和裂伤的肛管皮肤，所以内口一般也位于此处。发病后如果没有得到及时治疗，往往会向阴囊蔓延。临床表现同皮下脓肿。

（5）肛管后间隙脓肿：位于肛门后侧，分深浅两层，浅层和肛周皮下间隙相通。深层通向两侧坐骨直肠窝。感染途径是齿线处后侧肛窦和肛门后侧裂口。内口多在后正中齿线位置。发病后易向两侧蔓延。疼痛明显，发热或不发热，局部红肿明显。

（6）坐骨直肠窝脓肿：这是肛周最大的脓肿，左右各一个，并通过肛管后深间隙相通。感染途径基本都是肛窦，内口位置有两种可能，一是和病灶相对应位置，一是后正中。一侧脓肿会向对侧蔓延，形成马蹄或半马蹄形脓肿。绝大部分复杂肛瘘都是来源于这一部位的脓肿，红肿热痛均明显。患者坐卧不安，饮食不下，非常痛苦。

（7）括约肌间间隙脓肿：是指内外括约肌之间，是众多肛周感染的原发部位。前面谈到肛窦是细菌入侵肛门的最主要入口，但真正进入肛门内部依靠的是肛腺，而大部分肛腺的腺体位于括约肌之间。细菌往往是先在这里感染，然后再向其他个间隙扩散蔓延。其内口没有确定部位，但以后正中齿线位为多，蔓延方向也不定。疼痛明显，早期红肿不明显，肛门可松弛，广泛压痛。

（8）直肠黏膜下脓肿：直肠下端黏膜下，前后左右都有，属于高位脓肿，细菌入侵途径是肛窦，病灶多局限，也很少向周围蔓延，内口和病灶在同一位置。很少发热，以坠胀和便意感为主要表现，指诊可触及直肠下端柔软隆起。

（9）直肠后间隙脓肿：位于直肠后侧，是所有脓肿中位置最高的。细菌感染途径是肛窦，内口在后正中齿线处，发病后有可能向两侧骨盆直肠间隙蔓延，形成高位马蹄脓肿和肛瘘，临床治疗难度大。疼痛显著或不显著，坠胀、便意感，发热，直肠后侧触及较硬隆起，肛直环瘢痕样变。

（10）骨盆直肠窝脓肿：位于直肠下端的两侧，左右各一，盆底之上，腹膜之下，下面对应的坐骨直肠间隙，属于高位脓肿。感染途径是肛窦，内口多位于后正中齿线，发病后有可能借道直肠后间隙向对侧蔓延，也可能向下蔓延至坐骨直肠间隙。表现同直肠后脓肿，可在直肠下端两侧触及较硬隆起。

（11）尿道周围脓肿尿漏：男性原发性尿道癌、尿道狭窄、尿漏可因局部感染坏死出现尿道周围脓肿形成，患者一般有排尿困难，血尿，局部红肿热痛。

2. 诊疗计划　完善辅查，准备急诊行脓肿切开引流术。

六、治疗过程

完善术前检查，血常规：白细胞 $11.6 \times 10^9/L$；白蛋白 27.4g/L；尿素 9.06mmol/L，肌酐 154.7μmol/L；血沉 80.0mm/h；ECG：窦性心动过速，DR：双肺纹理增多。

2013 年 7 月 23 日在全麻下行会阴脓肿切开引流 + 膀胱造瘘术，术中见尿道外口瘢痕狭窄，前尿道变硬呈条索状，F14 尿管不能置入。会阴部见直径约 0.5cm 窦道形成，挤压后有灰黄色脓性尿液溢出。会阴、阴囊、左腹股沟区、左肛周多处积脓。手术顺利，术中失血约 50ml。

术后诊断为：①会阴、阴囊、左肛周、左腹股沟区脓肿；②尿道会阴瘘；③前尿道瘢痕狭窄；④尿路感染；⑤阴茎癌术后。

术后第一次换药下腹部可见一约 5cm×12cm 皮肤缺损、肉芽苍白；左阴囊处可见一约 4cm×5cm 不规则的皮肤缺损，肉芽苍白，肛周 1 点方向 4cm 窦道，大量桃红色脓性液，腐臭。膀胱造瘘管引出尿液呈黄色浑浊混有脓性分泌物。给予 0.9% 生理盐水 500ml 膀胱冲洗，每天 3 次，卧床休息、止血、抗感染、静脉营养等对症支持治疗。由科室营养师制定营养处方，彝汉双语护士根据营养处方认真给予指导，有效落实健康教育。局部伤口由伤口、造口专科护士每天常规换药。

术后第 3 天膀胱造瘘管旁不断有大量尿液流出，膀胱造瘘管内无尿液引出，考虑膀胱造瘘管堵塞？脱出？2013 年 7 月 27 日 23：53 急诊在全麻下行膀胱造瘘口探查术，术中见腹直肌前鞘部分坏死，尿管脱出膀胱外，尽量清除坏死组织，重新留置膀胱造瘘管，妥善固定。尿培养回示：肺炎克雷伯菌且为多重耐药。给予磺苄西林、阿米卡星联合抗感染治疗，氨基酸、脂肪乳等静脉营养支持，加强换药，膀胱冲洗，加强护理避免管道破裂、堵塞、脱落。

患者术后出现伤口渗液增多，每天换药 2 次，术后 10 天伤口未见愈合迹象，渗出液增多,每次渗出量为普通外科纱布(每张规格 8cm×8cm×8 层)4~5 张,外加医用棉垫 15cm×20cm(2~3)张,分泌物性状为桃红色脓性液,有腐臭味。继续加强抗感染治疗。尿培养:大肠埃希菌,多重耐药。脓液培养:大肠埃希菌,多重耐药。

术后 10 天(图 6-18),阴囊处可见一约 3.5cm×4cm 不规则的皮肤缺损,下腹部可见一约 4.5cm×11cm 皮肤缺损,创面苍白,蛋白膜覆盖,大量渗液,下腹部伤口 1~3 点钟方向约有 3~5cm 潜行;肛周 1 点方向 3.5cm 窦道。

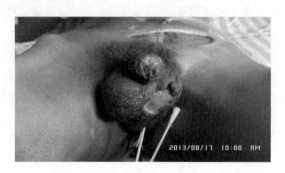

图 6-18 术后 10 天

继续加强伤口处理:尽量清除创面上的蛋白膜,窦道用 20ml 空针抽 0.9% 生理盐水加压冲洗直至清亮,碘伏纱条引流抗感染,每天换药次数增加到 2~3 次。复查:白蛋白 28.4g/L,钾 3.06mmol/L,钙 2.07mmol/L,磷 0.69mmol/L,血糖 4.8mmol/L,科室营养师继续制定适合患者的营养处方,彝汉双语护士指导健康教育有效落实。

术后 20 天(图 6-19),伤口脓液培养加药敏回示:大肠埃希菌感染多重耐药,依药敏结果改用亚胺培南-西司他丁抗感染,伤口情况:脓性分泌物较前明显减少,伤口创面明显缩小,处理伤口时疼痛明显,基底 25% 黄白色,75% 粉红色,渗液:中量,淡红色,左肛周 1 点约 3cm 窦道。

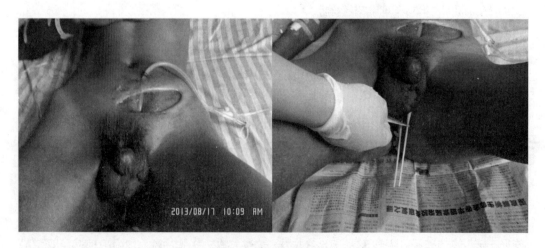

图 6-19 术后 20 天

处理:生理盐水冲洗窦道直至清亮无异味,肛周窦道碘纱引流,下腹部盐水纱布保

湿 + 棉垫 + 绷带换药，每天 1 次。

术后 25 天(图 6 - 20)，伤口情况：下腹部 3.5cm × 8cm，100% 粉色；阴囊：3cm × 2.5cm，10% 黄白色，90% 粉色下腹部潜行已愈合，左肛周：1 点 2.5cm 窦道，渗液为红色。

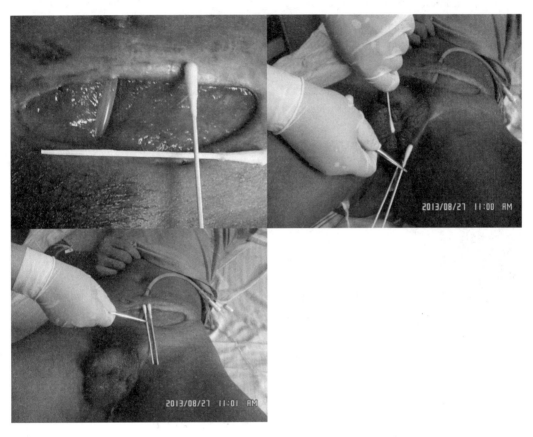

图 6 - 20　术后 25 天

术后 38 天(图 6 - 21)，创面明显缩小，基底红润，肛周 1 点方向窦道约 1cm，下腹部伤口大小约 2cm × 7cm，阴囊处伤口大小约 1.5cm × 2cm，肉芽生长良好新鲜呈红色，触之易出血，渗液少量。

局麻下行切口二期清创缝合术并更换膀胱造楼管，肛周窦道盐水纱条每 2 天换药 1 次，继续营养支持。

创面基底红润，肉芽新鲜给于缝合后效果明显(图 6 - 22)。

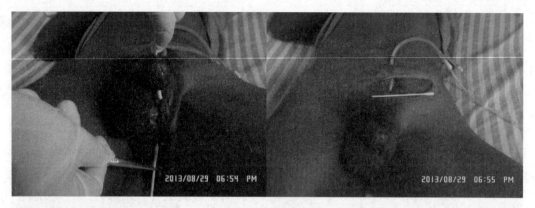

图 6 - 21　术后 38 天

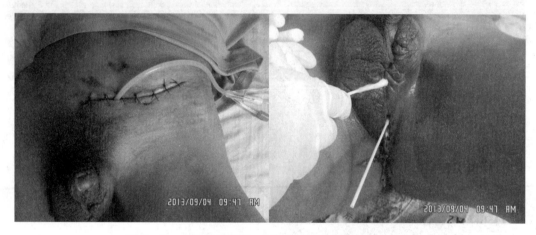

图 6 - 22　创面基底红润，肉芽新鲜给于缝合后效果明显

术后 46 天伤口愈合，复查血常规，肝肾功均正常，指导患者保持个人卫生，多饮水，预防尿路感染，定期更换膀胱造瘘管。

七、最终诊断

1. 会阴、阴囊、左肛周、左腹股沟区脓肿
2. 尿道会阴瘘
3. 前尿道瘢痕狭窄
4. 尿路感染
5. 阴茎癌术后
6. 低蛋白血症

八、治疗/随访效果

患者伤口愈合后不愿尿流改道，转成都华西医院治疗。伤口愈合对比图（图 6 - 23）。

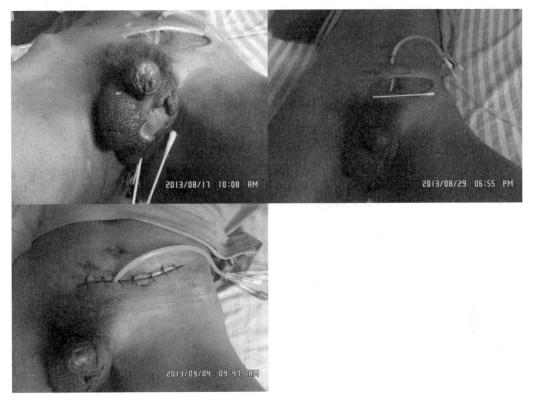

图6-23 伤口愈合对比图

九、心得体会及病例讨论

1. 伤口护理 ①脓液培养结果为多重耐药：大肠埃希菌感染，尿培养：肺炎雷克伯菌多重耐药，使用敏感抗生素联合用药抗感染治疗；②每次换药都做好伤口的评估。评估的内容包括：伤口大小、深度、潜行和窦道比较前一次换药有无变化（变大还是变小）；渗出液的性状、量，以及有无异味；肉芽形状颜色；有无出血倾向；伤口疼痛评估；伤口周围皮肤情况等；③伤口处理方法：在指导患者保持个人卫生清洁，勤擦洗，勤换衣；伤口局部处理方法由外向内消毒，采用碘伏棉球消毒伤口周围皮肤，0.9%生理盐水对伤口周围皮肤进行清洗，再用生理盐水对伤口床、潜行、窦道进行冲洗，直至冲洗出液体无味清亮，根据伤口大小对敷料裁剪顺应伤口轮廓，置入伤口、窦道和潜行，使敷料与创面完全接触，充分引流，外加无菌纱布固定，根据伤口渗液量决定换药的次数，本例患者术渗液多时每天换药2～3次，渗液明显减少，异味明显减轻，伤口窦道处长出鲜肉芽组织，伤口床肉芽新鲜红润，下腹部潜行完全愈合，后改为每2天换药1次，术后38天创面红润像珍珠样生长，创面明显缩小，给予二期清创缝合，肛周窦道继续盐水纱条引流换药，每2天换药1次，患者术后46天伤口痊愈自动出院。

2. 心理护理 心理抑郁、紧张、焦虑，恐惧都能影响人体免疫系统功能，使得人体抵抗感染能力降低，从而导致伤口经久不愈。由于患者病变部位的特殊性，而患者年纪尚轻，家庭经济差，因此患者及家属不管在经济方面还是心理方面都承受着巨大的压力，对此制定出了详细的有针对性心理护理计划，由彝语双语护士介入沟通使得心理护理计划得以很好的实施，患者及家属的心理压力得到了有效的缓解，最终以乐观积极的态度配合医护人员治疗。

3. 营养支持　营养低下可使组织细胞再生不良或缓慢，导致伤口组织细胞生长障碍，肉芽组织形成不良，造成伤口延迟愈合，鼓励患者进食高蛋白、高热量、高纤维素食物，使患者得到均衡的营养支持，从而缩短伤口愈合时间。

4. 疼痛护理　严密观察患者疼痛程度，注意患者面部表情、面色、血压、心率、呼吸变化。鼓励患者准确表达疼痛部位、强弱、性质，以及疼痛加重和减轻的因素，减轻患者的痛苦和心理负担，及时给镇痛药，口服肌内注射无效时静脉用药。

现在科学研究已经证明了所有的传统表面消毒剂，如过氧化氢溶液、含碘溶液等都具有细胞毒作用，而生理盐水应用最为广泛，不含任何防腐剂，无毒，符合人体生理，清洁伤口后可以降低伤口表面的细菌数目和代谢物质，而且便于观察，是最经济最适合的伤口清洁溶液，对伤口愈合没有任何影响，本例病案选用生理盐水清洗伤口，达到了较好的效果。本例患者为少数民族，无教育背景，不通汉语，患者的心理变化不能及时得以有效表达，沟通困难，我科及时有效的介入了彝汉双语护士对其心理护理和营养指导做出了针对性的护理措施并得以有效落实。对本例患者采取针对性的心理护理，营养师制定合适患者的营养处方，全身抗感染治疗，换药时严格无菌操作，彻底清洗伤口，促进了伤口愈合，患者最终伤口痊愈出院。

十、主编评述

脓肿是急性感染过程中，组织、器官或体腔内因病变组织坏死，液化而出现的局限性脓液积聚，4 周有一完整的脓壁。常见的致病菌为金黄色葡萄球菌。脓肿可原发于急性化脓性感染，或由远处原发感染源的致病菌经血流、淋巴管转移而来。往往是由于炎症组织在细菌产生的毒素或酶的作用下，发生坏死、溶解，形成脓腔，腔内的渗出物、坏死组织、脓细胞和细菌等共同组成脓液。由于脓液中的纤维蛋白形成网状支架才使得病变限制于局部，另脓腔周围充血水肿和白细胞浸润。最终形成以肉芽组织增生为主的脓腔壁。脓肿由于其位置不同，可出现不同的临床表现。脓肿向外扩散时，常可形成溃疡、窦道和瘘管等并发症。皮肤、黏膜或关节滑膜等的化脓性炎，由于局部组织坏死、崩解脱落可形成局限性较深的溃疡。深部组织脓肿向体表或自然管道穿破，可形成窦道或潜行。肛管直肠周围脓肿向皮肤穿破，形成肛旁脓性窦道；如同时向内穿破直肠壁，使肠腔与体表皮肤相通，则形成脓性瘘管。如果病原菌被控制，渗出停止，脓液逐渐被吸收，由肉芽组织填补而愈合；如果脓肿经久不愈，其周围多量纤维组织增生而引起厚壁的慢性脓肿，常需切开排脓后方能修复愈合。

参 考 文 献

[1] 董树江. 结合会阴部 MRI 行扩创引流治疗骨盆直肠间隙脓肿 27 例临床疗效观察. 实用临床医学杂志，2016，20(19)：121 - 122

[2] 李璞. 肛周脓肿合并会阴部坏死性筋膜炎 2 例. 世界临床医学, 2016, 10(3): 211－315

[3] 刘刚. 以会阴部脓肿为首发表现的男性原发性尿道癌 5 例临床分析. 中国医科大学报, 2014, 43(9)852－853

[4] 董润标. 阴茎脓肿一例报告及近 20 年国内外文献复习. 中国男科医学杂志, 2015, 29(9):321－450

病例 14　脐尿管癌

例 1　脐尿管尿路上皮癌（Ⅱ期）

一、病历摘要

患者，男性，79 岁，退休。

主诉：因"反复肉眼血尿 2 周"入院。

现病史：入院前 2 周，患者无明显原因出现无痛性全程肉眼血尿，呈间断性，不伴血凝块，无排尿困难，无腹胀、腹痛，无发热、寒战，无头晕、乏力，无腰背部疼痛，至当地医院就诊，"B 超"提示"膀胱壁增厚，前列腺增大"，"尿常规"提示"RBC 1267 个/μl"，给予对症止血（具体不详）治疗，症状缓解。此后患者血尿症状反复发作，并出现血凝块。今患者由家属陪同下至我院门诊，要求进一步诊治，收入我科。

患者患病以来精神、饮食可，小便如上述，大便无异常，睡眠可，体重无明显变化。

既往史：高血压病 3 年，口服"苯磺酸氨氯地平片"控制血压，否认糖尿病病史。

个人史：吸烟 49 年，平均 15 支/日，饮酒 20 年，白酒平均 50g/日。

婚育史：26 岁结婚，丧偶，有 2 女。

家族史：父母已故，否认家族遗传性疾病病史。

二、体格检查

T：36.3℃，P：87 次/分，R：20 次/分，BP：140/79mmHg。慢性病容，神志清楚，查体合作，自主体位。全身巩膜无黄染，浅表淋巴结未扪及肿大。心肺腹（－），双侧肋脊角对称，双肾区无红肿。局部无压痛及叩击痛，双侧肾脏均未扪及，沿双侧输尿管行径区无压痛，未扪及包块。耻骨上膀胱区不充盈，无压痛。阴毛呈男性分布，阴茎发育正常，无包茎，沿阴茎向尿道口方向挤压，无分泌物溢出，尿道外口无红肿。双侧精索静脉无曲张，输精管光滑。双侧睾丸附睾光滑，在阴囊内可扪及，无压痛及结节。直肠指诊：前列腺Ⅱ度增大，质韧，表面光滑，中央沟消失，无压痛及结节感，指套无血染。

三、辅助检查

1. 血常规　Hb 103g/L，血 PSA：0.74ng/ml。

2. 尿常规　RBC 2873 个/μl。

3. 尿流率＋膀胱残余尿量测定　最大尿流率 6.7ml/s，排尿量 168.3ml，残余尿量 56ml。

4. 胸部 CT　慢支炎、肺气肿征象，双下肺散在感染性病变。

5. 心脏彩超　心包积液，约 5mm。

6. 泌尿系增强 CT　①膀胱前壁不规则增厚，请结合内镜；②双肾小囊肿（大小约 0.5～0.9cm）；③前列腺增大（图 6-24 至图 6-26）。

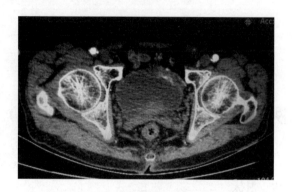

图 6-24　增强 CT(1)

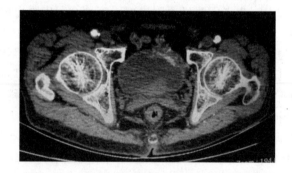

图 6-25　增强 CT(2)

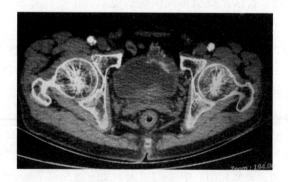

图 6-26　增强 CT(3)

四、初步诊断

1. 膀胱占位

2. 前列腺增生症

3. 双肾囊肿

4. 高血压病

5. 慢性阻塞性肺病

6. 肺部感染

7. 心包积液

8. 轻度贫血

五、鉴别诊断及诊疗计划

1. 鉴别诊断　与膀胱癌、前列腺癌、脐尿管癌、上尿路肿瘤相鉴别。

2. 诊疗计划　完善影像学检查，如 CT 等，以及其他相关术前准备，制定手术方案，择期手术。

六、治疗过程

入院后完善术前检查，控制血压及肺部感染后，全麻下行诊断性 TURBT 术。术中见：前列腺两侧叶增生，膀胱颈抬高，双输尿管开口清，可见喷尿，膀胱顶壁及左侧壁大片鹅卵石样新生物，表面可见散在出血点，切除部分新生物及其肌层送检。

术后病检：膀胱新生物：乳头状尿路上皮癌，肌层：黏膜组织见乳头状尿路上皮癌，肌层未见浸润。

术中膀胱新生物形态及分布异于平时所见膀胱癌，请 CT 室医生协助仔细阅片，发现占位位于脐尿管走行区及膀胱前壁，并有强化。查阅文献，脐尿管腺癌最常见，但也存在脐尿管尿路上皮癌，总体预后差。结合该患者临床资料，考虑脐尿管癌可能性极大。

经全院会诊，并积极与患者及家属交流病情，患者及家属自愿选择根治性膀胱全切术。鉴于患者高龄，手术方式定为 3D 腹腔镜根治性膀胱全切 + 双侧输尿管皮肤造口术。术中所见：占位沿脐尿管生长，并沿膀胱顶壁进入膀胱，手术切除膀胱、前列腺、精囊腺、腹横筋膜、脐尿管、脐、部分腹膜，并行双侧输尿管皮肤造口术。

术后病检：脐尿管尿路上皮癌，增生前列腺组织，双侧输尿管断端未见肿瘤累及。

七、最终诊断

1. 脐尿管尿路上皮癌（Ⅱ期）

2. 前列腺增生症

3. 双肾囊肿

4. 高血压病

5. 慢性阻塞性肺病

6. 肺部感染

7. 心包积液

8. 轻度贫血

八、治疗/随访效果

术后予以吉西他滨 + 顺铂化疗方案。

术后 3 个月出现局部复发，持续化疗并辅以放疗，术后 6 个月死于多处转移。

九、心得体会及病例讨论

此病例为脐尿管尿路上皮癌患者，临床比较少见。治疗方案以手术切除为主，辅以放化疗。相关文献显示，根治性膀胱全切术和扩大膀胱部分切除术在改善患者生存率方面差异无统计学意义。我们选择根治性膀胱全切术在于肿瘤侵犯膀胱范围太广，膀胱部分切除术后患者有效膀胱容量明显减小，会严重影响患者术后生活质量。脐尿管癌总体预后差，此患者术后 3 个月局部复发，术后 6 个月死于多处转移，对复发和转移性脐尿管癌患者目前尚无有效治疗措施。

十、主编评述

脐尿管癌为临床罕见肿瘤，早期发现和诊断困难，大多数发现时病期较晚，总体预后差，其预后与肿瘤病理分期密切相关。影像学检查可明确病变的部位、形态、范围及其与邻近组织结构的关系，对肿瘤分期、临床术式、治疗方案的确定及预后的评估有重要意义。手术切除为首选治疗方式，现在仍需要改进能够帮助延长生存期的新的化疗方案。因此提高对该病的认识，早期诊断、早期治疗，予以复发转移病例积极的综合治疗，才是提高此病预后的关键。

参 考 文 献

[1] 陈雯微，任伟，杨觅，等. 膀胱脐尿管癌合并膀胱尿路上皮癌 1 例及文献复习. 现代肿瘤医学，2015，23(9)：1247 – 1250

[2] 胡增刚，马周鹏，谢一平，等. 脐尿管癌的 MDCT 诊断及鉴别诊断. 实用放射学杂志，2014，30(3)：471 – 473

[3] 邵光军，蔡林，李学松，等. 脐尿管癌：单中心 30 年经验总结. 北京大学学报(医学版)，2013，45(5)：774 – 778

[4] Zhang J，Wu J. Options for diagnosis and treatment of urachal carcinoma. Asia Pac J Clin Oncol，2013，9(2)：117 – 122

[5] Meeks JJ，Herr HW，Bernstein M，et al. Preoperative accuracy of diagnosis evaluation of the urachal mass. J Urol，2013，189(4)：1260 – 1262

例 2　脐尿管癌

一、病历摘要

患者，女，53 岁。

现病史：患者于 2017 年 4 月左右无明显原因出现左侧小腹疼痛、持续性胀痛，尿频、尿急、尿痛，无肉眼血尿。与当地医院诊治，诊断为"尿路感染"，给予三金片及中药治疗(具体治疗不详)，治疗后患者小腹疼痛症状减轻。2017 年 9 月 11 日患者出现小腹疼痛、尿频尿急尿痛症状加重，于当地医院治疗，诊断为"尿路感染"，给予三金黄片、拉氧头孢等治疗后疼痛无减轻。为求进一步诊疗，于 2017 年 9 月 12 日于我院行彩超检查，提示：膀胱壁弱回声团：膀胱癌？建议进一步检查。门诊以"膀胱癌?"收入我科治疗。患者入院时小腹持续性胀痛，尿频、尿急、尿痛，无肉眼血尿。双侧腰部胀痛，疼痛无放射性。时有头晕、头痛，双下肢无水肿。胃脘部胀痛、纳差、疲乏无力。

二、体格检查

T：35.7℃，P：66 次/分，R：20 次/分，BP：137/83mmHg。腹部对称平坦，腹壁静脉无曲张，无蠕动波，小腹膨隆，下腹部轻压痛，无反跳痛及肌紧张，肝脾未扪及肿大，墨菲氏征阴性，腹水征阴性，肠鸣音 4～5 次/分。

三、辅助检查

彩超：膀胱壁弱回声团：膀胱癌？

四、初步诊断

1. 脐尿管肿瘤（脐尿管癌？）
2. 尿路感染
3. 浅表性胃炎
4. 胆囊积液
5. 腰椎退行性变

五、鉴别诊断及诊疗计划

1. 鉴别诊断

（1）膀胱癌：好发于膀胱后壁，主要为腔内肿块，实性，多强化明显。

（2）脐尿管囊肿：表现为椭圆形或者长条形囊性病灶，囊壁光滑，囊内密度均匀，增强扫描无强化。

（3）脐尿管囊肿并感染：表现为厚壁包块，囊内密度略高于水，增强后囊壁强化且内壁光整。

（4）膀胱脐尿管憩室伴结石：横贯膀胱内外壁的高密度影。

2. 诊疗计划

（1）进一步完善三大常规、生化、血凝、输血前检查、血型等检查。

（2）下腹部增强 CT 检查。

（3）膀胱镜检查，进一步取活检。

（4）向患者及家属沟通，交代病情及下一步治疗方案。

六、治疗过程

入院后积极完善相关辅助检查，全面评估病情，系统治疗。胸部平扫：①右肺中叶内侧端、左肺上叶舌段及双肺下叶后基底段少许纤维灶；②双侧胸膜增厚、粘连。全腹部平扫：①膀胱前后顶壁广泛增厚，前顶壁团块影软组织密度影明显强化，考虑恶性肿瘤性病变，脐尿管癌可能，膀胱癌待查，侵及膀胱前缘间隙，胆囊增大积液；②肝右叶结节状钙化灶；③腰椎退行性变。血常规：白细胞：19.3g/l。给予拉氧头孢0.5g 静脉滴注，2 次/天，抗感染，三金清热颗粒利尿通淋，消肿定痛胶囊活血化瘀，同时于2017 年 9 月15 日 14：40 在腰硬联合麻醉下行"膀胱镜检 + 膀胱肿物活检术"，术中见：膀胱内无明显新生物残留,双侧输尿管口未见明显异常,膀胱壁未见明显活动性出血。保留三腔管导尿,术后给予拉氧头孢0.5g静脉滴注,2次/天,抗感染治疗,泮托拉唑钠80mg静脉滴注,1次/天,抑酸护胃,肝素钠500IU抗凝,活血化瘀,利尿通淋等对症治疗。病理检查提示:送检组织符合息肉改变,移行上皮增生活跃,小灶区域呈腺性膀胱炎样改变(图6-27)。于2017年9月22日09:00全麻下行"腹腔镜脐尿管肿瘤切除术+脐导管切除术+膀胱部分扩大切除术",术中见:腹膜、肠系膜于肿瘤粘连明显,腹腔内无明显肿瘤转移。肿瘤位于膀胱顶部,约5cm×6cm大小,质硬。手术顺利,术后给予拉氧头孢抗感染,泮托拉唑钠抑酸护胃,转化糖电解质注射液、复合磷酸氢钾补充电解质,血栓通活血化瘀及中药、红外线等对症治疗。

患者胸部平扫:①右肺中叶内侧端、左肺上叶舌段及双肺下叶后基底段少许纤维桩;②双侧胸膜增厚、粘连。全腹部平扫:①膀胱前后顶壁广泛增厚,前顶壁团块影软组织密度影明显强化,考虑恶性肿瘤性病变,脐尿管癌可能,膀胱癌待查,侵及膀胱前缘间隙,胆囊增大积液;②肝右叶结节状钙化灶;③腰椎退行性变。病理检查提示:送检组织符合息肉改变,移行上皮增生活跃,小灶区域呈腺性膀胱炎样改变。经全科室医生讨论后,一致认为,手术治疗是最佳方案。患者血常规:白细胞:19.3g/l,提示其有感染。同时经历癌症、手术打击,身体抵抗力弱,故术后应积极给予抗感染、加强营养等治疗。

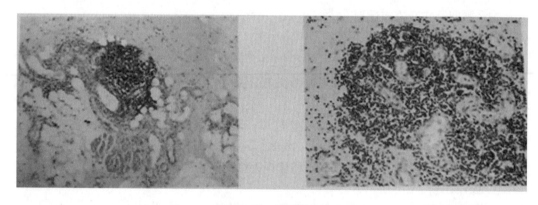

图6-27 病理检查

七、最终诊断

1. 脐尿管癌
2. 尿路感染
3. 浅表性胃炎
4. 胆囊积液
5. 腰椎退行性变

八、治疗/随访效果

对脐尿管癌的治疗有根治性膀胱切除和膀胱部分切除两种意见,国内大多采用节断性整块切除术,范围包括脐部,联合韧带,膀胱肿块和距离肿块2cm的正常膀胱组织,腹横筋膜,膀胱周围脂肪,膀胱顶部腹膜和盆腔淋巴结清扫,本列患者采取膀胱部分切除方法，手术顺利，术中出血少，术后第1、第2、第3个月随访：泌尿系彩超检查提示：膀胱未见异常，术后半年随访：膀胱镜检查：膀胱内未见结石及新生物，膀胱黏膜轻度充血，双侧输尿管开口通常畅。

九、心得体会及病例讨论

1. 本病治疗特点

（1）患者胸部平扫：①右肺中叶内侧端、左肺上叶舌段及双肺下叶后基底段少许纤维桩；②双侧胸膜增厚、粘连。全腹部平扫：①膀胱前后顶壁广泛增厚，前顶壁团块影软组织密度影明显强化，考虑恶性肿瘤性病变，脐尿管癌可能，膀胱癌待查，侵及膀胱前缘间隙，胆囊增大积液；②肝右叶结节状钙化灶；③腰椎退行性变。病理检查提示：送检组织符合息肉改变，移行上皮增生活跃，小灶区域呈腺性膀胱炎样改变。保守治疗效果差，手术治疗风险也较大，特别考验医生的技术水平。

（2）患者在手术之前已有感染，如何控制其在手术后感染能不加重或者是消除感染，也是一大难点。经过我科医生的共同努力，最终都得到了解决。

2. 全面评估患者病情，选择最佳方案。患者中年女性，胸部平扫：①右肺中叶内侧端、左肺上叶舌段及双肺下叶后基底段少许纤维桩；②双侧胸膜增厚、粘连。全腹部平扫：①膀胱前后顶壁广泛增厚，前顶壁团块影软组织密度影明显强化，考虑恶性肿瘤性病变，脐尿管癌可能，膀胱癌待查，侵及膀胱前缘间隙，胆囊增大积液；②肝右叶结节状钙化灶；③腰椎退行性变。病理检查提示：送检组织符合息肉改变，移行上皮增生活跃，小灶区域呈腺性膀胱炎样改变。保守治疗效果差，可能出现癌症转移等。手术治疗虽然也有风险，可能会出现出血、邻近脏器损伤等意外，但经过医生讨论及与患者及其家属多次沟通，一致认为采取手术治疗效果较好。

3. 严格抗感染治疗　患者手术之前便有感染症状，经过癌症及手术打击后身体抵抗力更低，故应该积极控制感染，清理手术伤口时严格遵循无菌操作。

4. 加强营养　患者目前身体情况较差，应该加强营养，增强抵抗力，促进伤口愈合及身体恢复。

5. 积极与患者沟通　在治疗期间，应积极与患者沟通，使患者了解目前其身体状况及医生的治疗方案等，积极配合医生的治疗，减少医患矛盾的发生。

十、主编述评

本病较少见。术前的各项检查，对于明确疾病有重要意义，尤其对于本病，影像学如 CT 检查非常有价值。手术过程并不是本病最复杂和最困难的环节。

参 考 文 献

[1] 门光金，王秀云，孙颖浩，等．脐尿管癌八例报告．中华泌尿外科杂志，2001，22（1）：57－57

[2] 范伟业．脐尿管癌7例临床分析：浙江大学，2016

[3] 陈思雨．腹腔镜脐尿管癌手术切除的临床研究．山东大学，2017

彩色插图

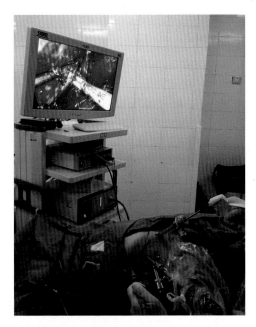

图 1-2　麻醉满意后取右侧半侧卧位

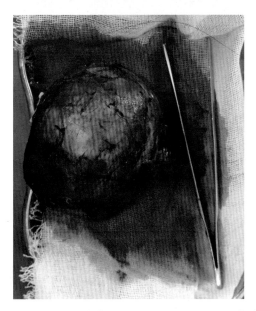

图 1-3　术中见左侧腹膜后 7.0cm×7.0cm×7.0cm 包块突起

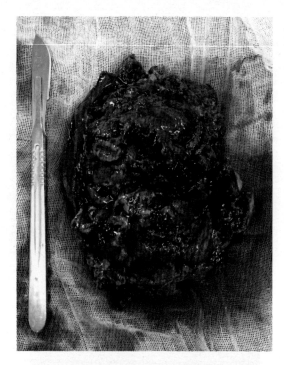

图 1-5 术后剖开包块见大量出血坏死组织

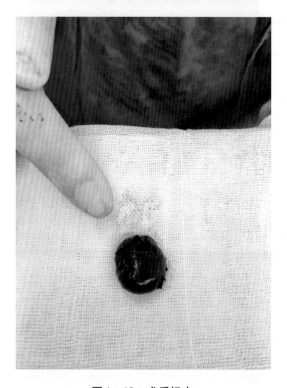

图 1-10 术后标本

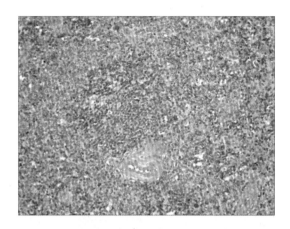

图 1 - 11　左侧肾上腺，疑为 Castleman 病或异位脾脏

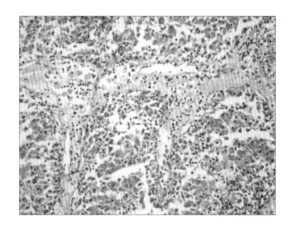

图 2 - 19　混合型肾细胞癌(Fuhrman Ⅱ级)

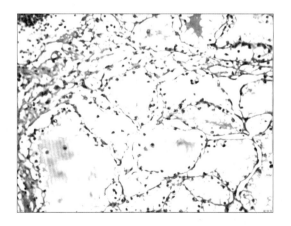

图 2 - 25　病理切片为透明细胞肾细胞癌

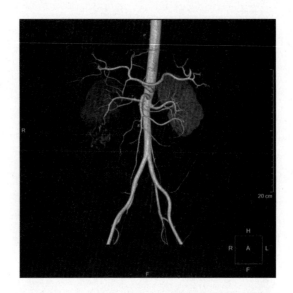

图 2 - 31 CTA 右肾下极囊性占位其血供来自肾动脉

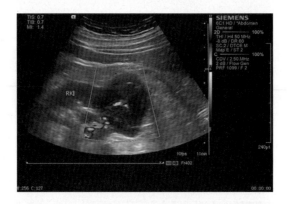

图 2 - 33 多普勒彩超肾囊肿内分隔丰富血流图

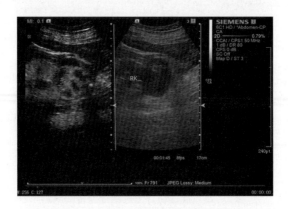

图 2 - 34 超声造影肾囊肿内分隔快速强化

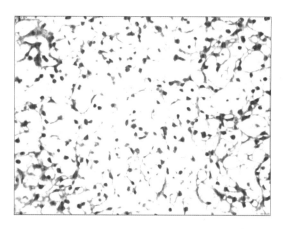

图 2 - 35　透明细胞肾细胞癌伴囊性变(Fuhrman 核分级为 Ⅰ 级)

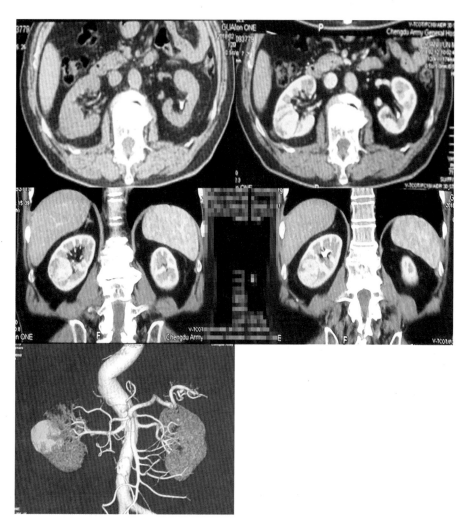

图 2 - 41　肾脏 CT

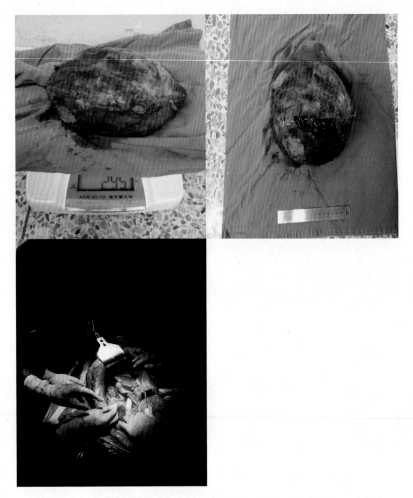

图 2 - 45　肿瘤重量、肿瘤大小及下腔静脉血栓人工血管置换下腔静脉

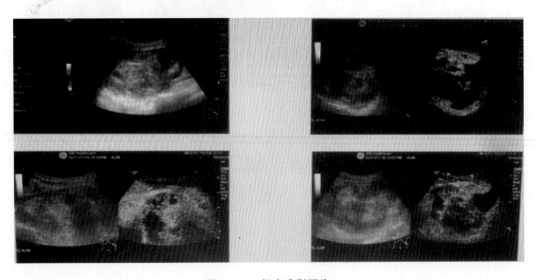

图 2 - 49　超声造影图像

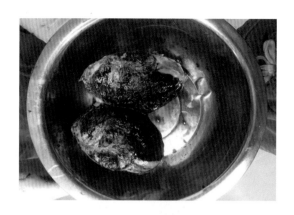

图 2-50　左肾剖面观

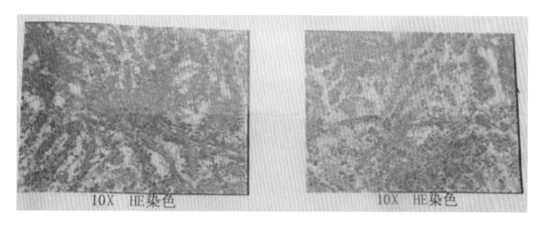

图 2-51　术后病检

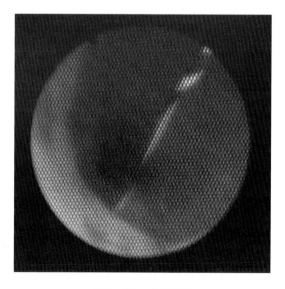

图 2-55　术中图像

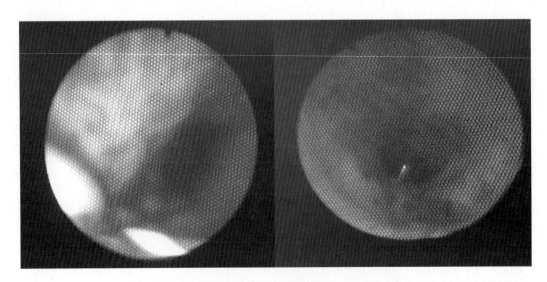

图 2-57　术中憩室入口

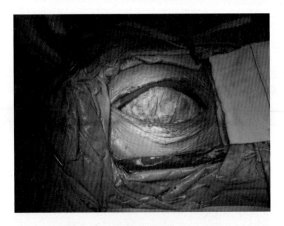

图 2-66　左中上腹旁正中切口

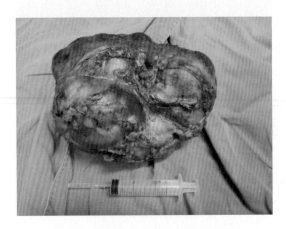

图 2-67　切下左肾及肾门处淋巴结

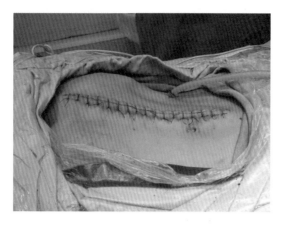

图 2 - 68　术毕缝合切口

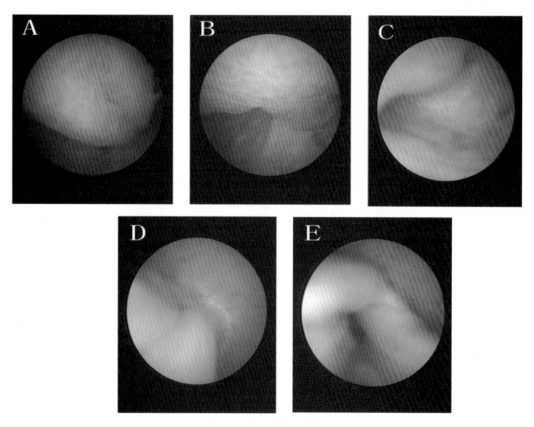

图 3 - 10　输尿管镜检查所见

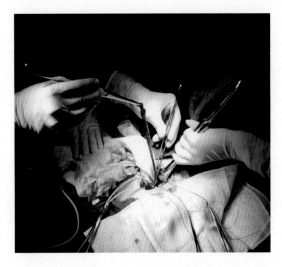

图 3 - 11　完整拉出息肉

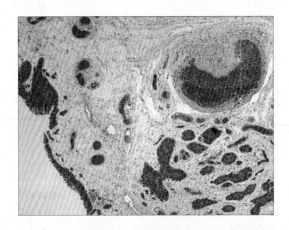

图 3 - 12　术后病检

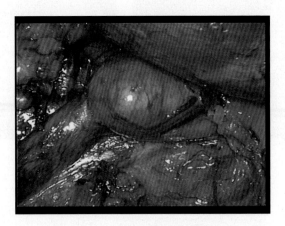

图 3 - 15　肾盂输尿管连接部缩窄

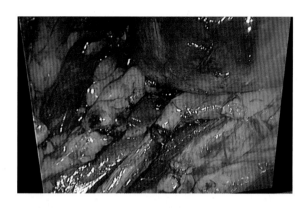

图 3 - 16　肾盂输尿管成形后图片

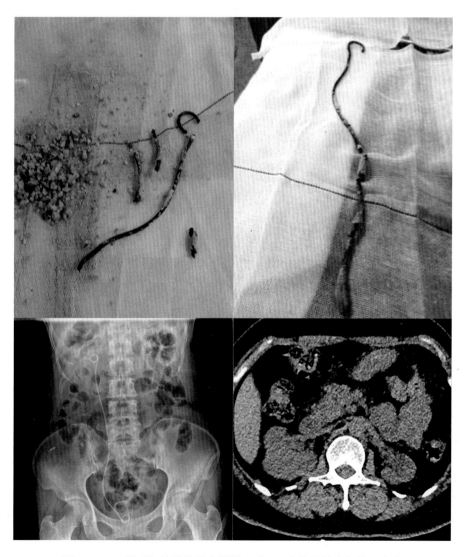

图 3 - 19　1 周后经输尿管镜右肾结石碎石、右输尿管支架管取出术

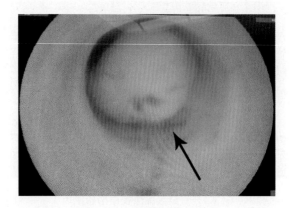

图 4 - 2 输尿管腔内新生物

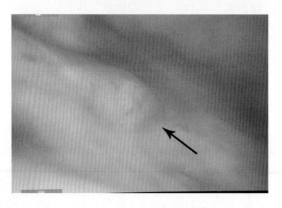

图 4 - 3 膀胱镜下结节性隆起

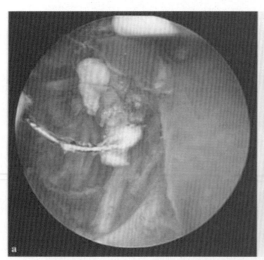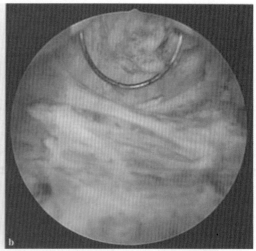

图 4 - 7 膀胱三角区一带蒂菜花样新生物

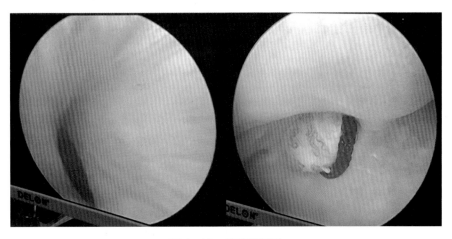

图 4 - 15　膀胱镜所见

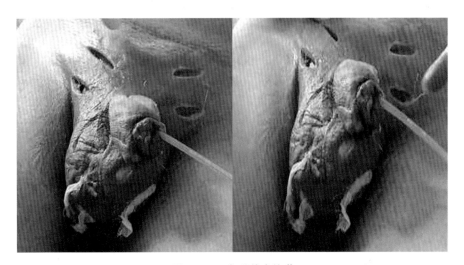

图 4 - 17　术后首次换药

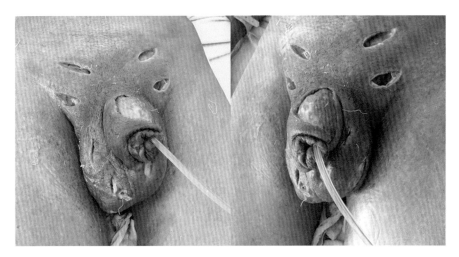

图 4 - 18　术后 7 天伤口情况

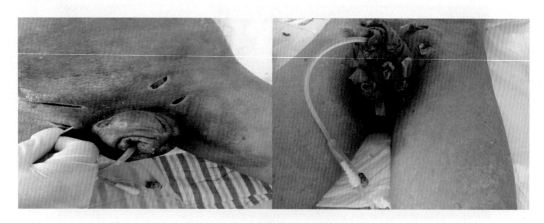

图 4 - 19 伤口碘伏纱条对口引流

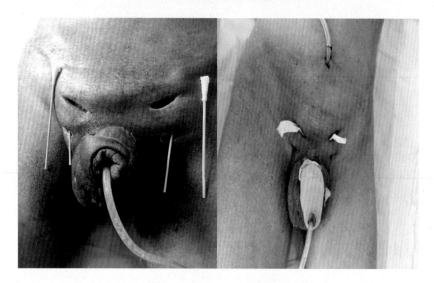

图 4 - 20 二次手术后换药图

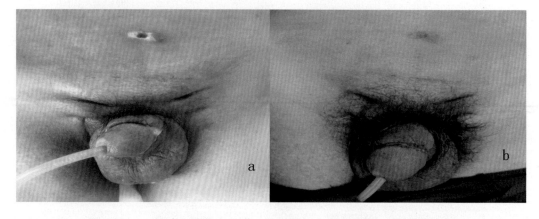

图 4 - 21 a：患者入院后 63 天伤口痊愈图，b：患者出院 1 个月后复诊图

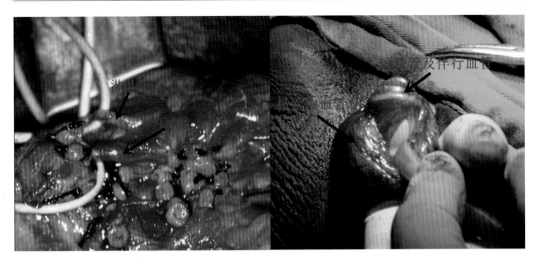

图 6-1　显微精索静脉结扎术

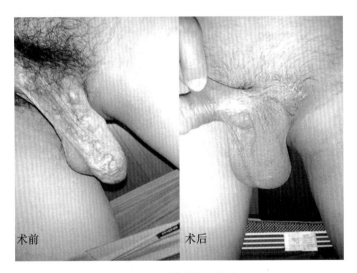

术前　　　　　　　　　术后

图 6-2　精索静脉曲张

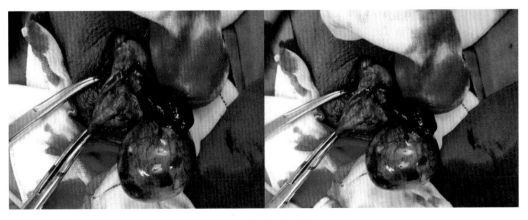

图 6-4　术中所见

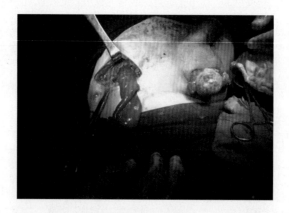

图 6-10　术中情况(1)

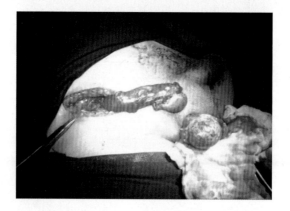

图 6-11　术中情况(2)

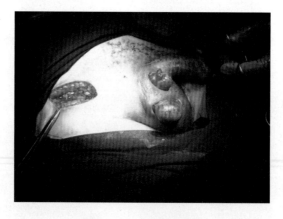

图 6-12　术中情况(3)

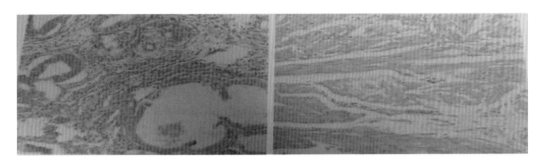

图 6-13　术后病检

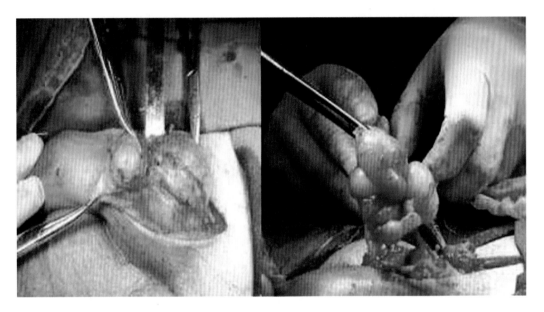

图 6-15　术中

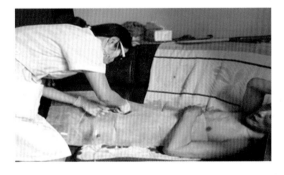

图 6-17　专科护士上门随访

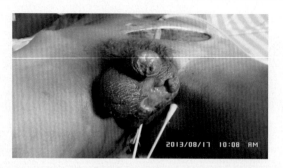

图 6 – 18　术后 10 天

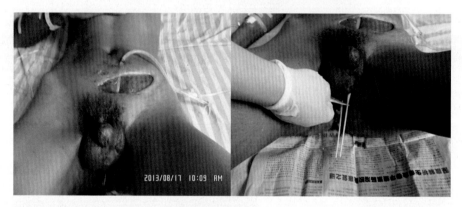

图 6 – 19　术后 20 天

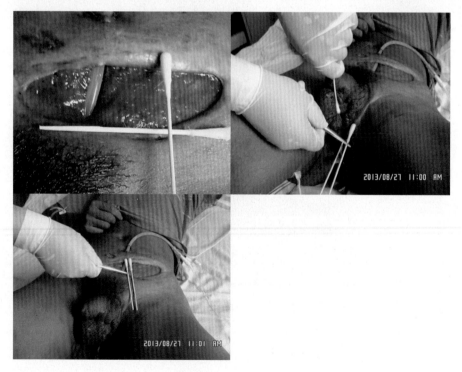

图 6 – 20　术后 25 天

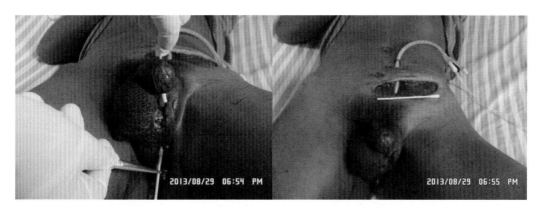

图 6 – 21 术后 38 天

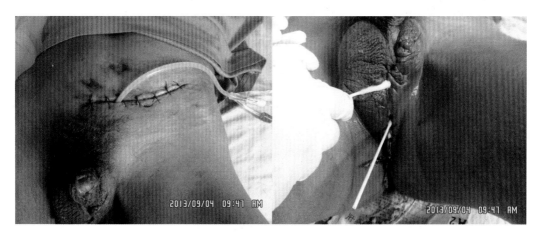

图 6 – 22 创面基底红润，肉芽新鲜给于缝合后效果明显

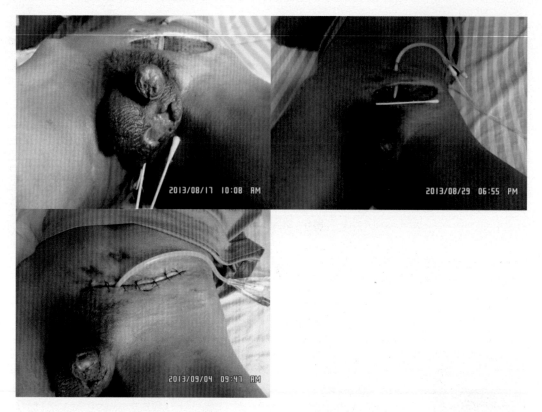

图6-23　伤口愈合对比图

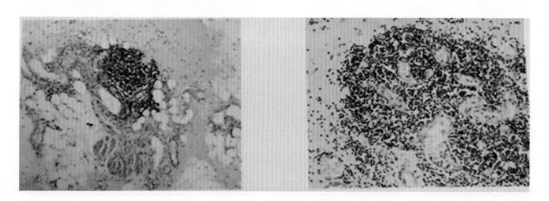

图6-27　病理检查